U0307836

海派大师讲中医实录

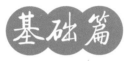

（下册）

主编　张　挺　邹纯朴

主审　陈　晓

全国百佳图书出版单位

中国中医药出版社

·北京·

图书在版编目（CIP）数据

海派大师讲中医实录 . 基础篇 . 下册 / 张挺，邹纯朴
主编 . — 北京：中国中医药出版社，2022.12
ISBN 978-7-5132-7948-2

Ⅰ . ①海…　Ⅱ . ①张…　②邹…　Ⅲ . ①中国医药学
Ⅳ . ① R2

中国版本图书馆 CIP 数据核字（2022）第 242062 号

中国中医药出版社出版

北京经济技术开发区科创十三街 31 号院二区 8 号楼
邮政编码　100176
传真　010-64405721
山东临沂新华印刷物流集团有限责任公司印刷
各地新华书店经销

开本 787×1092　1/16　印张 17.5　字数 288 千字
2022 年 12 月第 1 版　2022 年 12 月第 1 次印刷
书号　ISBN 978-7-5132-7948-2

定价　148.00 元
网址　www.cptcm.com

服 务 热 线　010-64405510
购 书 热 线　010-89535836
维 权 打 假　010-64405753

微信服务号　zgzyycbs
微商城网址　https://kdt.im/LIdUGr
官 方 微 博　http://e.weibo.com/cptcm
天猫旗舰店网址　https://zgzyycbs.tmall.com

如有印装质量问题请与本社出版部联系（010-64405510）

严　序

中医学术流派的传承对中医事业的发展具有不可或缺的重要意义，没有继承就不会有弘扬和超越。海派中医是根植于上海特定的社会、经济、文化、医学背景而形成的，具有特定内涵和地域特点的中医文化现象，以来自全国各地以及在上海地域长成的名中医群体为代表，在传统与创新、包容与竞争、中医与西医的碰撞、抗争和交融中形成的中医学派别，具有"开放包容、海纳百川、和而不同、鼎新而变、不拘一格、锐意创新"等领风气之先的特质。"海派"既是一种社会文化现象，也是一种面向未来的发展模式。继承海派中医的这种特质，对促进中医药事业的发展具有重要意义。

中华人民共和国成立以后，海派中医弟子们，在上海乃至全国中药事业发展中发挥了重要作用。1956年，上海中医学院（现上海中医药大学，下同）成立，建院的元老大多是海派中医的佼佼者，如程门雪、黄文东、王玉润、章巨膺、石筱山、顾伯华、夏少农、徐仲才、朱小南、陈大年、陆瘦燕、杨永璇、张伯臾、金寿山、裘沛然，等等，他们都为上海中医药大学的发展做出了重大贡献。20世纪七八十年代，学校为了更好地继承海派中医的学术和教学经验，组织了当时学校的和社会的一些著名海派中医传人和名牌教授进行学术报告活动，并进行了部分录音，深得中医同仁的欢迎和赞誉。上海中医药大学基础医学院和图书馆的领导，为了更好地保存和传播这些名家名师的学术思想和经验，组织了一批中青年教师和研究生对这些珍贵的资料进行整理，并在尊重原意的前提下，进行了文字润色，层层审核把关，通过经年的努力，编辑成卷，遂成是书。

综观各家报告的内容，颇具特点。其一，名家的报告内容涉猎甚广，有《黄帝内经》及基础理论的经义演绎，有中药、方剂要义，有学习、解读、研究经典的方法，有对历代各家学术理论和临床成就的研究和发挥，不一而足，开阔了中医学术眼界，拓展了治学思路和范式。其二，深入浅出，结合自身经验体会，从临床实践出发，破解中医基础理论之奥窔，展示了从形而下到形而上、理论联系实际、阐发理论新意的课程内容、组织方法和授课方法，对提高中医基础理论教师和中医临床教师的授课水平具有良好的示范意义。其三，在学术报告中突显了各位专家倾其秘囊，穷其心智，传递精华，授道解惑，启迪后学，培育人才的拳拳之心，令人感佩。

为了中医药学及其事业得以代代相传，弘扬发展，今后应更广泛地组织开展此类学术活动，通过现代信息技术和网络优势，在更广阔的范围进行传授。重要的是要对不同受众设计出具有针对性的系列报告，包括传承型的、文化型的、进展型的、创新型的、方法型的等，为培育传承精华，守正创新，发展中医药事业的人才队伍，弘扬海派学术特色，做出我们应有的努力，其贡献必将彪炳千秋。

读书稿，得靓其成，弋获良多，有感而发，是为序，祈同道裁正是幸。

中华中医药学会原副会长

上海中医药大学原校长 严世芸

国医大师

2022 年 11 月 28 日

徐 序

　　我国的传统医学具有丰富的民族特色，不论医学理论还是临床经验，都名家辈出，其学说孳乳，代有创新。

　　近百年来，上海为名医汇集地之一，亦是中医传承的重要基地。中华人民共和国成立前，上海中医专门学校、中国医学院等中医院校培养了许多名闻海内的中医大家。1956年，上海中医学院（现上海中医药大学，下同）成为全国首批建立的中医药院校。自开办伊始，学校即汇集了海上诸多中医名家，立德树人，培养出一批又一批的中医人才。薪火相传，当年许多老一代中医药专家的学生和助手，而今多数也已成为师承名家、学有所成的新一代名医。他们师生相承，在上海中医药大学这一片热土留下了许多精彩的华章。

　　基础医学院是上海中医药大学最早成立的院部之一，金寿山、张伯讷、殷品之、裘沛然等许多中医名家，都曾在学院任教任职。学院提出并秉持"勤求古训、博采众方、夯实基础、甘为人梯"的院训，以传承中医为基，以创新发展为本，为上海中医药大学创建世界一流大学做出了基础性的贡献。近年来，基础医学院为继承前辈学术经验，进一步培养中青年教师的学术能力，组织了中医基础学科的老师，将学校图书馆珍藏的建校以来诸多名家名师的讲座录音和视频，整理出版。这项活动既示名家们缅怀硕德之心，又展露出他们在新时代俯首甘为孺子牛的沉静胸怀和宁静致远的远大抱负。

斯书，实录名家讲座原貌，涉及中医基础理论、经典著作及临床各科，虽惜有不少名家未被收录，但窥一斑而知全豹，它记录了当代上海中医药教育在中医教育发展史上的奇光异彩，具有重要的学术价值和历史意义。

当前，中医药发展正迎来黄金时期，我们要赓续中医前辈的精神，谋求中医事业的创新性发展，本书的编著和出版是向着未来迈出的坚实一步，期望诸位老师继续勠力同心，不吝惠赐佳作，使上海中医药事业展现出更加辉煌灿烂的前景！

上海市人民代表大会教育科学文化卫生委员会主任委员

上海中医药大学原校长

上海市医学会会长

上海市医师协会会长

2022 年 7 月 28 日

胡 序

"生活的全部意义在于无穷地探索尚未知道的东西，在于不断地增加更多的知识。"——爱弥尔·左拉，法国小说家、理论家，著有《萌芽》《小酒店》《金钱》等。

诞生于华夏大地的中医学，秉承"天地人"的整体理念，扶正祛邪，阴阳混元，精要中不失大气，坚守中融合新知，护佑了一代代中华儿女的繁衍发展。在日益发达的现代社会，面对人们的生活方式和疾病谱的重要变化，面对困扰现代人的新老传染病肆虐，面对肿瘤、心脑血管疾病和各类精神障碍性疾病高发对人类健康的威胁，整理挖掘蕴含中医学丰富的理法方药理论和博大智慧，并不断将"六经之旨"转化为"当世之务"，仍然是值得不断探索的重大命题。中医药在抗击世纪疫情过程中，精锐尽出，与各路医务同道一起，延续已有，创新作为，全程、全方位深度参与防疫干预、临床救治、病后康复、科学论证各个环节，表现不凡。中西医并用，"截断扭转"危急重症也彰显优势，在实践中又让我们对经典方药有了更多更深的体会，或者讲纠正了很多对中医药理论的审美"疲劳"和"误区"。

中医药的理论与科学的精华，不仅留存在经典之"文"中，还体现在一代又一代医家前贤之"献"的鲜活实践里。坚持"传承精华、守正创新"，总结和推广名老中医的学术思想和临床经验，造就一批后继有人、后继有术的中医药队伍是传承中医精华、弘扬中医传统的应有之意。

"海派中医"是海派文化的重要组成部分，以"开放、兼容、吸纳、创新"为学术特点，以"名医荟萃、流派纷纭、学术争鸣、中西汇通"为主要特征，成为近代中医学史上的一个独特现象。以丁甘仁、夏应堂、谢观、章次公等为代表的医界翘楚，他们不仅是中医理论家、临床家，还是当代中医教育的先驱者，培养了一大批的海派中医人才。中华人民共和国成立后，以程门雪、黄文东、王玉润院长，以及第一届国医大师裘沛然、颜德馨、张镜人教授等为代表的医家们，延续了海派中医的宗旨和精髓。他们或登上讲坛，传道授业，或著书立说，解惑释难，或投身临床，探赜索隐，在不同的领域形成自己的学术特色与风格，丰富了海派中医的学术内涵，深刻地影响着全国中医界的学术发展。

把前辈名家授课音像资料整理出版，这是我在大学工作之时，严世芸老校长与很多老师的共同愿望，但这个想法总未能全面实现。现上海中医药大学基础医学院夏文芳书记主动请缨，组织了一批师生对录音资料进行了系统整理，并编辑出版，以期让更多的中医人从海派中医大师的教学中汲取养分，并研究和继承其精髓。大师们既有丰富的临床经验，更有深厚的经典功底。大师们授课资料的整理出版，特别是他们对中医经典的阐释解读，为中医后学们提供了学术养料，对促进中医人才的发展必将大有裨益，也会让我们体验到上海中医药大学的前辈们追求卓越、惟精惟一的学者风范，感受到名师投身教书育人、宅心淳厚的温度。我想这是对基础医学院建院六十周年一种最好的纪念。

读书或不能速求甚解，需要循序而至精。但正如段逸山教授讲的，学习中医典籍要读懂字上之义，更要读通字下之义。通过学习本书，也会感到与前辈相比我们需要狠下功夫的地方。我想读大家论述，还要与深化国学素养并进。以研读《黄帝内经》来讲，可以体会到《大学》修身、齐家、治国、平天下，道德修养，以人为本，人与社会、天地人的精诚之要；有《中庸》"博学之"审问之""慎思之""明辨之""笃行之"的科学求真学习之道；有《论语》辞约义富，浅近易懂，用意深远，雍容和顺，纤徐含蓄，简单的对话和行动中展示人物形象的特点；有《孟子》类比推理，案例叙事的策略逻辑；有《诗经》的辞藻之美与生活场景；有《尚书》的"惟精惟一，允执厥中"十六字心传的最佳路径；有《礼记》和谐之道，体现于必先五胜，调畅气血，以致中和的条文中；有《周易》医者易也，变化之道的科技哲学；还有《春秋》笔法与留白之妙。我们要领悟中医药奥旨和生命规律，就要有"钻进古人肚子里"的意境和历史"穿越"，当然及时从临床与科研实践中获取印证更是不可或缺的。

上海正在全力建设国家中医药综合改革示范区，创新推动中医药学术发展是时代赋予上海中医人的共荣使命和神圣职责。

九万里风鹏正举，成大事，望东南。

是以为序，岁在壬寅夏日。

上海市卫生健康委员会副主任
上海市中医药管理局副局长
中华中医药学会副会长
上海市中医药学会会长 胡鸿毅
《辞海》分科（中医卷）主编
上海中医药大学附属龙华医院消化科主任医师
2022 年 8 月 28 日

前　言

　　《海派大师讲中医实录》一书，收集整理了上海中医药大学图书馆珍藏的一批中医名家讲座录像、录音资料。这些名家长期在上海地区从事中医临床、教学和科研工作，学验俱丰，是海派中医的代表人物。20世纪80年代，上海中医药大学开设中医系列讲座，他们应邀登上讲坛，阐发经旨，讲述经验，为中医学术传承和人才培养做出了重要的贡献，也留下了这批宝贵的录像、录音资料。

　　中医学的发展，要传承精华，守正创新，这是一个历久弥新的话题。老一辈的中医专家们，已经为我们做出了绝佳的榜样。他们深研经典，融汇新知，精心临床，勇于创新，这套《海派大师讲中医实录》就记录了他们在守正创新的过程中的点滴心得。抗心希古，任其所尚。在中医药事业蓬勃发展的当下，我们不仅要继承老一辈中医名家的学术经验，更要学习他们潜心学问、钻研临床的崇高精神，薪火相传，为中医药事业的传承发展再做贡献。

　　《海派大师讲中医实录》分为基础篇（上、下册）和临床篇（上、下册）二部四册。基础篇按照内经、中医基础理论、中医诊断、中药、方剂、伤寒、金匮、温病、各家学说的次序，临床篇按内科、外科、妇科、儿科、五官科、针灸科的次序，共收录了32位名家的讲座实录。这些讲座深入讲解中医经典，解析临床病症和治疗方法，都是各位名家的心得之谈。其中提出的不少思想、方法，对今天的临床仍有指导价值。

应当说明的是，本书收录讲座首以内容为序，次按长幼序齿。书中诸位名家出现的先后次序与其学术地位无关。

为体现"实录"的原汁原味，对讲座内容基本不做删改。编者为每个讲座添加了内容提要和分节标题，涉及古籍引文的，均按通行本修正补全，以便于检索阅读。

本书在编写过程中，得到了上海中医药大学科技处、图书馆的大力支持，还有许多本科同学参与了本书录音整理、文字输入的工作，在此一并致谢！

由于编者水平所限，书中不妥及疏漏之处在所难免，伫候广大读者补充完善、批评指正。

上海中医药大学基础医学院

二〇二二年八月

目 录

◆ 江克明讲座实录 ◆

◆ 柯雪帆讲座实录 ◆

◆ 殷品之讲座实录 ◆

◆ 颜德馨讲座实录 ◆

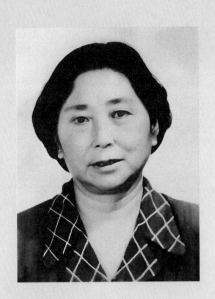

费兆馥简介

费兆馥（1939—2014），女，上海中医药大学教授，上海中医药大学名师工程"费兆馥名师研究室"名师，长期从事中医临床、教学工作，并致力于中医脉诊客观化研究。1963年毕业于上海中医学院，1981获中医学硕士学位，1982以来在上海中医学院基础医学院开展中医诊断学的教学和科研工作，曾任中医诊断教研室主任、中医四诊研究室主任。1989—1997年，赴日本九州大学健康科学中心担任高级访问学者，协作研究脉诊客观化课题。自1978年起，从事脉诊客观化研究，取得了大量的研究成果。曾参与国家"六五""七五"攻关项目，参加科技部863计划项目、国家自然科学基金等多项研究项目。代表性论著有《现代中医脉诊学》《新编中医诊法图谱》《望舌识病图谱》《中医诊断学》《中医诊法学》等。在国内外杂志和国际学术会议上发表论文40多篇。曾多次应邀赴日、德、美等地讲学。1982年获上海市人民政府科技成果二等奖；1985年

"脉象模拟装置和脉图信号计算机处理"获卫生部重大科技成果乙级奖；申请脉诊检测仪专利三项。

中医脉诊及其现代研究

内容提要

本讲主要介绍中医脉诊客观化的意义和指导思想，脉象仪的构成及脉图的基本特征，十二种常见脉象的脉图特征，正常人脉图随年龄、昼夜、季节等变化而出现的相应特征，最后从临床观察与实验检测等角度对脉图与心肺功能的关联性进行了验证，指出脉诊客观化研究要与专业队伍、临床队伍等开展多学科结合研究，要把最新的科研成果运用到中医的教学之中。

各位同学，各位同志，今天我是跟大家一样来学习的，向我们中医的前辈，向一些中医专家，来学习他们的学术思想和经验的。专家委员会给我安排了一些时间，让我在这个时间向大家汇报一下我们近年来对于脉诊客观化研究所做的一些初步的工作。今天这个机会也很难得，在座的很多人都是我的同学。今天有机会跟大家交流，我想能够更好地听取各方面的意见，会给我们这个项目的研究带来很大的促进。今天我主要汇报工作。在汇报工作以前，我想先向大家汇报一下自己的想法，我们为什么要选这个课题来进行研究。这个问题是我们选择课题的时候就在考虑的。对于中医脉诊的研究，到我们现在这一代人，已经是第二代或者是第三代了，脉诊的客观化研究历史已经很长了。大家在20世纪50年代的一些杂志上面可以看到，当时就有一些学者在研究脉诊的客观化，也有用仪器的，但是这些学者现在已经不再研究了。那么这个问题就值得我们考虑，我们现在拾起来这个课题，它是不是有前途，是不是能研究出结果？我们接下来就谈一下这个问题。

一、脉诊客观化研究的意义及指导思想

我们为什么要做这个课题？首先，我们想到的就是在中医的诊断方面，中医治病主要的手段和依据中，脉诊是其中的一项。所谓，望闻问切，切诊在四诊之末，但它有重要意义。我想大家对此深有体会。但是脉象，理解起来还是有一定的难度的，而且有一定的缺陷。这个缺陷在什么地方呢？主要是中医脉诊是靠人的手指来体察的，是靠手指的感觉来辨识的，那么这个表达就是靠一些语言和文字，没有客观的或者定量的标准。这就受到很多的限制。比如，各人手指的感觉是有差异的，比如有的人怕痛，有的人就不觉得那么痛，这就是感觉的差异。这是一个差异。第二就是，表示方法有差异。这个差异不仅我们有，在《黄帝内经》（简称《内经》）中也有。比如弦脉，正常的弦脉在《内经》里面，至少有两个说法。一个说法，弦脉是"端直以长，如按琴弦"，好像按着琴弦一样。但是有一篇说"如按长杆末梢"，像按着一个长杆的末梢一样。假如我们用这两个比喻来说明弦脉是端直以长的，尚可。但是用一根绷紧的弦线和一根竹竿来比的话，那么这两个比喻的差距太远了，概念相差太大了。这就会造成，人们在想：这个弦脉应该是粗的还是细的？所以，用这种比喻的方法来认识一个事物是很不完整的，也很不规范。正由于中医对脉象的表述都是用这种类比的方法，所以当人们在学习脉象的时候，掌握脉象的时候，就存在着很多认识上、理解上的差异。这又是一个缺陷。另外，因为中医脉诊是靠感觉，所以影响了对脉的记录、对照等。若病情好转了，脉象应该有变化，但是医生往往还是脱离不了它的主要特征。比如，弦脉就一直是弦紧，这就不便于对照，也不便于分析。这也是一个很大的缺陷。所以，我们感到，中医的脉诊是一个重要的临床诊断手段，但是缺乏客观的指标。

第二，要提高中医的学术地位，要提高中医的临床水平，需要建立中医的客观指标。我看在座的医生，可能都有这样的体会。我们总结了一些临床的疗效，总结了一些科研成果，但是，因为现在中医缺乏衡量的客观指标，用现代医学的这一套标准来衡量这个成果、这个水平，往往不被承认。举一个常见的例子，肿瘤，以前鉴定治疗肿瘤的疗效，往往是看肿瘤缩小了多少。但是中药

治疗，它的关键不一定在肿瘤上，而是全身情况的改善。这也是一个疗效。比如患者带瘤生存、带瘤工作，这应该说是一个很好的疗效，但是肿瘤大小不变，这样的结果往往就不被承认了。当然，现在我们的认识在逐步改变，所以，现在我们的刘嘉湘医生用扶正的方法治疗肿瘤。但是在一开始的时候，人家往往是不理解中医治疗的，因为我们缺乏客观的指标。我们说患者的面象是好转的，脉象是好转的，但我们拿不出客观数据，拿不出一套理论来。这些好转说明什么呢？我们也拿不出。所以，我们觉得建立一套具有中医特色的临床诊断客观指标，很有必要。

第三，我们觉得当前要推动中医学的客观化研究，是继承发扬中医的关键，也是我们当代中医的神圣职责。对此，我们感觉越来越迫切。从现在的资料来看，中医在国际上已经兴起，有很多国家都在研究传统医学，尤其是比较重视中国的传统医学。对中医脉诊的研究，现在很多国家也在开展。从已经发表的资料来看，美国、德国、朝鲜、日本这些国家，他们都研制了脉象仪，研究中医的脉象。他们的目的是力图从传统医学当中吸取精华来建立一些无创检查的新的指标。这就给我们提出了一个很紧迫的挑战。假如我们不加倍努力来进行研究，我们中医学的一些宝贵经验很可能在他乡异处开花结果。我们的下一代，将来就可能要到国外去学习中医的脉诊了。这就是出口转内销了。这个情况是有的。现在已经有国内学者到美国、日本去协作研究一些相关课题了。所以，我们对此有紧迫感。这些国家也是花了很大的力气，他们也肯花精力，肯花钱。比如，他们要求我们去讲学，他们还派人来交流，还派留学生来学习，所以，现在这方面的学术活动还是比较频繁的。我们这里的留学生现在也开始要求进我们的实验室。开始我们还想保密，现在他们呼声很高，要看一些脉诊客观化方面的研究情况。我们最近的脉象模拟装置，还送到保加利亚的国际青年创造发明展览会去展出。我们做了一些初步的工作，也得到了很多方面的支持。对我们而言，这也是很大的进步。总而言之，选择这个课题主要是因为感到脉诊是一项重要的工作，但是它有一定的缺陷。我们中医的学术发展，需要建立一些客观指标，而脉诊是比较有基础的一项。另外，我们觉得这个是时代的要求，是我们当代中医的神圣职责。所以，我们选择了这个课题。

我们在研究这个项目的时候，指导思想是什么呢？首先，我们建立了一个指导思想，就是要以传统医学的理论为指导。为什么要说这一点呢？这也是历史的教训。以前有很多学者研究脉象，偏重于从现在的心血管系统方面进行研究，结果西医学不稀罕，也不用这个指标，而中医也用不上所以，这些研究往往就没有结果，就半途夭折了。我们现在的研究是立足于中医的基础理论，根据中医的整体观念、辨证论治这些系统的理论进行研究。中医的辨证论治是一个完整的系统，我们研究脉诊的目的就是要指导临床。所以，我们的研究要结合中医的理论，结合中医的临床，最后能为中医所用。我们的目的不是为西医学锦上添花，不是单纯为了建立一些什么心血管指标。因为对西医学而言，这些指标已经发展得比较成熟了。我们主要的目的是建立一项有中国医学特色的诊断指标。所以，在这项工作中，我们还是提倡拿来主义，就是把现代科学发展当中现有的一些成果、一些理论、一些手段都拿来，为振兴中医学而用。我们用了现在的电子仪器，用了现在的工程力学、数学、生物学知识，也用了计算机的一些技术，主要的目的是加快中医的振兴，加快中医脉诊的客观化进程。

二、脉象仪及脉图的基本特征

下面主要汇报一下我们在脉诊客观化研究过程中所做的一些初步的工作。我们是想用一种仪器，用一种智能的仪器来代替人的手，记录、反映一些脉象搏动的形象。这套仪器是上海机械制造研究所和我们一起研制的。我们用来代替手指切脉的换能头能够接受搏动的信息，并转换成电信号，电信号通过前置放大，再传入脉象仪里面，再次放大，然后，可以输出信号，通过四部仪显示，或者用记录仪记录。这一套仪器的型号是 ZM-Ⅲc 脉诊仪，见图 1。这一套仪器有什么特点呢？它主要的特点是能够模拟人的手指的一些切脉手法，所以它所提供的信息是比较符合我们中医辨脉要求的。另外，它给的信息比较丰富。

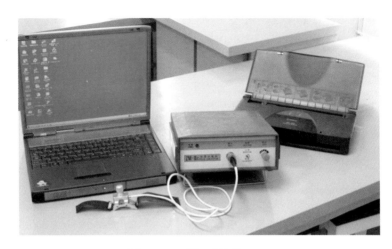

图1　ZM–Ⅲc脉诊仪

　　我想具体介绍一下它主要的优点。我们先看安放在寸口的换能头。这个换能头主要的结构有三个部分。一个是表带式的支架。它的目的是固定安放。上面的一个部分是调节部分。这部分是由两个螺钉做成的。它有一个总的螺轨，主要用于调节触头的上下部位，也就是加压以后，向下或者向上提。这能模拟我们手指的举、轻举或者重按的指法。横的螺轨，可以进行前后、左右调节，也就是，它能够帮助我们寻找到比较满意的取脉部位，是模拟了我们手指推寻的指法。所以，总的来说，这个仪器还是模拟了中医切脉的指法。最重要的是金属的触头，它通过接触人体来接受信息。这个触头是由固态的引变片这种电子元件组成的。它主要的功能是把脉搏搏动的信息转换成电的信息。换能头主要的功能是采取信息并进行换能。我们用这个换能头，基本上能够采集脉搏搏动的主要信息。

　　脉诊仪得到的脉图上有三条波形。这反映了什么呢？就是反映同一个人在相同条件下的三次测定结果。我们可以看出，这三次测定的结果，脉象的形态基本上是一致的。这说明这个仪器的重复性比较好。我们曾经连续描记 6 分钟以上，所获得的波形也是不变的。这个仪器的重复性和稳定性，给我们提供了一个科学研究的有利条件。假如仪器很不稳定就做实验，就没有价值了。

　　下面我想介绍一下，这个脉象仪能给我们提供的一些信息。这个仪器能够为我们提供 4 个图形，最主要的一个图形就是脉搏波图形，见图 2。我想简单地向大家介绍一下脉搏波的组成以及其主要的生理含义。

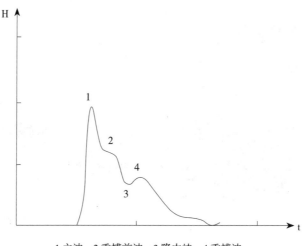

1.主波；2.重搏前波；3.降中峡；4.重搏波

图2　脉搏波示意图

这个脉搏波是和心脏的收缩、舒张（心脏运动）相对应的一个心动周期。它的形成和心脏的收缩舒张、主动脉的压力变化有关，所以我们说这个波形是主动脉压力变化的一个轨迹。它的组成主要分为两个部分，一个是上升支，一个是下降支。除了一个主波以外，第二个波我们叫重搏前波，后面一个波叫重搏波。在重搏前波和重搏波之间有一个低下的地方，是最低的地方，是降中峡。这些拐点有什么意义？我们从同步测定上面明确了这些拐点和心脏的射血、和动脉的运动有相应的关系。脉图升支的出现，主要是由于左心室射血以后主动脉的压力突然升高。由于主动脉的压力的升高，导致弹性血管的扩张，所以引起了这个位移，形成了主波。所以，这个上升支的高度，实际上直接反映了心脏的收缩功能。越高说明它的收缩功能越强，越陡说明它的射血时间越短。它的射血时间短，说明射血功能是好的。所以，这个升支的高度和速度反映了左心的收缩功能。与之相应的这段时间，是心脏的急性射血期。降支是在心脏的缓慢收缩期开始的。缓慢收缩期，心脏射血的速度慢了，射血的量少了，所以主动脉的压力下降了，开始出现降波。另外，由于主动脉的血是不断向外周流的，所以主动脉的压力也下降了，所以出现了这个降波。到降中峡的时候正好是心脏的收缩期末，舒张期的开始，所以主动脉的压力处在比较低的一个状态。所以，我们说降中峡是心脏收缩期和舒张期的分界线。它的高度反映了主动脉在舒张期的舒张压的高低，这和外周阻力是有关的。假如说外周阻力很大，主动脉的血流速度慢，那么主动脉压力势必在舒张期也很高，所以降中峡这个位置就高了。假如外周阻力小，血液流得快，主动脉的压力就低。降中峡就降了。这是降中峡的含义。

现在我们还要交代一下，重搏前波和重搏波这两个波是怎么产生的。这个重搏前波，在降中峡的前部。为什么在主动脉压力减小的时候，还会出现一个波动？这个波主要的来源是由外周的反射波叠加上去的。什么叫反射波？反射波就是脉搏波的波动在向远心端传播的时候，在外周可能碰到一些障碍。比如，血管从粗到细就可能反射血管的波动。这个反射波是向心的方向传导的。向心方向的反射波和远心端的脉搏波叠加起来，就出现了这个重搏前波。所以，重搏前波出现的时间、位置，和脉搏波在血管上的传导速度有关。假如传导速度快，外周的反射波传过来的时间就比较短，那么这个重搏前波就出现得比较早，可能和主波相接时间比较小，这样主波就可以宽大。我们一会儿可以看到，这就是弦脉。假如脉管很柔软，它的传导速度比较慢，这个重搏前波的出现就可能在降中峡附近，甚至叠加在降中峡，这样就形成一个双峰波。这就是滑脉的特征。所以这个重搏前波的生理含义是比较丰富的，而且是一个比较灵敏的指标。这是重搏前波的主要含义，当然它还包括外周阻力等因素。它主要是由于外周反射叠加而成的，这是重搏前波。后面一个波是出现在主动脉瓣关闭以后，由于主动脉瓣的迅速关闭，在血管里面就出现了一个负压。它是外周血液反流造成的。因为外周血液的反流使主动脉的压力突然升高，这个时候就引起主动脉脉管的一次激荡，所以产生了这个重搏波。这个重搏波的产生也受到很多因素的影响。比如，若主动脉瓣关闭不全，那么就不可能有这个负压，也不可能有血液的明显反流以及主动脉的再次扩张，重搏波就不会出现；或者，动脉硬化的患者，动脉比较硬，血液反流不足以引起它的再次扩张，这个重搏波也不会出现。所以，这也是一项比较有价值的指标。

我们在分析一个脉搏波脉图的时候，至少就得分析这些参数，比如主波的高度、重搏前波的高度、降中峡的高度以及重搏波的高度。除了这些幅度以外，还有和这些幅度相应的时间。比如急性射血期的时间，降中峡前面收缩期的时间，降中峡后面舒张期的时间以及整个脉动周期。这些时间也是要测算的，它决定了脉率的快慢。

另外，我们还要算主波的宽度。实际上主波的宽度意味着主动脉压力指数升高的时间。主波越宽，说明压力升高的时间越长。这和手指感觉也有关系，之后我们再介绍。还有就是面积，收缩期的面积、舒张期的面积、整个脉图的面积，我们根据这个面积来构建心脏的输出量。这些都是我们初步分析脉图的一些参数。在这些参数的基础上，我们可以衍生出几十项指标。

脉图提供给我们的第 1 个信息是脉搏的不同波动波。第 2 个信息就是脉搏波的一个缩略图，有的地方也叫一阶导数。它是什么意思呢？它反映了脉图升支或者降支速度的变化率，也反映了主动脉压力的变化。它有什么用呢？它主要是反应脉图的变化。这个指标比较灵敏，可以帮助我们辨病，判断到底是弦脉还是滑脉，还是平脉，还是什么兼脉。有的时候靠脉图，诊断不明确，那么就要靠这个缩略图，来协助诊断。

第 3 个信息是时差，时间差。是什么时间的差呢？我们测时差的时候，给患者接上一个心脏的二导联。二导连接上以后，会把心电的 R 波传到这个脉图上。这样我们就可以测算从心肌的除极开始，就是心脏开始要收缩到桡动脉搏起这一段时间的差。这段时间有什么意义呢？我们刚才也讲了，从主动脉根部到桡动脉，这段距离是固定不变的。这一段时间的差，实际上就反映了脉搏波在脉管上面传导速度的变化。对此我们可以联想，波在肢体上传导，其速度的快慢决定于传导介质的性质。比如，介质比较韧，则波形的传导速度就比较快；若介质比较软，波形的传导速度就比较慢。那么，我们就可以看到：假如这个人动脉硬化了，那么它的传导速度快，传的时间就短；假如是正常的人，或者脉管的弹性非常好，那么传导时间就比较长。因此，我们从时差这一个指标可以粗略地估计患者血管的润滑程度，也就可以构建血管的弹性模量。这是第 3 个信息。

第 4 个信息，是切法压力定标。就是切脉，是在加压多少的情况下获得的。这个仪器里有一个切法压力表，从 25 ～ 250g 力，一共有 10 个段，可以测算我们到底是在 50g 力取的脉，还是 100g 力取的脉。我们把切法压力显示在图上，就叫切法压力定标。由于脉象能够提供这些信息，所以它基本上可以为我们提供一些判别常见脉象的特征性参数。在临床上利用这个仪器，已经能初步确定十几种脉象的图形。

三、12 种常见脉象的脉图特征

下面，我们把这些图形给大家介绍一下，介绍一下我们是怎么定脉图的。

首先，根据中医切脉的经验，我们请 3 位老中医同时切一个人的脉。切脉采用双盲法，大家不用商讨，就根据各自的感觉，这样切脉以后，把 3 个人判断一致的脉象图形记录下来。我们提取这些图形的特征数值，对这些参数进行大样本分析统计。最后，就得出这个脉图叫什么名字，以此给它命名、定性。这样，我们现在初步定了 12 种常见的脉图。

对常见的脉，如弦脉、滑脉，就用上述的方法。但是还有一些脉，平常比较少见，比如涩脉，给这些脉象定性，主要靠一些专家、一些医生的指感特征。首先需要他们确定这个脉是涩脉，再结合临床的病史，需要患者确有气血不流畅的病史，而后把脉图留下来，再经过文献的考证，最后把它记下来。因为这些脉比较少，不可能做几十例、几百例的大样本分析，所以就需要结合临床，结合老中医的经验以及文献的考证。这样下来，我们定了 12 种脉，现在向大家展示一下这些脉的特征。

图 3 这个脉，我们看它的形态是一个三峰波，和刚才的图形是相似的，主要特征是：主波与重搏前波和重搏波是有联系的，这 3 个峰是均匀分布的。由于这 3 个波的分布比较均匀，所以在手指感觉上面从有感到无感，再到顶峰的时候比较明显，压力减少了，那么手指的感觉就消失了；在有感、无感之间有重搏前波进行力的缓冲，所以在指感上是比较和缓的。其波形，所提供的第 1 个信息就是指感比较和缓。缩略图的主要特征也是 3 个峰均匀分布，其特征就是三峰波指感的和缓。从这个脉象的切法压力来看，这幅图主要反映了在不同切法压力下一系列的脉图，即随着寻脉压力的增加，脉搏从不明显到明显，从明显又到不明显。这样一个过程就模拟了我们轻按、中按和重按。这里我们看到，脉图最大、最清晰的是在这个地方，其切法压力在 125 ~ 150g 力，也就是说这是最佳图形，也可以说是我们手指下感觉到最接近的这个脉图，是在中位。这就反映了这个脉象，它的脉位是不浮不沉，是中取的。一个脉动周期，一般在 0.8 秒左右。所以，这个脉力不大不小，相当于一呼一吸 4 ~ 5 次。综合如上内容，就能看出这个脉图的特征。它的特征是三峰波，它的脉位是中位，它的脉力是不快不慢的，一吸 4 ~ 5 至，指感和缓从容有

力。所以，这个脉图，我们定为平脉的脉图。

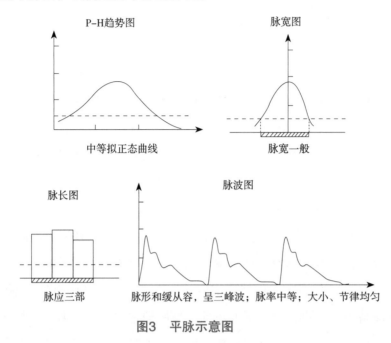

图3　平脉示意图

在不同压力下，可以得到一系列脉图。浮脉的最佳图形出现在100g力左右，在比较轻的压力下面，最佳图形就出现了，指感特别的明显，随着加压又反而变小甚至消失。这就符合我们脉学所讲的：轻按即得，重按稍减；或者说"举之有余，按之不足"。所以，这是浮脉的特征。沉脉的脉图，我们看到是随着切法压力的增加，图形从不清楚到清楚。它的最佳图形在200g力左右。所以，它的指感是轻按不应，重按始得。这也符合我们脉学所讲的那句"举之不足，按之有余"。

上面的浮沉反映了脉位的表浅和深沉。下面我们看脉率方面的变化，这个比较简单。脉动周期大于1秒，所以脉率比较慢，大概1分钟是50次左右的，一呼一吸不到4次，所以这是迟脉。数脉其脉动周期约0.6秒，脉率1分钟在100次左右，那一呼一吸是大于6次的。以前我们有一个概念，滑脉和数脉往往是结合在一起的。只要数就是滑脉，滑脉一定是数。但现在认为，滑脉可以见数脉，但是数脉也可以见弦脉的，也可以见到正常的平脉。所以，我们说迟数主要是频率上的差异，不受脉象形态的限制。这是迟数脉搏的特征。

下面我们要看的是弦脉，见图4。弦脉的脉象特征就是：它有一个宽大的主波，主峰波是非常宽大的。为什么会出现这个宽大的主波？主要是由于重搏前波的抬高、上升，和主波融合在一起。重搏前波抬高和主波连在一起就叠加成为一个宽大的主波。为什么它会抬高？刚才我们已经介绍了，就是脉搏波在脉管的传导速度较快，它反射回来的时间缩短，所以，它叠加的位置比较高。因此，弦脉多见于动脉硬化、高血压患者，或者是由于紧张引起血管收缩。在这种情况下，由于脉搏波的传导速度增加，导致反射波的出现提前，于是叠加成一个宽大的主波。这是弦脉的一个特征。我们看到一个宽大的主波，可以估计这是一个弦脉。这是一个特征。第二个特征就是，它的重搏波抬高。平脉降中峡位置比较低，那么弦脉的降中峡比较高，就反映了外周阻力高，使得舒张压升高。这和动脉硬化、高血压的原理是一致的，这是第二个特征。第三个特征，其重搏波平坦。为什么平坦？我们刚才讲了，在主动脉关闭的时候外周反流的血液不足以引起主动脉的再次激荡，那么重搏波就会比较平坦，于是就形成这样的图形。我们认为，弦脉脉图的特征就是宽大的主波，抬高的降中峡和平坦的重搏波。这是弦脉的特征。它所反映的生理意义是血管的张力比较大，血管的弹性比较差，外周阻力的增高。它和指感的关系是什么呢？指感主要决定于主动脉压力的升高时间，也就是决定于主波的宽度。由于出现弦脉的时候，主动脉压力升高的时间比较长，因此手指上的感觉是端直以长，是从中直过的感觉。所以，弦脉的指感是端直的，长的，好像按在一条线上一样。这和我们脉图的性质、频率的变化都有密切关系。这个是弦脉的特征。

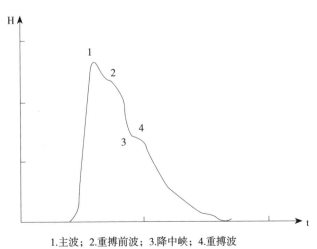

1.主波；2.重搏前波；3.降中峡；4.重搏波

图4　弦脉示意图

这里，我还要介绍四种弦脉的波形，也就是说，弦脉有四种常见的波形，分型主要是根据重搏前波的位置。

第一种叫斜宽型，也就是重搏前波比较接近主波，但是有一段距离。这个情况，往往见于一些功能性弦脉，比如说紧张、寒冷、疼痛以及年轻的高血压患者容易出现这种情况。这种重搏前波还可以下降，可以恢复正常。这型心血管功能也比较好辨识，等会儿我们再介绍。

第二种叫平宽型，降中峡与主波平齐。这型反映了主动脉的压力比较高，而且说明血管比较硬，所以阻力也比较高。

第三种是后坐型，重搏前波的高度超过了主波。这主要反映了血管阻力特别大的情况。

第四种叫圆宽型。这型主波是圆头，往往出现在心脏功能衰退时。这时主波的升支时间延长，再和外周的反射波叠加而成圆头，所以，这种情况指感主要是弦软。就像昨天讲的，弦是弦的，但比较无力，心功能比较差。在功能性弦脉的时候，弦而和缓。可见，由于形态不同、指感不同，弦脉的生理功能也不一样，但是共同的特征都是比较宽的。

与弦脉相对的就是濡脉。濡脉的波幅比较低，升支和降支取脉力都比较小，上升比较慢，下降也比较慢，它的波形可以是三峰，可以是双峰。切脉的指感比较软而和缓，这是第一个特征。第二个特征，切脉的压力比较小，最佳图形切脉压力在100g力左右，所以这个脉图反映了浮而短小的特征。一般年轻妇女，身体不大好的，多见这个脉型。它的生理意义是气血不足，指感方面体现为浮而短小。

下面这个脉图是滑脉，见图5。滑脉的特征是双峰波，和刚才的几个脉特征都不一样。它主要有一个高耸而尖斜，比较高而陡的重搏波，比较明显的重搏波，降中峡比较低。是怎么形成这样一个图形的？首先这个高耸的主波，主要是心脏的收缩功能比较好而且循环血量比较多，射血的量比较多。另外，它的重搏前波出现得比较晚，出现的时间在接近降中峡的时候。这里反映了外周阻力比较小，主动脉血液排空比较快。此外，外周反射波的传导速度比较慢。由于血管的弹性好，波速传导慢，所以它叠加的位置很低。这是一个高耸的主波形成的主要因素。我们可以看到，舒张压比较低，说明外周阻力比较小，主动脉的血液很快向外周流出去了。主动脉的压力小，舒张压也比较低，所以出现滑脉的时候，脉压差比较大。那么这里，我们看它的重搏波比较明显，比较大，这也和血管弹性相关。血管弹性好，循环血量比较充足，所以，外周反流回来的血液，可以引起主动脉的一次明显的再度扩张，于是形成了明显的重搏波。我们归纳一下滑脉脉图的特征：它主要有一个比较高而陡的主波，比较低的降中峡和明显的重搏波。这些图像的特征反映了其生理意义，即心脏的功能比较好，循环血量充分，血管的弹性比较好。所以，在临床上面，我们看到滑脉多见于青年人、运动员或者是孕妇，属于健康的生理特征。所以，《内经》平脉的脉搏特征为"脉弱以滑，是有胃气"。胃气表现在滑利，这是有依据的。在疾病的情况下出现的滑脉，一般都是指实证、热证。这是滑脉的生理意义和病理意义。在指感上，由于主动脉压力升高的时间比较短，因此滑脉在手指上的感觉比较短，有一触即过的特征，所以，有一个流利感。大家比较容易理解这点，我们脉学里面讲的，滑脉是"如盘走珠"，圆的珠子在盘子里面，接触面肯定是一点而不是一条线或者一个面。所以，《频湖脉学》说："滑脉如珠替替然，往来流利却还前。"这就是说滑脉的作用点比较短促，而且有一种旋转的感觉。这是滑脉的特征。

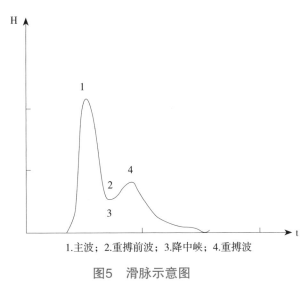

1.主波；2.重搏前波；3.降中峡；4.重搏波

图5　滑脉示意图

与滑脉相反的是涩脉，涩脉细而迟，三五不调，如轻刀刮竹，说明它的特征是不流利。这类患者的脉搏就是这样，一个是低频，一个是圆钝，上面的拐点不明显。涩脉来去都是非常慢的，这就反映为一个不流利的指感。为什么会出现这样的脉呢？这是主动脉的作用引起的，说明血液的流动不流畅，有阻力。另外，心肌的收缩功能减退，推动血液运行的力量不足，也可以出现这种情况，临床上多见于心脏病束支传导阻滞这类患者。涩脉的特征是比较低平、比较圆钝的，而且它还有一个特征就是形态不一致。所以，我们讲的涩脉，不光是在"三五不齐"上，它的形态也会有不一样。这些往往出现在心脏收缩功能不好的患者，比如很多心脏病的患者都出现涩脉。涩脉可以与滑脉进行对照，滑和涩是截然不同的。这两个脉在指感上面也截然不同。

下面，我还想简单介绍几个不同类型的因心律不齐造成的脉，这就是结脉、代脉、促脉，见图6。结脉的特征，古人以为是"缓而时止，止无定数"。我们看其脉图的脉搏特征：总的脉的频率还在正常范围，但是它有不规则的情况，所以说"止无定数"，没有一定的规则，但总的脉的频率在正常范围。这就是"缓而时止，止无定数"。这是结脉的特征。在临床上，结脉往往出现在心脏或者其他脏腑的一些病变，多为器质性的病变，也可以出现在由于气滞或者是血瘀（气血不畅通）导致的其他病证。这是结脉。下面是代脉。代脉的特征，主要是"缓而时止，止有定数"。这个"定数"就是说代脉是有节律的、有规则的，或者二连或者三连停一停。代脉往往出现在心力不足的患者，属于虚证了。这个是代脉。促脉脉比较快而又不规则。这是促脉的特征，往往见于热性病。如果这个患者是病毒性心肌炎，发热、心跳加快的心律不齐，是这样的情况。所以，中医讲，促脉往往是阳毒的内陷，是实热证。

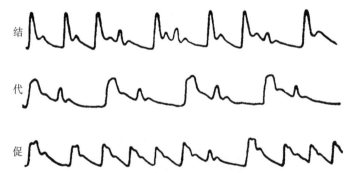

结：缓而时止，止无定数。代：缓而时止，止有定数。促：速而时止，止无定数

图6　结脉、代脉、促脉示意图

以上我简单介绍了一下脉象特征。大家可能有一个问题，从理论上推导分析可以说明脉图不一样，这可能就是脉不一样，但是不是这样的图反映了手下摸到的这个

脉象？相对的关系到底有多少可靠程度？我们为了验证这个问题，把这些脉图的一些主要信息加以提炼，把这些主要的参数提出来以后，经过工程设计，将其做在一个脉象的模拟装置上面，如此重演这些信息，让它能够描述一些东西。这个模拟装置的活动，是不是有脉的指感？我们做了这个工作。这就是一套脉象的模具——模拟装置，这个工作我们基本上已经做了。现在这个脉象模拟装置，能够得出脉图信息；另外，能够出现比较逼真的指感。我们大概请了80多位老中医来验证，得到了大家的认可，已经用在了现在的教学上，已经有两届学生用这个模具来体会脉图特征。这个模拟装置也用在了外国进修医生培训中。大家都觉得，这个效果还是比较好的。

模具测得的脉图和人身上测的脉图的特征基本上是一致的。模具脉和人体脉，三峰波基本上都是一致的。模具脉也反映出不同的频率。结、代脉和涩脉的特征，基本上都能反映。所以，我们从上面得到两个方面的结论：其一，说明我们手下的脉象的不同感觉，是有客观依据的。这个客观依据和图像的特征有关。实际上，图像反映了动脉内的压力变化，所以我们说，脉象的依据是脉管里的压力变化。这是一个基本因素，是有客观依据的。其二，说明了我们现在描述的一些图像能够反映不同脉象的特征。对于现在的客观化研究到底有没有客观依据，这些研究让我们比较放心，因为还是有客观依据的。不然的话，只有脉象信息，没有指感，就是不对应的。现在能够同时信息重演，同时指感重演，这就说明图像和手指的脉象有对应性，这就比较可靠。

四、正常人不同年龄、昼夜、季节的脉图特征

前面的这些内容，主要想介绍一下我们在脉诊研究当中的一些基础工作。我们要拿到临床上研究，首先要做这些基础工作，没有这些基础就不可能来讨论临床问题。所以，上面是第一阶段的工作。下面我想介绍一下，我们到现在为止所做的一些临床的测试工作。要做临床诊断，还得要知常达变。要晓得常态，不晓得正常状态，也很难辨定病理状态。所以，我们还是从正常人的普查开始。

第一个工作就是观察正常人不同年龄脉象的脉图特征。这里就要讨论一个问题：那就是正常人是不是都是平脉，是否为一种脉？假如是一种脉，用一个标准来衡量的话，那么会有很多病态。所以，我们先看看正常人的脉象是怎样分布的，见

图 7。我们进行了从 17 岁到 93 岁的年龄分组观察。这个观察发现，20 岁左右最多出现的是滑脉，占了 50%，说明年轻人滑脉比较多。30 岁左右，平脉出现得比较多，占 57%。到了 40 岁左右，主要的是平脉，还出现一些弦脉，弦脉比例升高了。40 岁之后开始出现弦脉。到 50 岁的时候，弦脉的出现率已经到 74% 了，说明弦脉大幅增加了。从 60 岁到 93 岁，几乎全部是弦脉。这就给我们一个很重要的信息：健康人的脉象随着年龄的改变，是逐渐变弦的。这个情况给我们的提示是很有价值的，因为中医经典《素问·上古天真论》就讲了：人的一个，生长壮老，是有一个过程的，内脏反映在体表的一些生理特征会出现变化。现在从脉象这一项来看，也是相应在老化，在退化。

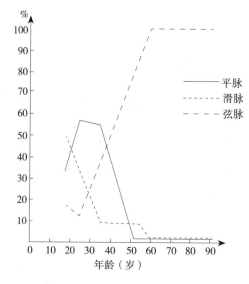

图7　正常人群不同年龄组脉象变化趋势

我们刚才讲了弦脉，它意味着血管的硬化，说明随着年龄的增加，血管也有退行性的变化，弹性在逐渐减少。这就提示我们，脉象是反映生理性变化的一项重要的参数。另外，这也提示我们，在临床作诊断，你选的一个对照组，一定要和相应的年龄组来鉴别，不要用一个脉来鉴别，否则，即使很高的阳性率，可能也不能反映真正的疾病情况。除了年龄以外，我们还对正常人的一些生活经历进行了观察。

在这里，我再补充一点，不同年龄组弦脉是逐渐增加的。那么弦脉，到底在临床上对哪些病有诊断意义？我们也摸索了一下。文献考证说弦脉的主病很广泛，比如弦主肝胆系统的疾病、弦主疼痛、弦主寒热往来、弦主痰饮、弦脉又主癥瘕积聚等很多病。在临床上，弦脉到底有什么诊断价值？那么我们就根据文献的记载选择一些和这些论述相对应的疾病进行观察。比如，我们选了与肝有关的器质性病变，如肝炎；还有与肝的功能有关的（肝阳、肝气、肝火），选择了临床多见的高血压；与疼痛、寒热有关的，就选急腹症；此外，我们还选了一些肿瘤、老慢支、肾病等疾病患者进行观察，研究到底哪一些病的弦脉出现频率比较高，有诊断意义。我们把这些患者的年龄组和正常的年龄组进行对照，那么这样对照下来发现：不管是青年的高血压，或者是年龄比较高的高血压病，弦脉的出现量都是显著高于正常年龄组；此外，就是慢性肝炎，其弦脉出现的比率也显著地高于同年龄组。而其他的疾病弦脉的出现率都不显著，当然我们观察的还不够。但是对于弦脉主肝病这一点，在临床上是有意义的。所以，假如年轻人来看病，他脉搏很弦，我们可以考虑他是不是血压比较高，或者肝胆系统出现了问题。其他方面，我们还得进一步观察。

下面我想介绍一下，对正常人 1 天 24 个小时脉象的观察。中医的整体观念重视天人相应，认为自然界阴阳在交替，人的气血阴阳也在变化，脉象是一个灵敏的生理信息，它反映了气血的阴阳。那么，脉象是不是也随着自然界的阴阳消长而变化呢？这个问题，我们先要观察一下。因此，我们观察了 200 多例正常人，将 1 天 24 个小时分为 6 个点，4 小时 1 次，逐一进行自身对照观察。我想简单介绍一下我们的研究。我们将研究参数分解成几个因素，比如脉搏的高度、重搏前波的高度、降中峡的高度、主波的宽度，针对这些参数进行分解，横坐标是时间，1 天 6 个时间点，从早上 6 点到晚上 22 点。下面介绍几个结论。这些参数的分解主要反映了正常人白天的脉象。脉象白天是偏于滑、偏于快、偏于大，而晚上的脉象是偏于弦、偏于慢、偏于小。我们知道滑脉是阳脉，它反映气血充盛，而弦脉是阴脉。所以我们说，脉象反映人体的气血，这些变化基本上是和大自然昼夜的阴阳变化相应的。这个指标观测的结果反映了天人相应学说，说明人的气血也是随自然界的阴阳消长在变化的。这是一个。第二个，这提示我们对一个患者的观察也要顺从时间管理。疾病有的时候可以反映在白天，有的时候可以反映在晚上。从参数的分布来看，早上和晚上的参数，往往是在同一个水平线上，而白天（日中）是不一样的。这就证实了《内经》所说的"诊脉当以平旦"是有一定的科学依据的。清晨的脉象，最能够反映静息状态下人的基础情况。所以我们建议，有条件的、有病房的一些单位，有必要在清晨切脉，可能可以得到更丰富的辨证信息。我们可以看出，清晨和晚上接近，能够反映出我们的静息状态，所以《内经》认为平旦抚脉可以"诊有过之脉"。这是有依据的，这是第二个特点。第三个，这个资料也提示了一个问题，就是患者和正常人不一样。那么这些患者和正常人有什么不同呢？一个是，患者的曲线和正常人的曲线不交叉，说明这是显著差异，是不一样的。还有一个特征，患者这些参数变化的曲度不明显，说明什么呢？患者失去了正常人应有的肌力性的变化。根据现在的生物医学，肌力性很重要，正常人应该有这样一个肌力，患者失去这样的肌力，说明他的生理状态已经受到了干扰。这对早期诊断、临床诊断都是有一定意义的。我们在观察心脏病患者的弦脉时，发现有一些心脏病患者，在脉上某一个点变化得特别异常。这可以提示我们用药。比如窦性心律不齐主要的特征是在凌晨2:00的时候脉搏变得特别弦，这提示晚上加一种药效果可能会更好一点。这些信息可以帮助我们诊断和治疗，这是很有意义的。

另外，我们观测了1年24个节气中脉象的变化。为什么要观察这个？因为这也是天人相应的内容。《内经》里提到"四变之动，脉与之上下"，一年四季在变化，脉是相应变化的，还提出了"春弦，夏洪，秋毛，冬石"。这是否存在？如果有的话，我们在诊断时还要考虑季节的影响。我们大概观察了八十几例个体的脉在一年中的肌力变化。从中我们大致能看出，脉搏参数的变化和气温的变化是相应的。另一个脉象的特征是脉一年四季有变动，但是这个变动主要是幅度上的变动，而不是形态上的变动。那么《内经》说的"春弦，夏洪，秋毛，冬石"是不是都有意义呢？我又翻了一下《内经》，《内经》上面所讲的是"春为弦，夏为洪"。光这个"为"字就说明古人也是非常客观的。他虽然没有什么统计学的处理，但是这个"为"，说明形态的变化是很"为"的，不是显著的差异，而是可能有一些差异，所以这也是实事求是的。那显著的差异在什么地方呢？在脉象幅度的变化。所以说"随之上下"，上下的确有变化。我们把主波，也就是脉搏波主要的幅度指标这条曲线，用最小二乘法的形式连合成一条正弦曲线，把这一条曲线的数字用一个图来表示。通过这个图可以看到1年里面脉象的变化。峰值最高的是在什么地方？是在夏至日出的时候，这个是1年最高的峰值。而脉搏波的变化，幅度的变化，这些个变化的置信区（可信范围），正好是一个小圆。这个小圆说明什么呢？说明1年当中大致的变化情况，这个幅度的变化是很有规律性的。假如这1个月，它掩盖了原点，那么说明这个变化没有规律性，是偶然性的。我们只做了1年，是不是能够代表20年或者是60年？这可用统计方法。这个界定性是非常有规律的，是一个小的正圆。这个统计方法，我们是采用了世界生物医学学会主席哈尔伯克的测算方法，用他的方法来验证。我们的一个周期相当于12个月少一点。脉图变化的界定的年节点的情况，大概是这样。

这个工作有什么意义呢？我们觉得这个工作也是有意义的。因为《内经》很早就提出了脉象的季节变化，而且它提示了可以预测病变。比如"春胃微弦曰平"，春脉稍微带一点弦，那是正常的；假如"弦多胃少"，就要生病了；"但弦无胃"，则为病重。后面就讲到"胃而有毛"，毛就是浮脉的特征，就是秋天脉的特征，弦脉带一些浮，就是在春天看到秋天的脉象特征，这个是秋病，说明秋天可能有病。"毛甚曰今病"，假如这个特征特别明显，就是现在有病了。《内经》有这样一段记载。这个提示什么呢？提示从脉象的特征，可以预示一些疾病的发生。对此，我们还是深有体会的。比如夏天的脉应该是洪大的，假如现在来了一个患者，他脉很沉细，那我们估计他阳气不足或者是有其他的疾病。假如我们建立一个保健医疗制度，能够定期换算、对照，那我们可以预测他的健康状况。这个工作在国外是一种时间社会医学，是很普遍的，我们国家现在还很少。这样建立了一项比较简便的而且灵敏的指标，能为我们今后的诊断提供一个很有效的手段。所以，我们现在还在患者那里开展这项工作，还在继续观察。

五、脉与心肺等功能的关联研究

下面我想简单地再介绍一下，我们临床对各种脉象的心血管功能的一些观察。我们研究脉象离不开心脏和血管，因为心主血脉，脉和心是有关的。所以，我们借助了西医学测量心血管功能的一些无创诊查的方法和脉象同步进行观察分析。这里，我们用心电图、脉图、心血管循环的阻抗血流图、心音图，同步进行分析。我们可以得到每搏输出量，可以得到脉图的面积，还可以得到一个压力，跟脉搏波度的一个换算系数，就是1毫米高度，相当于多少毫米汞柱的压力，这样一个换算系数。从这些数据，我们可以得到脉压、脉压差、每搏输出量、脉图的面积和换算系数。我们可以把这些数字带入一个非线性方程，因为时间关系就不介绍了。带进去以后可以算出什么东西呢？可以算出血管的外周阻力和血管的顺应性。顺应性就是随着压力变化，它的扩张度是多少，也就是血管的弹性。还可以算出它的弹性模量，还有它的时象平均压。那么在这，我们的脉图特征就可以进行量化读数了，有一个量的概念。

刚才我们讲的是一个定性的特征，通过测算还可以定量。下面还有两项是心功能的指标。一项是心率系数（FRA）。心率系数反应等容收缩期左心压力变化。变化量越大，说明左心的收缩功能越好。另外一项是左心收缩时间间隙。这是现在临床上常用的。在我们刚才的图像里面，也可以通过测算来估计心脏和血管的功能。

我们简单看一下观察的结果。这里我们比较了4种脉，一个是滑脉，第二个是平脉，第三个是弦脉，第四个是实结代脉。我们把它们归纳在一起，用测定的资料作一个分析。这里测定的是4个参数：第一个是每搏输出量；第二个是每分输出量，来反映心脏射血；第三个是血压；最后一个是外周阻力。我们以平脉为标准，滑脉的每搏输出量都大于平脉，比平脉的状况还要好，而外周阻力小于平脉，这说明滑脉的心血管功能比平脉的状况还要好。从弦脉来看，它的每搏输出量和每分输出量已经低于平脉了。这说明弦脉时人体的循环血量、射血功能都已经减退了。实结代脉时，人体的状态更差。从外周阻力来看，弦脉时外周阻力比平脉时显著增高，实结代脉的时候也增高。所以，这里有大量的数据证实，滑脉的功能状态比平脉好，弦脉或者实结代脉比平脉差。这是一个方面。我们再从心功能的指标来看，滑脉和平脉的心脏功能，都在正常范围；而弦脉，这个功能就比较差了，它的心力系数减退减慢，而左心收缩时间间期延长，这就不正常了；实结代脉更不正常。这里反映了不同的脉象，心功能的状况是不同的。那么从血管的状态（弹性模量曲线，反映血管弹性的好坏），我们也可以看到滑脉的时候，弹性模量比较好，弦脉和实结代脉的弹性模量是比较差的。我们用这些指标再来比较功能性弦脉和器质性弦脉，以及弦脉和滑脉，它们的心血管功能有什么不一样？我们从大量的数据统计中得出一个结论：从功能性发展到器质性，主要是由于血管顺应性的变小，随着血管的顺应性减弱，功能性就变为器质性。从滑到弦，主要是由于外周阻力的变化，就是原来是滑脉，外周阻力增加了，可以变为弦脉。所以，人紧张时，脉可以变弦。因为紧张以后，血管收缩了，张力增加了。但是这种功能性弦脉，精神紧张缓解以后是可以恢复的。假如这个弦脉一直不恢复，那原因主要是血管顺应性减退了。那么，从功能性到器质性改变这个问题，是不是可以做理论的推导或者测算呢？我们还做了一个动物实验来验证。这里我再简单讲一下。我们刚才看到弦、滑脉的一些心血管功能，现在我们通过临床观察来看一看它对内分泌激素的影响。这里，我们就选择了一组阴虚火旺的患者。对阴虚火旺的诊断，之前主要是靠临床症状。但是由于中西医结合研究的发展，对这些火旺患者的研究，已经进入微观诊断，也就是说可以依靠一些生化指标。典型的阴虚火旺的患者儿茶酚胺和尿 17- 羟皮质类固醇排量是增高的。当然这些患者，临床上有非常明显的火旺症状，包括急躁、汗出、潮红等。那么我们就可以从甲亢、高血压、皮质醇增多症、更年期综合征等这些内分泌疾病当中选择，有临床表现以及这些生化指标有提高的患者来进行观察。观察后总结一下。我们可以看到 34 个患者的结果：随着尿 17- 羟皮质类固醇排量的增高，出现的滑脉比较多；尿儿茶酚胺升高了，弦脉出现得比较多；而两项指标同时提高的时候，弦滑脉出现的比较多。这反映了什么？说明这些脉象的变化，不光反映了心血管本身的疾病，还可以反映其他因素。比如，内分泌激素可以影响心血管的功能，或者在调节上面造成了一些影响，也可以导致脉象的变化。

再看看动物实验，我们测的是狗的肱动脉（它能够测到和人的正常脉差不多的脉象）。当给一只狗滴注了肾上腺素以后，它的脉象可以变弦。因为是生长激素，交感兴奋了。假如说给狗滴注桑寄生（桑寄生是一个扩血管的药物），那么这个脉就变滑了。可见，动物实验也证实了脉搏波的变化和一些内分泌激素与心血管的调节功能有关。

下面我们想再介绍一下脉搏波和呼吸的关系。为什么做这个测定呢？因为我们现在都在研究气功对心血管疾病的治疗作用，那么气功对心血管到底有什么影响？我们就观测了练功时脉搏波的变化。我们观察到，原来是三峰波，经过了腹式呼吸以后，重搏前波下降，变成一个双峰波，就是从平脉变成滑脉。刚才我们讲了，滑脉是外周阻力减少、心血管功能改善的表现。练功结束，呼吸恢复后，重搏前波又提高了，可见，这是一个即时效应。经常练功，就会对血管有调节功能。像我们这些高血压或者是没有练过功的人，就不会出现这个变化。通过练功，能改善心血管的调节功能，使外周和心脏的一些功能得到改善。

接下来咱们看一看发热的脉图。发热的脉图说明不同原因的发热都可以造成脉管的扩张，都可以出现洪大脉。发热脉的降中峡程度不一样，有的更高，有的偏低。这些都和临床发热恶寒的症状有关。当患者恶寒的时候，外周阻力比较高，所以降中峡比较高。当热盛的时候，往往出现一个洪大脉。这个是临床观察的情况。

下面我们再看两个最近的工作。我们在临床上切脉，绝对不是用一个指头切脉的，一个指头可以提供信息，但是要诊断疾病还是远远不够的，因为我们中医的传统是三部九候，要同时观测，同时切脉。所以，我们现在要想加快进度，把脉中的诊断推荐于临床，就应当换成寸关尺的三部九候脉法，就是寸关尺三部同时测定。于是，我们用三个换能头同时测定，反映了正常人三部脉是基本一致的，六部也是基本一致的。这就反映了六脉调和的正常的平脉。在疾病的情况下就不一样了。一个高血压、心脏病的患者，他的寸脉特别小，反映了心气不足的特征。吐血的患者，他的寸口脉特别大，而尺脉非常小，这就反映了阴虚火旺、上盛下虚的病情。肝癌的患者，他临床的表现是湿热壅盛，说明中间有湿热，患者有非常明显的症状，所以，两个关脉特别大。我们观察了40多例肝癌患者，都觉得在关脉部，尤其在左关部有一些相应的变化。当然这是非常初步的结果。我们提出来，无非就是和大家交流，希望今后能够在这方面加强观察。

最后就简单地讲一讲，刚才提到，一个脉图要观察几十项指标，这个工作量非常大，也很不方便。所以，现在我们用计算机建立了一个自动的辨识系统。这就是用计算机建立了一个训练集，有300例弦脉。这个训练集可以教会计算机设备，当输入其他脉时，就可以判别。现在这个系统可以画图，可以读数，已经被做成专用机，供临床试用。

我们这个工作是很初步的，还有很多不够的地方。通过这些工作，我们体会到，这项工作还是非常重要的。我们要搞好这个工作还需要多学科的结合，而且要与专业队伍、临床队伍结合，还有一点很重要，就是要把我们的科研成果与中医的教学相结合。为什么和教学相结合，就是希望我们的学生能够热爱中医，能够了解中医，能够立志继承发扬中医学，要对中医事业有坚定的信心，要有兴趣。所以，我们把这些初步成果都逐步渗透到教学上面去，使我们能后继有人。我们说中医学是一个伟大的宝库，但是这个宝库需要人来开发，也需要很多能工巧匠来进行雕塑，这样才能够使这些宝藏展示出奇光异彩。所以，我们想和大家一起来讨论，共同努力，进一步把继承发扬中医学的工作，提到一个新的水平。谢谢大家！

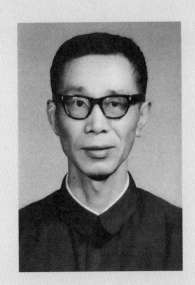

叶显纯简介

　　叶显纯（1928—2009），男，师从沪上名医张赞臣。曾任上海中医药大学教授，上海中医药大学专家委员会委员兼教学组组长，中药教研室主任，《中医文献杂志》编委，上海中医药大学名师工作室导师。主编或参与编写《中药学》《中药配伍文献集要》《中华本草》《本草经典补遗》《叶显纯论方药》《辞海》《神农本草经临证发微》等多部著作；先后在《中医杂志》《上海中医药杂志》《中医文献杂志》等杂志上发表论文80余篇。

第一讲　中药学总论

内容提要

　　本讲主要介绍中药学的总论内容，分析了学习中药学的重要意义，回顾了中药学的发展历史，介绍了中药炮制的五种常见方法，介绍了中药的性能，如四气五味、升降浮沉、归经等，在中药应用方面介绍了药性七情。

　　各位先生，你们好。我要和大家讨论的课程，是中药学。在介绍具体内容之前，我想先说明两个问题。

　　第一个问题是中药学是学习中医必须掌握的基础课程之一。因为中药是中医治病的重要武器之一。无论是内科、外科、小儿科、妇科，在临床上治病，都必须运用中药。即使是针灸科、推拿科，虽然不是以中药治病为主，但是，如果配合应用，往往也能取得比较好的效果。因此，可以说要想成为一个中医，就必须很好地掌握中药知识。学习中药学对于每个学习中医的人来说，都是非常重要的。希望大家能够充分重视，正视这门课程，很好地掌握学习。

　　第二个问题是中药学的内容比较多，由于时间的限制，在这里我们不可能详细介绍，只能够抓一些重点的内容给大家讲一讲。我们主要参考《中药学纲要》。但是，这个内容还是比较简略，希望大家在学习以后还要进一步阅读《中药学讲义》，掌握更多知识，为学习方剂学、内科学奠定良好的基础。我想说明的两个问题先讲到这里。

　　下面讲中药学。学习中药学首先要了解中药学。中药学就是研究中药基本理论以及来源、采集、加工炮制、性能、适应证、应用方法等知识的一门学科。在这里我们可以看出，中药学实际上包括两个方面。一个方面就是基本理论。基本理论有四气五味、升降浮沉、归经。我们将在总论里和大家介绍这些内容。另一个方面就是每味药物的性能、适应证、应用方法。我们准备在各论里逐一给大家介绍这些知识。下面讲总论，总论就是总地、概括性地给大家介绍一些内容。

一、中药学的发展

中药学的起源是非常悠久的。几千年来，经过长期的临床治病，古人累积了丰富的经验，有了不断发展，从文献上关于中药记载的数字就可以看出来。

《神农本草经》是东汉时期的著作，是第一部中药学专著，也是第一次总结中药的书籍。它收药 365 种。

《神农本草经集注》是南北朝梁代陶弘景所著。这本书是第二次总结。它把当时的《名医别录》和上面提到的《神农本草经》合起来，收载药物一共 730 种。

《新修本草》是唐代李勣、苏敬主编的。这本书是我国第一部药典性的著作。为什么呢？因为这本书是由国家组织了大批人员而编写的，然后又以国家的名义颁布到全国的，所以，它是药典性的著作。这本书收药 844 种。

《经史证类备急本草》，宋代唐慎微所著。这本书是以个人名义编撰的。它的历史价值是保存了宋代以前的大量文献资料，收药 1746 种。

《本草纲目》，明代李时珍所著。这本书是李时珍以他毕生的精力撰写而成的。该书"岁历三十稔，书考八百余家"，工程量巨大。本书完成以后，影响也很广大，不仅在国内影响很大，还得到了世界医学的重视。该书收药 1892 种。

《本草纲目拾遗》，清代赵学敏所著。这本书补充了《本草纲目》中没有的一些药。该书收集了 921 种药物，其中《本草纲目》没有的，有 716 种。所以，我们注意了，这个上面有"新增"两个字。"新增"就是指《本草纲目》里没有的。

《中药大词典》，是中华人民共和国成立以后南京编的，收药有 5767 种。

从上面这些主要的中药文献可以看出随着年代不断地推移，药物的数量也不断地增加。汉代是 365 种，南北朝是 730 种，唐代是 844 种，宋代是 1746 种，明代是 1892 种，清代赵学敏又增加了 716 种，到《中药大词典》已经达到了 5767 种。这个数字明显增加。但是这只是中药发展的一个方面。事实上，它还有其他的发展，主要有三个方面。第一个方面，药性理论的研究，不断深入发展。第二个方面，药物的应用范围有所扩大。比如，这味药原来只治疗这几个病，但是随着年代的发展，它又可以用于治疗其他方面的病症。第三个方面，随着现代科学的不断发展，我们现在又用药物的成分、药理，甚至微量元素来进行研究，对于药物本质有了进一步深入的认识。这些方面也是中药的发展。所以，中药的发展还是很大的。我们作为中药工作、中医工作的人员，应当为中药进一步的发展作出自己的贡献。

二、中药的炮制

中药的炮制，就是中药加工制作的内容。为什么中药要进行炮制呢？炮制有四个目的。第一个目的，消除和降低药物的毒性、烈性和副作用。因为有一些药物虽然能够治病，但是具有毒性或者副作用。通过炮制，可以使这些药物发挥治疗作用，消除掉毒性和副作用。第二个目的，改变药物的性能。药物具有一定的性能。通过炮制可以使中药更符合病情的需要。比如，生甘草是寒凉的，炙甘草则具有补益的作用，所以，炮制以后就可以使甘草变清热解毒为补益作用。第三个目的，便于制剂或储藏。制剂就是制成各种的剂型——丸、散、膏、丹等，那么通过炮制就可以制剂。药物吃不了，要储藏。通过炮制，使它干燥，那就便于储藏了。第四个目的，使药物纯净便于服用。服用的药物应当没有渣滓，比较干净，炮制可以达到这个目的。

具体炮制有哪些方法呢？炮制的方法主要有下面五个大类。

第一类，修制。修制包括纯洁处理、粉碎处理、切制处理这三个方面。纯净处理就是使药物干净，比如，剥一剥、筛一筛、刷一刷。粉碎处理，就是粉碎、捣碎药物。切制处理，就是切、榨药物。这都是修制的方法。这一加工过程不需要其他辅料。

第二类，水制，就是用水加工药物，包括润、漂、水飞等。润就是用干燥的药物吸收一些水分，以便切制。漂，就是把药物放在水里面，浸润后再把水倒掉。水飞是将药物碾成粉质，再加水碾。这些过程都是用水来制的。当然，水制还有很多方法，此处仅为举例。

第三类，火制，是用火炮制药物，包括以下方法。炒，就是将药放在锅中炒。炙也是炒，但是加辅料，如加入醋、盐水等。煅，将药物放在火中烧，使药物质地松脆，以便碾粉。煨，就是将药物包起来，再放在火中烧，用文火烧，即煨。上述方法都是用火制。

第四类，水火合制，包括如下方法。煮，即放在锅中煮。蒸，就是放在蒸笼里蒸。淬，是先用火烧，之后放到水中，像石块、磁石这类，使用淬法，可以使药物质地更松脆。燀，是将药物放入沸水中短暂浸泡后迅速取出。这些方法既用火又用水，所以叫水火合制。

第五类，就是其他制法，包括发芽、发酵、制霜。这些都是特殊的炮制方法。发芽，是使一些药物发芽，如谷芽、麦芽。发酵，如炮制神曲。制霜，如炮制西瓜霜、巴豆霜。

总而言之，中药的炮制内容繁多，各有各的目的。这是制成中药的一个重要过程，是必须掌握的。

三、中药的性能

中药的性能，就是中药的品性和功能。在介绍中药的品性和功能之前，我想先简述一下中药治病的机理。中药是可以治病的。那么它怎么会治好疾病呢？这就要由中药治病的机理来看。中药治病的机理主要有四：第一，祛除病邪；第二，消除病因；第三，恢复脏腑功能的协调；第四，纠正阴阳偏盛偏衰的病理现象。这些方面实际上也是用药的目的。祛除病邪，是把病邪祛除掉。消除病因，祛除病邪也是消除病因了。但是，病因的范围比较广，比如七情六淫，都是病因。脏腑功能理应互相协调，但是如果有的脏腑出现了病证，就不协调了。比如肝气犯胃，脾虚基于肾虚，这就是脏腑之间的不协调。阴阳在身体里应当保持平衡，但是有时候或不足或过亢，就会造成病证的出现。中药可以起到这些治疗作用。

中药治疗这些病证，起到这些作用，又通过什么达到呢？这就和它的药性有密切联系了。药性有三个方面。第一个方面是四气五味。四气五味又称气味，或性味。四气是指寒、凉、温、热。寒和凉是程度上的差别。温和热也是程度上的差别。但是寒凉和温热是性质不同的差别。凡是寒凉药都能够治疗热性的病证。凡是温热药都能够治疗寒性的病证。这就是四气的作用。五味的作用呢？五味有辛、甘、酸、苦、咸五味。辛味能够发散、行气、行血。甘味能够补益、和中缓急。酸味能够收敛固涩。苦味能够降泄、燥湿。咸味能够软坚、泻下。所以，四气和五味各有各的作用。但这里要说明三个问题。

第一，有人认为四气中还有平性。因为一般认为没有绝对的平，所以就不将平性作为单独的一个性来考虑了。第二，除了五味，还有人提出淡味和涩味。一般认为淡附于甘，涩的作用和酸味相近。所以，虽然是七个味，通常仍称五味。第三，性和味虽然各有其效，但是必须要综合看待。比如，某种药物味是辛的，气是温的，那就是辛温。综合分析效用，辛温的药具有发散寒邪的作用。如果味是甘的，性是寒的，甘寒的药物，综合起来，它的作用就是清热生津了。所以，四气和五味，两者应该要结合起来看待。以上是四气五味的内容。

第二，介绍升降浮沉的作用。升降浮沉，是药物具有的在人体里面四种趋向性的药性。大家知道，升是从下而上的，降是从上而下的，浮是浮在上面，沉是沉在下面。所以，升降浮沉就是药物在人体内的四种趋向性。但是，升和浮，两者一般是并称的。为什么呢？因为升是由下而上，最终还是在上面。降和沉也是并称的，因为降从上而下，最终还是在下面。所以，一般升浮并称，沉降并称。升浮有哪些作用？发表、升阳、祛风、散寒、涌吐、开窍。这些作用表现了什么呢？升浮主要的作用是向上的、向外的。沉降，有清热的作用，以及泻下、利尿、安神、息风、收敛、止咳平喘、止吐等作用。由此，可以看出沉降是向下、向里的一些作用。所以，升降浮沉也与药物的功效密切相关。

第三，归经。什么叫归经？归经就是药物对于脏腑经络的选择性的作用。药物进入身体后，不是对所有的脏腑、经络都发挥作用，而是有选择地发挥作用，针对某一些脏腑、经络起作用，对另外一些脏腑、经络不发挥作用。这就是归经的意义。这个意义很重要。因为疾病发生基于一定的脏腑、一定的经络。如果是心脏的疾病，用肺脏的归经药物，就不能够达到治疗效果了。心脏病，应当要用归心经的药物来治疗，这才能起到很好的效果，否则就不能够达到目的了。所以，归经学说，应该和上面的四气五味、升降浮沉这几个方面紧密联系在一起，综合看待，才能够综合出药物的主要功效。

对于中药的性能，除了上面讲到的三个性能以外，实际上还有很多方面，如刚柔、走守。将来在讲义里可能会遇到这些内容，此处不再赘述。

学习中药，主要为了应用。如果能够很好地懂得药物的应用方法，那么就能够起到更好的效果。如果应用不当，虽然药物很好，治病已定，但是服用方法不对，也不能够起到作用。所以，应用方法也很重要。中药的应用有四个方面。

第一，就是药性七情的内容。药性七情，在《神农本草经》里就已经提出来了，即药物在应用的时候有七种情况。这七种情况除了单行以外，其他的六个都是药物配伍之间的关系。

相须，就是两味药配伍应用，能够起到促进功效的作用。

相使，就是两味药配合应用以后，一味药能够使另外一味药作用加强。

相畏，就是两味药配合应用以后，一味药的毒性能够被另外一味药抑制。

相杀，就是两味药配伍应用以后，一味药能够制止另外一味药的毒性、副作用。

相恶，就是两味药配伍应用以后，一味药的功效可以被另外一味药所消除、减弱。

相反，就是两味药配伍应用以后，导致毒性更强。

从这六个配伍的关系看，在临床应用上，我们就应当要考虑尽可能使用相须的药、相使的药，使它发挥更好的效果。对于相畏、相杀，要在应用毒性药物的时候加以考虑，使它既能发挥作用，又没有毒性。至于相恶、相反，就应该作为应用禁忌来考虑，不宜使用。

第二，用药禁忌；第三，剂量；第四，用法。这三方面我想请各位自己看讲义，不再讲了。

第二讲　解表药、清热药、泻下药、祛风湿药

内容提要

本讲首先介绍解表药的含义、功效与主治病证，以药组的形式介绍了发散风寒药、发散风热药，比较了相似药物的基本功效与临床应用的异同点。

其次介绍清热药的含义、功效与主治病证，分类介绍了清气分药、清血分热药、清热燥湿药、清热解毒药和清虚热药，比较了相似药物的基本功效与临床应用的异同点。

第三介绍泻下药的含义、功效与主治病证，分类介绍了攻下药、润下药、峻下逐水药，比较了相似药物的基本功效与临床应用的异同点。

最后介绍祛风湿药的含义、功效与主治病证，指出不同的药物具有祛风湿止痛，祛风湿通络和祛风湿、强筋骨的功效。

各论主要是介绍每一味药的功效。但是，药物的内容比较多，所以，我们把它们主要的功效再进行归纳，分成了二十类，也就是二十章。因为时间的关系，我们选取其中主要的内容进行讲授。

一、解表药

解表药，就是具有发散表邪、解除表证的药，所以又称为发表药，主要用于治疗表证。但是表证有风寒表证和风热表证两种，所以解表药又分为发散风寒药和发散风热药两大类。麻黄、桂枝、紫苏、生姜、香薷，这五种药都是发散风寒药，都有发汗解表的作用，所以主要用于治疗风寒表证。但是，共同点是有了，还

有不同点。麻黄又能够宣肺平喘，治疗咳嗽气喘；利水消肿，治疗水肿，特别是风水水肿。桂枝，又能够温经通阳。温经就是温通经脉，可以治疗风湿痹痛、月经不调；通阳就是通畅阳气，可以治疗胸阳不振的胸痹，心阳不振的心动悸、脉结代。紫苏，又有行气宽中的作用，可以治疗气滞胸闷；解鱼蟹毒，即吃了鱼蟹中毒的病症。生姜，又能够温中止呕。生姜止呕的作用非常强，但是主要针对胃寒的呕吐，所以说它的功效是"温中"止呕。生姜还能温肺止咳，就是治疗肺寒的咳嗽。此外，生姜还有解鱼蟹毒的作用，还能够解半夏、南星的毒。香薷，虽然也是发汗解表的，但是它主要用在夏天。所以，夏天可以用香薷来代替麻黄。除了这个作用以外，它还能够和中化湿、利水消肿。和中化湿能够治疗暑湿吐泻，利水消肿可以治疗水肿、小便不利。

这里，再要讲几个问题。因为中药数量很多，同时每一味药又有很多的功效，在学习的时候确实非常难以记忆，那么我想介绍两个方法，供各位参考。

第一，对于每一章的药，首先根据相同点、不同点来区别，把相同点归纳在一起，然后再区别不同点。

第二，根据功效推断主治。因为中药的主治更加难记，但是我们可以根据功效来推断该药治疗什么病。当然如果有特殊情况，就需要特殊记忆。

因此，首先要求大家把每一章所有的药名背下来，按次序一个一个背，然后记住共同的功效。比如：解表药，发散风寒药，麻黄、桂枝、紫苏、生姜、香薷，先把这五味药背下来，它们共同的功效都是发汗解表。这就记住了最主要的功效。然后再根据每一味药不同的功效去记，这样就容易多了。不然的话比较难记。为了便于大家记忆，我们是把药物归纳好后再和大家介绍的。此处需要大家注意。

下一组药是荆芥、防风、羌活，祛风解表，也是治疗风寒表证的。既然都是治疗风寒表证，为什么和上面不一样呢？风寒表证有的偏于寒盛，有的偏于风盛。上面的五味药偏于寒盛，下面的三味药是偏于风盛的。如何判断是否偏于风盛？风盛者，除了恶寒发热的表证外，常常有比较严重的头疼、身疼。所以，这类病证以风盛为主，所以，这些药的功效是祛风解表。

荆芥又能够止血。防风又能够祛风胜湿止痛，治疗风湿痹痛；亦可解痉，可以治疗破伤风。羌活又能够祛风胜湿止痛。这个功效和防风的祛风胜湿止痛差不多，不过两药又有不一样的应用。首先，治疗风湿痹痛，两者一样。但是一个性质比较香燥，一个性质比较润。防风的性质没有羌活香燥，而羌活的性质比防风润。第二，治疗风湿痹痛一般都可以用防风；而羌活主要用于上半身的风湿痹痛，即以身半以上的风湿痹痛为主。第三，羌活还能够治疗头疼，特别是治疗太阳经的头疼，效果很好。

下面还有一味药叫辛夷。辛夷能够散风寒，通鼻窍。这味药主要是通鼻窍的，治疗鼻衄、鼻塞等病证，尤其适用于风寒表证。这是辛夷的主要作用。

薄荷、牛蒡子、蝉蜕，这三味药都有疏散风热和透疹的作用，是治疗风热感冒、风热表证的药物。但是，它们同时又有透疹的作用，即透发麻疹，对麻疹透发不畅有效。薄荷除了这两个作用以外，还可以通利头目，治疗头痛不畅以及咽喉肿痛；薄荷还可以疏肝，就是疏散肝郁，治疗胁痛、月经不调。牛蒡子又能够解毒利咽消肿，可以治疗疮疡肿痛、痄腮肿痛、咽喉肿痛。蝉蜕又能够明目退翳，可以治疗目赤、目翳；息风止痉，可以治疗破伤风，这和上面提及的防风类似；除此之外，蝉蜕还能够治疗小儿夜啼。

下面两味药，桑叶、菊花，都能够疏风清热、清肝明目。那么疏风清热和疏散风热有何区别？相同在于，疏风清热也有疏散风热的作用，可以治疗风热表证。不同在于，疏风清热的清热效果更好。所以，这两味和上三味药有所不同。至于清肝明目，只有这两味药是常用的。桑叶又能够凉血止血。菊花又能够解毒，解毒主要是指清热解毒，治疗热毒疮疡。菊花还可以平肝，平降肝阳，主要治疗肝阳上亢的病证。这两方面都是临床上常用的。

葛根、柴胡、升麻，这三味药都属于发散风热药，但是在应用的时候，它们的功效各有不同。葛根主要是发表、解肌透疹，可以治疗风寒表证。它可以治疗风寒表证，项背强痛。头项部位感到强痛，常常用葛根，柴胡和葛根、麻黄一起配合使用。当然风热表证也可用葛根。葛根透疹，透发麻疹，这也是比较常用的。柴胡和解退热，不用于一般的表证，而主要是用在少阳病寒热往来的病证，因为它有和解退热的作用。升麻发表透疹，主要是透发麻疹，外感风热用得较少。所以，这三味药虽然是发散风热药，但在应用的时候各有特点。

这三味药也有共同的作用——升阳。所谓升阳就是升举阳气，可以治疗阳气下陷的病证。但是，葛根的升阳和升麻、柴胡的升阳，在主治病证上有所不同。葛根主要治疗脾虚下陷的腹泻，以腹泻为主。而柴胡、升麻的升阳，升举阳气，主要是治疗阴挺、脱肛，也就是子宫脱垂、直肠脱垂，以这些病证为主。所以，这三个药虽然升阳的作用是一致的，但是功效不一样。葛根又能够解热生津，治疗热病伤及津液。柴胡又能够疏肝解郁，可以治疗肝气郁结的病证，发热、头痛、月经不调都可以应用，临床上应用还是非常广泛的。升麻又能够清热解毒。其清热解毒涉及病证广泛，热病发热、发斑、热毒疮疡、咽喉肿痛、牙龈肿痛、口舌生疮都可以用。

解表药可以分成发散风寒药、发散风热药两大类。大家把这些药物的名称逐个读下来，知道它们的共同点和不同点，然后归纳记忆即可。

二、清热药

清热药，就是清除里热病证的药物。里热病证的主要症状是什么呢？发热不恶寒。这就和表热症状不一样。表热症状发热恶寒同时出现，里热症状就只有发热没有恶寒。里热症状可以分为五个方面。气分热，热邪在于气分。血分热，热邪在于血分。湿热，湿邪兼有热邪。热毒，毒邪兼有热邪。最后是虚热。对于气分热，我们就用清热泻火药来治疗；血分热，用清热凉血药来治疗；湿热，用清热燥湿药治疗；热毒，用清热解毒药治疗；虚热，用清虚热药治疗。

下面我们先介绍清热泻火药中的石膏、知母。石膏、知母共同的功效是清热泻火，可以治疗热病、高热、肺热的咳喘和胃热的牙痛。在清热泻火这个方面，二者一致。对于清热和泻火，有两种解释。一种解释认为清热主要是指全身症状；泻火主要是指局部的症状。另外一种解释是，清热作用没有泻火作用强。但是我们现在的"清热泻火"主要是指热在气分。石膏清热泻火、除烦止渴，对于热病、高热、烦躁、口渴作用比较好；又能够清热收敛，此处收敛功效主要是外用的，治疗疮疡湿疹、水火烫伤。知母，又能够滋阴润燥，治疗骨蒸潮热，也就是阴虚发热的病证。所以，知母这样的药，既能够清实热，又能够清虚热。清热泻火就是清实热，滋阴润燥就是清虚热。

芦根、天花粉清热生津，都能清肺胃之热，清气分热。因热伤津液，所以二药都能治疗发热口渴。芦根又能够止呕、止咳。但是这个作用需要配伍应用。芦根还能够清热利尿，治疗小便淋痛。天花粉又能够消肿排脓，治疗疮疡肿痛。疮疡肿痛出现了溃破，脓流出不少，也可以用天花粉。

栀子、淡竹叶能泻火除烦，清热除烦。实际上我现在提的清热、泻火是一致的，都是清热除烦的意思。除烦，就是去除烦躁，说明这两味药都有一定的清心火的作用。心火旺了就会出现热病烦躁，这时两药都可使用。栀子这味药，作用比较广泛，除了治疗热病烦躁以外，还能够清热利湿，治疗湿热黄疸，还能凉血，可以治疗血热妄行的吐血衄血、妇女崩漏。栀子最后一个作用是消肿止痛，主要是指治疗跌打损伤，是外用的。将栀子碾成粉质，用鸡子清调匀以后外敷，可以治疗跌打损伤局部的肿痛，敷后可以消肿止痛。淡竹叶一方面清热除烦，一方面有利尿的作用，可以治疗小便黄赤。这也是治疗热病常用的一味药。

下面是夏枯草。夏枯草有两个作用。清肝火，可以治疗肝火上炎的头疼、头眩，还有目赤肿痛。消肿散结，主要是治疗瘰疬瘿瘤。现在我们知道它还能够降血压，可以治疗高血压。

以上介绍的是清气分热药。现在介绍的是清血分热的药。犀角，凉血止血；生地黄、牡丹皮、赤芍，清热凉血。这些都是治疗血分热的。虽然说犀角凉血止血，实际上它也是清热凉血，并可以止血的。这四味药基本的作用是一致的，都是治疗温热病热入营血、发斑吐衄，都是常用的，可以配合在一起，配合应用。犀角还能够泻火解毒、定惊安神，所以高热神志昏迷、狂妄惊厥，都可以配合使用该药。犀角主要用于高热病证、热入血分的病证。但是，这味药来源非常少，价钱非常贵，所以一般我们现在只在贵重的中成药里才配合应用。那么如果是见到了高热，或血分有热怎么办呢？我们现在临床上常常用水牛角来代替。水牛角就是水牛的角，这个来源就丰富了，价钱就便宜了。它的效果怎么样？我们认为犀角的效果确实非常好，水牛角的效果当然不如犀角，但是用量可以大一些，用量大也有相当好的效果。

下面是生地黄。生地黄就是新鲜的地黄。新鲜的地黄是清热凉血的，又有养阴生津的作用，可以治疗阴虚津少。牡丹皮，能活血散瘀。赤芍，能祛瘀止痛。这两者基本一样，都有活血祛瘀的作用。牡丹皮这种药，在活血祛瘀方面经常配伍应用，其适用病证比较广泛，可以用于各种瘀血阻滞病证。牡丹皮又能够退虚热，可以治疗虚热，这点和知母相仿，也是既清实热，又清虚热的。另外一味药是玄参。玄参清热，但并非清热凉血，而是清热养阴、清热解毒，可以治疗热病伤阴。清热解毒可以治疗咽喉肿痛、疮疡肿痛、瘰疬、疮疡。玄参本身不是清热凉血药，但是为什么附在犀角、生地黄、牡丹皮、赤芍之后呢？因为玄参虽然不能直接凉血，但是在热入血分，高热发斑的情况下，常常配伍应用，所以，就将玄参归入此处了。

再介绍清热燥湿药。清热燥湿药有黄芩、黄连、黄柏、龙胆草、苦参。它们都是清热燥湿的，都能够治疗湿热病证。所谓湿热病证，范围很广泛。湿温高热、湿热黄疸、湿热泄利、湿热带下、湿疹，这些都是湿热病证。这五味药，在临床治疗湿热病证上，略有不同。黄芩、黄连、黄柏，临床应用比较广泛，上面所讲的一些病证中都可以应用。龙胆草、苦参，虽然一般也可以配合应用，但是湿温病用得比较少。另外，黄芩、黄连、黄柏还有泻火解毒的作用，可以治疗热病、高热、神昏谵语；另外，泻火解毒还可以治疗热毒的疮疡。除此以外，黄芩还能够止血安胎。黄柏还能够退虚热。对于这三味药，我们一般认为黄芩清上焦热，黄连清中焦热，黄柏清下焦热。这是因为黄芩还有清肺火的作用，可以治疗肺热咳嗽。黄连有清心火、清胃火的作用，可以治疗烦躁和呕吐。黄柏主要有退虚热的作用。所以，这三者之间还有这样的区别。

龙胆草一方面能清热燥湿，另一方面还有泻肝火的作用，这是一个很重要的功效，它的功效很好。龙胆草可以治疗热病惊厥、肝火的头疼目赤、心热疼痛、耳聋。苦参，除了清热燥湿之外，还能够祛风杀虫，可以治疗皮肤瘙痒、顽癣；它还有利尿作用，可以治疗小便淋痛，常常可配伍应用。这是清热燥湿药。

下面就是清热解毒药，先介绍四味药物金银花、连翘、蒲公英、地丁。这四味药都能够治疗热毒疮疡，也是治疗热毒疮疡常用的药物。但是，金银花和连翘除了治疗疮疡以外，还有一些透发作用，常常用来治疗温病初期的病症。金银花还能够治疗血痢。连翘在清热解毒方面善于消痈散结，可以治疗瘰疬、疮疡。连翘还有清心火的作用。如果心火旺，烦躁不安，那连翘也是比较好的选择。蒲公英和地丁也能治疗热毒疮疡，但是这两味药有各自的特点。乳痈肿痛就是乳腺炎初期，肿痛得很厉害，蒲公英治疗乳痈肿痛疗效显著，因为它入肝经。地丁治疗疮疡，特别善于治疗疔疮肿痛。疔疮肿痛，包括头面部的、手指部分的，对于这方面的疔疮肿痛，地丁疗效比较显著。除此以外，蒲公英还能利湿，这个利湿带有一定的清热作用。所以，它可以治疗黄疸，治疗热淋。地丁还可以治疗毒蛇咬伤，既可以内服，又可以外用。

大青叶、青黛、牛黄、鱼腥草，这四味药也是清热解毒的，也能够治疗热毒疮疡，但是各有不同。大青叶善于治疗丹毒；青黛主要作为外用药；牛黄主要用来治疗咽喉肿痛，也可治疗疮疡肿痛；鱼腥草主要用于治疗肺痈。肺痈是内脏的疮疡，咳出脓血。鱼腥草对肺痈治疗效果较好。至于其他作用，大青叶又能够凉血消斑，治疗热病血热和斑疹。青黛凉血散肿，可以治疗疮疡肿痛，常外用。但是内服行不行？内服也行。它有息肝火的作用，特别是治疗肝火犯肺，临床用得较多。牛黄，又能够息风止痉、化痰开窍，常常用于高热病证，治疗高热时出现的手足抽搐、神志昏迷。牛黄是一个非常重要的名贵中药。鱼腥草，清热解毒、排脓，前文提及其善于治疗肺痈，同时它还可以治疗肺热咳嗽；另外，它又能利尿，治疗热淋的病证。这是两类主要用来治疗热毒疮疡的清热解毒药。

败酱草、白花蛇舌草，都能清热解毒、消痈。它们的清热解毒、消痈对各种疮疡肿痛都有效，但是主要用在治疗肠痈病证。这两种药是治疗肠痈的主要药物。除此以外，它们都可以治疗毒蛇咬伤。败酱草善于治疗肠痈。一般认为它用于后期肠痈较好，白花蛇舌草则都可以用。白花蛇舌草还可以祛瘀止痛，可治疗胸腹疼痛。白花蛇舌草又能够利湿，可以治疗热淋，也能治疗肿瘤，恶性的肿瘤。它可以治疗消化道的肿瘤。针对胃癌、食管癌、直肠癌这类肿瘤，白花蛇舌草治疗效果较好，但不是单味药使用，要进行配伍应用才能取到效果。

射干、山豆根，都能够清热解毒、利咽，着重治疗咽喉肿痛。这两味药是治疗咽喉肿痛常用的重要药物。射干又能祛痰，可以治疗咳嗽气喘，或者咽喉里面有痰、有痰鸣声的，可以配合麻黄同用。山豆根，又能够散肿止痛，可以治疗疮疡，但是用得很少。至于它治疗湿热黄疸，也属配伍应用，不做为主药。

白头翁、秦皮，清热解毒止痢。从止痢两个字看，我们可以知道，这两个药着重治疗痢疾以及痢疾腹痛。无论是热毒的痢疾还是湿热的痢疾，都可以应用这两味药。白头翁还有凉血的作用，所以也适用于血痢。白头翁除了止痢以外，还能够治疗温热。这是古代文献上记载的，也要通过临床实践来加强证实。秦皮还能够清肝明目，可以治疗目赤肿痛。

到此，我们介绍了所有的清热解毒药。

接下来，就是清虚热药。清虚热药有五味：青蒿、白薇、银柴胡、胡黄连、地骨皮。前面四味药的功效就是退虚热，后面的地骨皮能凉血退蒸。退蒸也就是退虚热。骨蒸潮热就是虚热。所以，这几味药虽然功效看上去不一样，实际上都是退虚热的。青蒿除了能退虚热以外，还能够解暑。这个解暑就是解除暑热。夏天发烧，青蒿有退烧、退暑热的作用。青蒿还能截疟，就是治疗疟疾。近年来发现青蒿里的青蒿素能治疗疟疾，效果显著。但是我们中医在《肘后方》里就有其治疗疟疾的记载了。所以，中医是个伟大的宝库，这确实是的。文献里面早就记载了，就是有的时候我们没有发现，现在把它拿出来研究了，确实有很多的药物是这样的。当然青蒿素是最典型的一个例子。白薇退虚热又能够清热凉血。这个清热凉血，不是治疗血热妄行，而是治疗温热病，热入营血，热久不退。热入营血之后，低热长久不退，实际上还是属于虚热的病证。所以，这个清热凉血不是止血。白薇还能够清肺热，治疗肺热咳嗽，还能利水通淋、解毒疗疮。这两个方面我们一般应用得比较少。

银柴胡能退虚热、清疳热。清疳热又叫清解疳疾发热。疳热就是小儿疳病发热。所谓疳病发热，就是胃口不好、人消瘦、一直发热，相当于现在消化不良性的发热，或者是儿童患肺结核以后的持续发热。银柴胡着重在退虚热，既可以退成人的虚热，也可以退小儿疳热。

胡黄连就不一样了。它既能够退虚热、除疳热，还能够清湿热。除疳热和银柴胡是一样的，两者可以配伍应用。但是胡黄连还有清湿热的作用，有清热燥湿的功效。它治疗的湿热病证适用范围还是广泛的。所以，黄连不足的时候，也可以用胡黄连来代替。至于地骨皮，凉血退蒸，可治疗虚热病证，又能够清泻肺热，治疗肺热的咳喘，还能够治疗消渴。

上面五味药，我们可以看出青蒿、白薇、胡黄连、地骨皮，这四味药既能够清虚热，又能够清实热的。只有银柴胡一味药，它主要用于退虚热。前面几味药，也是既能清虚热又能清实热的：知母清热泻火，又能够滋阴退蒸；黄柏，既能够清热燥湿、泻火解毒，又能够清虚热；牡丹皮，既能够清热凉血，又能够退虚热。所以，知母、黄柏、牡丹皮，也是常常用来清退虚热的。

三、泻下药

泻下药的主要作用就是通利大便，引起腹泻，可以使大便次数增加，排除身体里的水分。由于泻下药的药性不一样，又可以分为攻下、润下、峻下逐水三类。

现在先介绍攻下药。大黄、芒硝这两味中药都是攻下药，"攻下"说明通便作用比较强，主要用来治疗大便闭急的病证。两者都有泻下作用，而大黄泻下攻急，芒硝泻下软坚，略有差别。大黄的泻下攻急主要用于食积停滞、大便闭结，还能够治疗食积停滞造成的里急后重。虽然芒硝也能治疗大便闭结，但它是通过软坚而达到泻下作用的。所以，服用芒硝攻下，需要多喝水，使得大肠中的水分充足，软化大肠中坚硬的粪便而后通下。两者有所不同。大黄除了通便作用以外，功效较多，还能够清热泻火解毒、活血祛瘀、清泻湿热。清热泻火解毒，可以治疗热毒疮疡、水火烫伤。水火烫伤大黄外敷应用，碾粉后外敷。活血祛瘀可以治疗各种瘀血阻滞的病证。这个适应范围很广，比如血瘀的月经闭止，跌打损伤，癥瘕结聚等。大黄还能够清泻湿热，治疗湿热黄疸、湿热淋痛。芒硝也能够清热，这个清热实际上有消肿的作用，主要是外用。芒硝外用治疗咽喉肿痛、口舌生疮，制成吹口的药物，碾成粉质，吹口，配合朱砂、冰片、硼砂这类药物应用。芒硝单味应用还可以敷乳痈。乳痈初期用芒硝敷在局部，可以起到消散作用。这是两味攻下药。

下面就是润下药，火麻仁、郁李仁。这两味药都是润肠通便的。润下药的主治病证是肠燥便秘，因大肠津液不足，引起的大便闭结。所以，二者滋润大肠、通利大便。这两味药都是果仁类药物。果仁含油，所以两味药物都能够润肠通便。火麻仁作用比较缓和，郁李仁作用比较强烈，所以火麻仁不会导致严重的泄泻，而郁李仁，通便作用明显，并且通便前可能会产生腹痛。在应用郁李仁的时候应该要告诉患者，使他不要太惊慌。郁李仁通便作用很好，又能够利小便，具有利水消肿的作用，可以治疗水肿脚气。

大戟、芫花、牵牛子，这三味药都有泻水作用。泻水，主要是峻下逐水。服这几味药，会导致大便次数比较多，泄得比较厉害，甚至导致水泻。所以一般情况，应当慎重使用。它们泻下的力量比较强，但是如果症状比较明显，必须要用的话，还是应该使用的。大戟、芫花泻水，可治疗水肿、腹水。牵牛子泻下逐水也可以治疗水肿、腹水。但是为什么大戟和芫花又添了"逐饮"呢？饮，就是痰饮。饮是稀薄的痰。所以，它们又可以治疗胸胁积液，即胸胁部位的水饮。对于胸胁积液，它们有攻逐水饮的作用。这三味药峻下逐水的作用是比较强烈的。一般体质虚的患者，我们尽量少用。大戟又能够消肿散结，既能够内服，又能够外用。芫花又能够祛痰止咳，根据功效可以认识到，该药主要治疗痰多咳嗽。芫花还能外用，可以杀虫疗疮，治疗头疮顽癣等病证。牵牛子除了峻下逐水以外，还能够去除食积，通利大便，治疗食积停滞、大便闭结；杀虫可以治疗虫积腹痛。这就是泻下药。

四、祛风湿药

祛风湿药是祛除风湿、解除痹痛的药物。所谓痹痛，就是关节疼痛。祛风湿药就是治疗因为受了风湿而出现关节疼痛病证的一类药物。

祛风湿药比较多，药性也各有不同。先介绍独活和防己。这两味药都能够祛风湿止痛，治疗风湿痹痛。但是独活有两个特点。其一，主要用于下半身的风湿痹痛。与前文提及的羌活正好相反，羌活善于治疗上半身的风湿痹痛，而独活善于治疗下半身的风湿痹痛。所以，如果全身的风湿痹痛，羌活和独活是常常配伍应用的。其二，止痛。独活还能够治疗头痛，主要用于少阴头痛。除此以外，独活还能解表，可以治疗风寒表证夹有湿邪。防己又能够利水，治疗水肿脚气。对于防己，我想也要说明一下。我们临床应用的有木防己和汉防己两种。一般认为木防己祛风湿的力量比较好，汉防己利水消肿的作用比较好。

接下来，秦艽、臭梧桐、五加皮、桑寄生，这几味药都能够祛风湿。秦艽，祛风湿、舒经络，常用于治疗风湿痹痛、经络不利。臭梧桐，祛风湿的作用也比较好。五加皮祛风湿、强筋骨，常用于风湿痹痛日久，出现筋骨萎弱的病证。桑寄生也有祛风湿、强筋骨的作用。这两个药物在祛风湿、强筋骨方面，效果基本是一致的。但是，桑寄生可以强筋骨，还有补肝肾的作用。五加皮可以治疗风湿痹痛日久、筋骨萎弱，也是治疗肝肾不足导致筋骨痿软的常用药。秦艽又能够清虚热，这个清虚热常常配合鳖甲同用；此外，还能够利湿退黄，治疗黄疸。臭梧桐，又能够降血压，但需要碾成粉吞服才有效，不能够煎汤服用。为什么呢？因为高温情况下，臭梧桐就失去了降血压的作用，所以，一般是不用煎服的。五加皮又能够利水，治疗水肿。桑寄生还能够安胎，常常用于胎动不安的病证。

蚕沙、松节、木瓜，先介绍前两种。蚕沙祛风除湿，松节祛风燥湿，实际上二者都可以祛风湿。这两味药都是比较温燥的，所以能祛除风湿，治疗风湿痹痛。木瓜祛风湿的作用较弱，但是可以舒筋活络，所以也可以治疗风湿痹痛、经络不利。

蚕沙，还能够和胃化湿，主要是治疗大吐大泄后出现的转筋症状。转筋就是小腿的肌肉，腓肠肌紧张，大吐大泄之后出现失水，出现痉挛，就可以应用蚕沙。蚕沙和木瓜的化湿和胃，实际上是一致的。木瓜的化湿和胃作用也是治疗吐泻转筋的。木瓜还有去湿的作用。松节还能止痛，常常用于跌打损伤，但我们用得较少。

接下来是络石藤、白花蛇，它们都是祛风通络的药物。这两种药偏于通利筋络，是治疗风湿痹痛、筋络不利的常用药。络石藤还能够凉血消肿，治疗疮疡肿痛、喉痹。白花蛇又能定惊，治疗急慢惊风、破伤风。

徐长卿、虎骨，都是祛风止痛的。徐长卿的止痛作用是明显的，不仅能治疗风湿痹痛，还能够治疗脘腹的疼痛、跌打的伤痛，以及牙痛。徐长卿还是止痒的药物，有祛风止痒的功能，对于皮肤瘙痒，无论是风疹、湿疹、顽癣，都有很好的治疗效果。虎骨，虽然是祛风止痛药，但是实际上它止痛的力量不明显。其关键作用在于强健筋骨，治疗筋骨痿弱。无论是风湿痹痛日久、筋骨不利，还是由于老年人体质亏损导致的筋骨萎弱、步履无力，虎骨都是一个非常好用的药。对于治疗前者，可配合木瓜使用。

祛风湿药着重在祛风湿，但是也有祛风湿和祛风通络、祛风止痛的一些差别。大家可以分析一下。

第三讲　芳香化湿药、利水渗湿药、温里药

内容提要

本讲首先简要介绍芳香化湿药的含义、功效和主治病证，比较了相似药物的基本功效与临床应用的异同点。

其次介绍利水渗湿药的含义、功效和主治病证，分别介绍了利水渗湿、利水通淋、利水消肿、利湿退黄四类药物的基本功效与临床应用，比较了相似药物的基本功效与临床应用的异同点。

最后介绍温里药的含义、功效和主治病证，比较了相似药物的基本功效与临床应用的异同点。

一、芳香化湿药

芳香化湿药，它的气味都是比较香的，能够化除湿邪，所以叫芳香化湿药。化湿主要是治疗脾湿病证，也就是湿困脾胃的一些病证。湿邪侵犯了脾胃，可以出现纳呆，不想吃东西，胸脘痞满、胀闷这些症状。这些症状主要是湿滞中焦引起的，而这类药物就有化湿行气醒脾的作用。

芳香化湿药主要有五种：藿香、砂仁、白豆蔻、苍术和厚朴。藿香，化除湿邪，兼有醒脾作用，可以治疗湿阻脾胃的食积、纳呆，不想吃东西，腹泻呕吐也可以用，还能够解暑。对暑湿导致的呕吐泄泻，该药效果较好。至于止呕，实际上就是醒脾以后的结果。砂仁、白豆蔻除了化湿作用以外，还有行气的作用，所以对于食滞以后出现脘腹胀闷，出现气滞的症状，特别适合。砂仁，又能够温中安胎。白豆蔻，又能够温中止呕。我们一般如此区分这两味药：砂仁善于治疗中、下二焦的寒湿气滞，白豆蔻善于治疗中、上二焦的寒湿气滞。苍术和厚朴，前者燥湿健脾，

后者行气燥湿消积。这两味药都有燥湿的作用。燥湿的药药性比较强烈，容易伤阴，所以称为燥湿。苍术，燥湿健脾，除去湿邪以后恢复脾运，所以，它一般治疗寒湿停聚的病证及寒湿泄泻、寒湿带下等。厚朴行气燥湿、消积，燥湿兼有健脾作用，但是它也善于行气，善于消气，所以，对于食积、气滞或者是湿阻脾胃气滞都有较好效果。苍术又能够祛风湿，治疗风湿痹痛，还能够明目。这个明目主要是治疗夜盲证，但是在应用方法上特别要注意。因为苍术比较温燥，容易伤阴。所以，我们平常应用苍术，主要用炙苍术，炙过的苍术，减少了温燥之性。但是用于明目方面呢？一定要生用。因为夜盲证主要是缺少了维生素，炙过以后，破坏了苍术的维生素，所以，一定要生用，生用才不会破坏有效成分。厚朴又能平喘，治疗咳嗽、气喘、痰多的病证，不过一定要配合其他药物使用。这就是芳香化湿药。

二、利水渗湿药

利水渗湿药的主要作用是通利水道、渗泄水湿。利水，就是利小便。渗湿，就是渗除水湿，使得身体里面多余的水分、多余的湿邪能够通过小便排除掉。所以这类药物，实际上就是利水药。利水和渗湿，两者有什么差别呢？利水的作用比较明显，可以看得出小便量明显增多了。渗湿的作用则比较弱，不容易看出，但是会缓慢地消除湿邪。对于利水渗湿药，我们一般分为利水渗湿、利水通淋、利水消肿、利湿退黄四类。

茯苓、猪苓、泽泻、薏苡仁，这四味药共同的功效都是利水渗湿，可以治疗小便不利。小便不通畅，或者没有小便，可以通过利水治疗。这四味还能治疗水肿，通过利水来消除水肿。前文提到，利水与渗湿有程度的差别，为何此处又放在一起？因为这些药物，用量大了就有利水作用，用量小了就是渗湿作用。所以，它们既能利水，又能渗湿。茯苓和薏苡仁，还有健脾的作用，可以治疗脾虚泄泻，脾虚带下。这方面两药相同。茯苓又能安神，治疗心悸失眠的病证。薏苡仁又能除痹。除痹，就是治疗痹痛。薏苡仁治痹的作用也是很好的。对于痹痛，特别是肌肉方面的疼痛，它有很好的作用；还能够清热排脓，主要用于肠痈、肺痈，需要配伍应用。猪苓效果单一，利水作用比较好。泽泻，利水渗湿泻热，通过利水，排除身体里的热邪。所以，泽泻的泻热，实际上还是利水作用，利水以后，能排出水湿，泻除热邪。四个药物中，要注意茯苓和薏苡仁的功效。

车前子、滑石、木通，是利水通淋的，可以治疗小便淋痛。因为这几个药药性都是寒凉的，一般主治热淋。所谓热淋就是尿频、尿急、尿痛而有炽热的感觉，或者身上发热。但是，除了利水通淋以外，这三味药的利水作用也是比较好的，所以，对于水肿的病证、小便不利的病证，也非常有效。

车前子又能止泻，止泻可以治疗泄泻。我们常说"利小便以实大便"，所以可以用利水的药来治疗大便泄泻，车前子就是一个具体的例子。车前子还有清肝的作用，清肝火明目，治疗目赤肿痛；还可以清肺热，化痰饮，可以治疗肺热的咳嗽痰多。根据功效很快就可以知道它的主治病证。

滑石，又能够清解暑热。暑天发热，滑石有清解的作用。清热收湿，滑石主要是外用，治疗湿疹、痱子这些病证，可以碾成粉外用。

木通，又能泻热，主要是清心火，可用于热性病出现心烦、口舌生疮；还可通下乳汁，治疗妇女产后乳汁不通。木通是一味非常常用的通乳汁药。木通还能通血脉，利湿热，治疗湿热痹痛。使用木通这味药，特别要注意什么问题呢？用量不能太大。用量太大，会造成肾功能衰竭，所以用量不能太大。

金钱草、海金沙、萹蓄、瞿麦、冬葵子也是利水通淋的。此处的利水通淋与上三味药有何不同？金钱草、海金沙，除了治疗热淋以外，还能够治疗石淋。所谓石淋，就是小便中有沙石，也就是现在的尿路结石。金钱草是治疗尿路结石的一个很重要的药物。海金沙也有治疗尿路结石的作用。金钱草不仅仅治疗尿路结石，对于胆结石也非常有效，但是用量要大一些。

萹蓄、瞿麦、冬葵子，也是主要治疗热淋。它们着重在于治疗小便淋痛的病证。所以，对于小便不利、水肿，这五味药都运用较少，不像车前子、滑石、木通，应用范围比较广泛。

金钱草又能够除湿退黄，治疗黄疸；解毒消肿，治疗疮疡肿痛、毒蛇咬伤。海金沙的作用比较单一，没有其他的作用。萹蓄，还能够杀虫，治疗虫积腹痛，治疗虫积腹痛可以配合其他药物；还有止痒的功效，治疗湿疹、皮肤瘙痒。瞿麦又能够活血通经，常常与其他的活血药同用，但它主要的功效还是利水通淋。冬葵子，又能下乳，就是通下乳汁；润肠通便，治疗肠燥便秘。

利水渗湿药最后还有两味。一味是萆薢，它的功效是利水浊。利水浊实际上就是有利水的作用，而且有渗湿的作用。利水浊的作用主要是治疗膏淋。所谓膏淋，就是小便浑浊，像脂膏一样。萆薢是治疗该病的主要药物。萆薢还能祛风湿，治疗风湿痹痛。对于萆薢，我们临床上有两种，一种叫川萆薢，一种叫粉萆薢。去除风湿，以川萆薢为主；利湿浊、止膏淋，以粉萆薢为主。另一味是茵陈蒿，能清利湿热、退黄疸。茵陈蒿是中医治疗湿热黄疸最为重要的一味药物。临床上遇到湿热黄疸，是必须要用茵陈蒿的，是一味特效的药物。该药外用又能治湿疮瘙痒，不过我们运用得较少。它的利小便作用不是最明显的，退黄疸的作用则非常好。

利水渗湿药介绍完了。利水渗湿里面不是还有利水消肿吗？利水消肿，上面讲了，茯苓、猪苓、泽泻、薏苡仁都有消肿作用，车前子、滑石、木通也有利水消肿作用，专用于利水消肿的有冬瓜皮、葫芦壳、玉米须，这些药物大家看讲义就可以知道了。

三、温里药

温里药，具有温热的药性，能够祛除里寒病证。所谓里寒病证，就是寒邪在里，包括四个方面：第一方面，阴寒里盛，亡阳暴脱；第二方面，脾胃虚寒；第三方面，肝经虚寒；第四方面，肺经虚寒。对于这些里寒病证，温里药都可以治疗。但是，不是每味药都对这四个方面有效。

附子、干姜、肉桂的功效如下：附子和干姜能够回阳救逆；附子和肉桂能够补火助阳。回阳救逆实际上是祛除里寒，治疗亡阳暴脱的。附子和肉桂补火助阳，实际上是温补肾阳的。这是两个作用治疗两个病证。附子除了这两个作用之外，还能够散寒止痛，治疗寒湿痹痛。干姜，除了回阳救逆之外，还能够温中。温中就是温暖脾胃，治疗胃寒的呕吐、胃脘腹的疼痛。该药还能温肺化饮，治疗寒饮的咳嗽气喘。肉桂，除了补火助阳以外还能散寒止痛。肉桂的散寒止痛和附子的散寒止痛主治病证不一样。附子散寒止痛主要治疗寒湿痹痛，而肉桂的散寒止痛主要是治疗脘腹冷痛。肉桂还能温通经脉，可以治疗经闭、痛经等病证。

吴茱萸、细辛，散寒止痛。虽然都是散寒止痛，主治方面也不一样。吴茱萸可以治疗脘腹冷痛、寒疝腹痛，还有厥阴头痛；而细辛可以治疗风湿痹痛、牙痛、少阴头痛。此二药虽然功效一样，主治病证还是有差异的。吴茱萸还能够疏肝下气、燥湿、引火下行。疏肝下气可以治疗呕吐吞酸的病证；燥湿可以治疗脚气肿痛；引火下行主要外用，碾成粉敷在涌泉穴，可以治疗口舌生疮。外用是中医的一个特色疗法，常常能达到治疗效果。细辛还能祛风，治疗风湿痹痛；还能够治疗风寒表证；温肺化饮，可以治疗寒饮咳喘；宣通鼻窍，治疗鼻炎鼻塞。实际上，细辛治疗口舌生疮的原理和吴茱萸一样，也是通过引火下行的作用，也是外敷，敷在脚心，起到引火下行的作用。

荜茇、高良姜温中止痛，可治疗脘腹冷痛。这两个药的温性也是比较强的，重点是在于温中止痛。荜茇，又能治牙痛。这个作用需要外用，和其他药配伍，点在牙齿上面。高良姜，作用比较单一。丁香温中降逆，温暖脾胃之后，可以治疗呕吐、呕逆；又能够温肾助阳，能够治疗阳痿，但要配伍其他温肾补阳药才能够达到效果。小茴香驱寒止痛，以治疗寒疝腹痛为主。小茴香是治疗寒疝腹痛重要的常用药；又能够理气和胃，治疗胃寒的呕吐；至于它治疗寒证腹痛，主要是外用的。对于受寒引起的腹痛，把小茴香炒热之后，用布包裹，趁热敷于腹部，也有很好的止痛作用。

对于温里药，回阳救逆是明确的，温中散寒也是明确的。温经疏肝有小茴香。温肺化饮有两味药，一味药是干姜，一味药是细辛。因为这两味药分开了，所以请大家单独记忆。

第四讲　安神药、平肝息风药、补虚药

内容提要

本讲首先介绍安神药的含义、功效和主治病证，分别介绍了重镇安神药、养心安神药的基本功效与临床应用，比较了相似药物的基本功效与临床应用的异同点。

其次介绍平肝息风药的含义、功效和主治病证，比较了相似药物的基本功效与临床应用的异同点。

最后介绍补虚药的含义、功效和主治病证，分别介绍了补气药、补阳药、补血药、补阴药的基本功效与临床应用，比较了相似药物的基本功效与临床应用的异同点。

一、安神药

安神药的功能是安定神志，可以治疗神志不安的病证。神志不安包括心悸怔忡、失眠、多梦、烦躁不安这样一些病证。这些病证都可以用安神药来治疗。安神药基本上可以分为两类：一类主要是矿石和化石药物，因为它们质地比较沉重，所以我们一般称之为重镇安神药；另外一类，主要是植物类的药，其中有一些药物具有养心的作用，所以一般称为养心安神药。

现在我们先来看一看重镇安神药，朱砂、磁石、龙骨、琥珀。朱砂，镇心安神；磁石，潜阳安神；龙骨，镇静安神；琥珀，定惊安神。这些药都有安神的作用。这些都属于矿石药和化石药，所以都是重镇安神的。

磁石是潜阳安神的。所谓潜阳安神，说明它有一点养阴的作用，对于神志不安、失眠、心悸、烦躁，都可以用。朱砂，又能清热解毒，可以治疗疮疡肿痛、咽喉肿痛、口舌生疮，不过主要是外用的。磁石又能够聪耳明目。聪耳，可以治疗耳鸣耳聋；明目，可以治疗眼目昏花。这些都是肝肾不足引起的，说明磁石有一点点益肝肾的作用。此外，磁石还能纳气平喘，治疗肾虚不足而出现的气喘病证。

龙骨又能够平肝潜阳，治疗肝阳上亢；还能够收敛固涩，可以治疗虚汗、遗精、带下；外用还能够吸湿敛疮，治疗湿疹、疮疡溃破。龙骨，我们临床上有两种用法：一种是生用，生用的龙骨主要能安神平肝；另外一种是煅龙骨，主要作用是收敛固涩。

琥珀又能够活血散瘀，可以治疗月经闭止；利尿通淋，可以治疗小便淋痛，尤其善于治疗血淋。这些就是重镇安神药。

酸枣仁、柏子仁养心安神，具有养心的作用，可以治疗失眠、心悸、健忘。酸枣仁又能敛汗，柏子仁又能润肠通便。

远志，宁心安神。它有安定心神的作用，却没有养心的作用。远志又能够祛痰开窍，可以治疗痰迷神志昏迷，还有痰多、咳嗽气喘。另外，远志还能消痈肿，既能够内服又能够外用。

合欢皮，安神解郁。实际上是解郁安神，能够解除郁闷、安定神志。现在临床上，合欢皮常常和夜交藤同用，应用范围比较广。此外，合欢皮又能够活血消肿，主治跌扑伤痛、痈疡肿痛。安神药主要就是以上两个方面。

二、平肝息风药

平肝息风药包括平肝和息风两个方面。平肝就是平降肝阳，治疗肝阳上亢。息风就是止息内风，治疗肝风内动。这两个是不同的病证，但是，因为都是肝的病变，而且，有些药既能平肝又能息风，所以就合在一章介绍了。我们先介绍既能平肝，又能息风的药。

羚羊角，平肝息风。就是说，它既能平肝又能息风。钩藤、天麻，息风止痉。钩藤又能够清热平肝，天麻又能够平肝潜阳，可见钩藤也能平肝，天麻也能平肝，就是说这两味药也是既能平肝，又能息风的。

羚羊角平肝息风的作用比较强，又能够清肝明目，治疗目赤肿痛，还能够清热解毒。这个清热解毒，主要是指治疗高热、神志昏迷。

钩藤和天麻，虽然平肝息风的作用不如羚羊角，但是它们的功效也是比较好的，肝阳上亢、肝风内动都可以配合应用。应用钩藤，需要后下。天麻还有祛风湿、止痹痛的作用，治疗风湿痹痛，天麻也可以配合应用。

全蝎、蜈蚣、白僵蚕，息风止痉，可以治疗肝风内动之抽搐，还可以治疗急慢惊风。这三味药，主要都是息风止痉，而没有平肝作用，用的时候，主要取其息风止痉之效。全蝎、蜈蚣，息风止痉的作用比较强。脑出血后遗症患者的抽筋，全蝎、蜈蚣都是常用的。白僵蚕有一定的息风止痉作用，可以配合应用。

全蝎、蜈蚣又都是能够解毒散结、通络止痛的。解毒散结治疗疮疡瘰疬；通络止痛，可以治疗头痛、背痛。一般认为全蝎、蜈蚣的通络止痛作用，都是比较显著的。其他效果不明显的止痛药，加了全蝎、蜈蚣，效果就比较好了。白僵蚕又能够祛风止痛，这个止痛主要治疗头痛、牙痛、咽喉疼痛。在治疗咽喉疼痛方面，白僵蚕效果比较好；又能解毒散结；也能够治疗疮疡、瘰疬；还能祛风止痒，可以治疗风疹瘙痒。

石决明、牡蛎、代赭石，平肝潜阳。刺蒺藜，平肝。这些药物，都具有平肝作用，可以治疗肝阳上亢的病证，但是，没有祛风的功效。石决明又能够清热明目，可以治疗目赤肿痛。牡蛎，又能够软坚散结，治疗瘰疬、痰核；还可以收敛固涩，可以治疗虚汗、遗精、带下；此外，还有制酸、止痛的作用。牡蛎这味药，在临床上常常和龙骨配伍应用，因为牡蛎和龙骨有两个作用是完全相同的。第一个作用是平肝潜阳，第二个作用就是收敛固涩。当然，牡蛎也有它自己的功效，有软坚散结的作用，制酸止痛的作用，这是龙骨没有的。龙骨，可生用和煅用；牡蛎也需要分生牡蛎和煅牡蛎。生牡蛎主要是平肝潜阳、软坚散结，煅牡蛎则是收敛固涩。代赭石，又能降逆，治疗嗳气、呕吐，这方面常常配合旋覆花这味药。另外，代赭石还有止血作用，可以治疗吐血、衄血、崩漏。刺蒺藜，平肝，可以治疗肝阳上亢；疏肝，可以治疗胸胁疼痛；祛风明目，可以治疗目赤肿痛，特别是可以治疗迎风流泪（风吹了以后，眼泪随即流下来）。刺蒺藜还具有祛风止痒的作用，可以治疗皮肤瘙痒的病证。这样，我们就把平肝息风药介绍完了。

三、补虚药

补虚药，就是补益人体虚损不足的药物，可以增强人体的机能，提高抗免疫能力，消除虚弱症状。因为人体的虚弱不一样，所以补益的方面也不同。一般来说，虚证可以从两个方面来分析。第一种，以脏腑来区分，比如肾虚、脾虚、肺虚。另一种，从气、血、阴、阳来区分。我们的讲义是根据气虚、血虚、阴虚、阳虚来进行归类的，分成补气药、补血药、补阴药、补阳药四个小类。那么，脏腑补益怎么办呢？实际上，补气、补血、补阴、补阳是和补益脏腑有密切关系的。我们说，补气包括补肺、补脾。补血包括补心、补肝。补阳包括补肾，当然这里面还有肺肾不足、脾肾不足、肝肾不足，都附在里面。补阴包括补肺阴、补胃阴、补肝阴、补肾阴，当然，也包括肝肾不足这方面的一些药物。所以，补益药本身的功能很重要，而它的分类有时比较复杂，药物的数量也比较多。我们只能逐项记忆。

先介绍补气药。第一味，人参，大补元气。这个大补元气，就是说它补气的作用非常强，所以主要治疗气虚暴脱，因大量损耗气分，造成的虚脱病证。但是，人参又可以补肺益脾，就是补脾气、益肺气，所以，一般的肺脾气虚也可用。大补元气的时候，用量必须要大。对于补脾益肺，少一点也可以。此外，它还能生津止渴，可以治疗津少口渴；安神益智，可以治疗失眠、多梦、健忘。这就是一般的作用了。

党参、甘草、大枣，补中益气。补中益气主要是治疗气虚的。党参以补气为主，又能生津养血，能治疗津少血虚，需要配伍应用。甘草，它的作用比较广泛，能够润肺止咳，治疗肺燥的咳嗽；能清热解毒，可以治疗热毒疮疡，咽喉疼痛，还有解药物的毒；缓急止痛可以治疗脘腹、四肢挛痛。甘草还能缓和药性，就是配伍其他药物应用的时候，对有些药物的药性起到缓和作用。例如，甘草配合大黄、配合附子，就可以使得它们的药性得到缓和。甘草补中益气，应该要蜜炙以后应用；至于清热解毒、润肺止咳，这些方面用生甘草就可以了。大枣，还能够养血安神，治疗脏躁证。脏躁证就是烦躁不安，或喜或怒或哭，这种病证是心神不安。大枣可以配合甘草、小麦这类药物使用。大枣的缓和药性，主要是缓和葶苈子，或者是配伍芫花、甘遂、大戟应用，可以有补脾的作用，防止这些药物损伤脾胃。还能够调和营卫，不过要和生姜同用才能够起到这样的效果。

西洋参、黄芪、白术，也都能补气，都能够治疗气虚病证。但是，西洋参补气养阴，说明西洋参可以治疗气阴两虚的病证。黄芪补气升阳，说明黄芪既能补气，又能够升举阳气，可以治疗阳气下陷的阴挺、脱肛等病证。白术补气健脾。白术主要是健脾的，可以治疗脾虚泄泻。如果白术配伍党参、黄芪这类药物，也可以达到补气的作用。这是三者在补气方面相同的地方，它们又有不同的地方。西洋参又能清火生津，治疗虚火的津少口渴，治疗肠热便秘，这都需要配合应用。黄芪，又能益卫固表，主要是治疗表虚自汗；利水退肿，可以治疗水肿。除此以外，黄芪还能够托毒生肌，治疗外科疮疡，脓成了却不溃破，或是溃破以后一直不收敛。黄芪既能托毒，又能够生肌，但是主要适用于疮疡而体质虚弱的病证。白术又能够燥湿利水，可以治疗痰饮病证、水肿病证；还能够止汗，可以治疗自汗；安胎，治疗胎动不安。

山药，益气养阴，既能够益气，又能够养阴，这和西洋参相仿佛。山药实际上主要是健脾的，以治疗脾气虚弱为主，而它不偏于温燥，所以对阴分也有一定的滋养作用。所以它以治疗脾虚为主，又能够补益肺肾，可以治疗咳嗽、气喘、遗精、带下，但是需要配伍应用。

扁豆，健脾化湿，可以治疗脾虚泄泻、脾虚带下。对于脾虚而湿胜的病证，扁豆是比较适宜的。这就是补气的药物。

接下来介绍补阳药。补阳药主要是补肾阳。鹿茸，补肾阳。巴戟天、肉苁蓉、锁阳补肾助阳。仙茅、淫羊藿温肾壮阳。所以这几味药都是补益肾阳的。

在补肾阳方面，鹿茸的作用最强，可以治疗阳虚的怕冷、手脚冰冷，还有阳痿、妇女的崩漏，又能够益精血、强筋骨，治疗小儿行迟。小儿行迟，就是小孩子走路比正常的小孩子时间晚。鹿茸又能够治疗疮疡不敛，阴疽、下利。

巴戟天、肉苁蓉，补肾助阳，可以治疗阳痿、不孕，主要是阳虚导致的不怀孕。巴戟天又能够祛风除湿，治疗风湿痹痛。肉苁蓉和锁阳又能够润肠通便，治疗肠燥便秘。

仙茅、淫羊藿都是温肾壮阳的，用于治疗阳痿不孕、尿频等。温肾壮阳和补肾助阳有什么不同呢？补肾助阳，可以直接补肾阳，而仙茅、淫羊藿药性比较温，能够入肾经，均有壮阳，壮肾阳的作用。所以，它们的补益作用不是最明显的，而温润的作用比较显著。这两味药，都能够治疗背痛，可以祛寒除湿，或者是祛风除湿，治疗风湿痹痛。

这些药物都是补益肾阳的。下面我们要介绍几味补益肺肾的药。第一味，蛤蚧；第二味，冬虫夏草；第三味，胡桃肉；第四味，紫河车。蛤蚧，一方面助肾阳，益精血，可以治疗阳痿、腰脊酸软；另一方面，能够补肺气，治疗肺虚气喘，肺肾虚喘，可以补肺气、定喘嗽。所以，实际上蛤蚧这味药是补益肺肾的。

冬虫夏草、胡桃肉都是补肾的。冬虫夏草又能补肺止血化痰，胡桃肉又能温肺，所以也适用于肺肾不足。冬虫夏草除了这个作用以外，还可以治疗病后的体虚。病后，身体虚弱，亏损了，民间用冬虫夏草和鸭子一起炖，具有补益作用。而胡桃肉又能够润肠通便，可以治疗肠燥便秘，一般常用于产后的肠燥便秘。

紫河车，第一个作用是补精，第二个作用是补气益血，第三个作用就是补益肺肾。所以，肺肾不足的虚喘病证，紫河车有一定的补益作用。但是，紫河车又能够补益气血、补益阴阳。紫河车这味药是血肉有情之品，补益的作用比较好，不仅仅是治疗肺肾不足，治疗癫痫，也可以配合应用。上面介绍的四味药都是补益肺肾的，对于肺肾不足、虚喘的病证具有治疗作用。

下面介绍两味药，补骨脂和益智仁。补骨脂，补肾壮阳，固精缩尿，又能够温脾止泻，这说明补骨脂主要是补益脾肾的。益智仁，固肾，固精缩尿温肾，又能够温脾开胃摄涎，也是治疗脾肾虚，补益脾肾的。所以，这两味药的主要作用都是补益脾肾的。在补益脾肾方面，补骨脂可以治疗肾虚阳痿、腰膝酸痛。对于腰膝酸痛，补骨脂有一定的作用。补骨脂还能够固精缩尿，治疗遗精遗尿。温脾，补骨脂着重治疗久泻的病证。而益智仁，暖肾，主要是固精缩尿，治疗阳痿这方面就用得比较少。它的温脾，不是止泻，而是开胃摄涎，主要用于涎唾过度，因为脾虚时唾液比较多，经常流下来。所以，益智仁的两个特点，一个是以固精缩尿为主，一个是以开胃摄涎为主。

下面再介绍补益肝肾的药。补益肝肾，在补阳药里面有两种情况。一种情况，补益肝肾，既能够补肾，又能够明目，像沙苑子、菟丝子就是这样。沙苑子一方面补肾固精，另一方面养肝明目，所以它是着重于肝肾两个方面的病证。菟丝子也是，一方面补肾，有固精缩尿的作用；另一方面也有明目的作用，这个明目也是通过补肝起作用的。所以，沙苑子和菟丝子经常配伍应用。而菟丝子有补阳益阴的功效，这就说明菟丝子是阴阳平补的药物。菟丝子另外一个功效是能止泻，不过止泻的作用比较小。这是补阳药中的一类补益肝肾药。

另外一类补益肝肾药，包括杜仲、续断、狗脊。这三味药物补益肝肾，主要是治疗腰膝酸软。注意，像杜仲补肝肾、强筋骨，狗脊补肝肾、强腰膝，实际上都是指治疗腰膝酸软。这几味药经常配伍应用，治疗筋骨痿软、腰膝酸痛。杜仲又有安胎的作用，还能够降血压。续断又能够行血脉、续筋骨，治疗跌打损伤。古代医家认为续断治疗跌打损伤的效果比较好，所以命名为续断，意思是能够把断掉的骨头接续起来。狗脊，又能够祛风湿，治疗风湿痹痛；还能够温补固涩，治疗遗尿、白带多。

最后一味药，就是骨碎补。骨碎补补肾，可以治疗腰痛（肾虚腰痛），可以治疗牙齿疼痛，主要是牙齿摇动。肾虚的患者，牙齿摇动，骨碎补具有治疗作用。骨碎补还能够治疗耳聋，肾虚的耳聋；治疗久泻，肾虚的久泻。所以，骨碎补这味药物补肾的适应范围比较广，而且它补肾的作用也比较特殊。骨碎补还有第二个作用——活血续伤，治疗跌打损伤。骨碎补，骨头碎了都能够补好，可见它是治疗跌打损伤的。骨碎补还有一个作用，外用治疗斑秃。斑秃就是突然地一小块头发掉了，这主要是外用的。这就是补阳药，下面介绍补血药。

补血药里面有当归、熟地黄、阿胶。这三味药都是补血药，治疗血虚。血虚的症状常常是面色萎黄、头目眩晕。这三味药都是非常常用的补血药。

以下是它们的不同之处。当归还能活血，治疗各种瘀血阻滞病证；止痛，可以治疗痹痛、跌打损伤疼痛；润肠通便，可以治疗肠燥便秘，特别是血虚的肠燥便秘。在临床应用上，当归一般分三种：当归身、当归尾、全当归。当归身主要是补血的，当归尾主要是破血的，全当归主要是活血的。

熟地黄，它又有滋阴的作用，可以治疗阴虚潮热；补肝肾、益精血可以治疗腰脊酸软、头目眩晕、须发早白等。阿胶，既能补血，又能止血，治疗出血的病证；滋阴，可以治疗阴虚心烦的病证；润肺，可以治疗肺虚咳嗽的病证。所以，阿胶这味药物在补血方面效果很好，也有一定的止血作用。

白芍，养血敛阴。养血，就是说它补血的作用不是最明显的，而只有一定的滋养作用。敛阴，收敛阴液。白芍这味药，养血可以治疗血虚，也可以治疗月经不调。通过它的敛阴，白芍可以治疗自汗的病证，出汗则阴液有缺损，不过要配合桂枝使用，调和营卫。白芍又能够柔肝止痛，治疗肝气不舒、肝体不柔的疼痛，比如痛经、心痛，还有脘腹的挛痛。白芍还能平抑肝阳，治疗肝阳上亢。

何首乌，是补益精血的，可以治疗精血不足的头目眩晕，特别是它可以治疗须发早白。"首乌"，首就是头，吃了这个药，头发可以由白变为乌黑，所以它是治疗须发早白的。但是，治疗须发早白，不是短时间服用何首乌就会好的，服药时间要比较长，才能逐步改善，确实有功效。另外，何首乌又能截疟，主要是治疗久疟，若患病时间长身体虚弱，可以配合人参使用。何首乌还能解毒，可以治疗疮疡、瘰疬；亦可润肠通便，可以治疗肠燥便秘。对于何首乌这四个功效，一般有这样的区分用法：制首乌，主要能够补益精血、补益肝肾；而生用的首乌能够截疟、解毒、润肠通便。两者有所不同。

龙眼肉，就是桂圆肉，既能补气血，又能益心脾。龙眼肉补气血治疗气血不足，疲乏无力；又能够补益心脾，治疗心脾两虚。心脾两虚是什么样的症状呢？主要是一方面心悸失眠，另一方面脾虚不能摄血，妇女出现崩漏。对于这类情况，龙眼肉具有治疗作用。补血药我们就介绍这六味，下面就是补阴药了。

沙参和麦冬，共同的功效都是清肺养阴、益胃生津。实际上，可以用这两句话来概括这两味药：清肺胃之热，养肺胃之阴。这两味药既能够清肺胃热，又能够养肺胃阴，用于肺阴虚、肺火旺，胃阴虚、胃火旺。沙参，主要是这个功效。而麦冬又能够清心除烦，治疗心火引起的心烦失眠。麦冬还能润肠通便，治疗肠燥便秘，但是不是煎汤服用，而是泡开以后，嚼服，这样润肠通便作用就比较显著了。

黄精、百合，润肺。黄精是润肺滋阴的，百合是润肺止咳的。所以这两味药都能够润肺，都能够滋润肺阴。对于黄精，在润肺滋阴方面，我们用得比较少。它补脾益气、补肾益气这两个方面，则用得比较多。就是说脾肾两虚的病证较常用黄精。另外，黄精还能够治消渴。百合清润肺，既能清肺，又能润肺，用于肺阴虚、肺火旺的虚咳、久咳。百合除了润肺以外，还能够润心，具有清心安神的作用，治疗心火旺盛的虚烦、惊悸的病证。这就是百合和黄精的作用。

接下来是天冬、石斛、玉竹、墨旱莲四味药。这四味药，讲义中都提到滋阴，实质上滋阴的主要是天冬和玉竹，因为它们滋阴养阴的作用比较强。而石斛和墨旱莲主要起到一定的养阴作用。

天冬滋阴润燥，可以滋肾阴，又能够清肺降火，实际上也有润肺的作用，所以天冬是治疗肺肾阴虚的，又能够润肠通便。石斛，滋阴，除了主要治疗阴虚、虚热的病证，还能够养胃生津。所以它的滋阴主要是滋肾阴和胃阴，特别是胃阴，养胃阴的作用比较强。石斛还能够明目，强腰膝，这方面一般配伍应用。

玉竹，滋阴润肺，生津养胃。玉竹这味药，一方面养肺阴，一方面养胃阴，治疗肺胃的阴虚，所以玉竹可以补阴虚。该药和沙参、麦冬有相似之处。沙参、麦冬可以养肺胃之阴，但是沙参、麦冬又清肺胃之热，玉竹就没有这个功效了。

墨旱莲滋阴益肾。它滋阴的效果是不够的，但具有补益肝肾的作用。补益肝肾可以治疗肝肾不足的头目眩晕、须发早白。另外一方面，它有凉血止血的作用，可以治疗各部位的出血病证。墨旱莲这两个方面的作用，与它的配伍应用密切相关。如果是补益肝肾，墨旱莲常常与女贞子同用；如果是止血，常常配合仙鹤草使用。这在配伍上有很大的差别。

龟甲、鳖甲，滋阴潜阳。这两个药都是滋肾阴的，潜阳是潜虚阳。这两味药滋阴的力量是比较强的，而且对于阴虚阳亢的病证具有比较好的效果。龟甲又能够益肾健骨，可以治疗小儿囟迟、囟门不合。幼儿头顶的囟门，一般到1岁左右就闭合了。有一些儿童1岁以后，囟门还不闭合，这是肾虚。另外，它还可以养血补心，治疗血虚的失眠；还能够止血，治疗妇女的崩漏。

鳖甲，一方面滋阴潜阳，另一方面软坚散结。软坚散结可以治疗癥瘕、疟母。癥瘕，就是癥瘕积聚。疟母，就是疟疾日久引起的脾脏肿大。鳖甲，可以治疗癥瘕，可以治疗疟母，所以它有软坚散结的作用。

枸杞子、女贞子，这两味药都是可以补益肝肾的，都能够治疗头目眩晕。另外，两者又都能够明目，都能够治疗眼目昏花。这两个方面，两者的功效是完全一致的。枸杞子常常配合菊花，女贞子常常配合墨旱莲使用。但是，枸杞子的润肺作用、女贞子的清热作用，虽然古代医家有这些经验，我们现在临床应用得比较少。

这样我们就把补虚药全部介绍完了。

上面介绍的各种药物，都是临床上比较常用的。希望大家能够很好复习，掌握它们的性能、功效、主治以及应用方法，在此基础上进一步学习中医的方剂，以及临床各科。

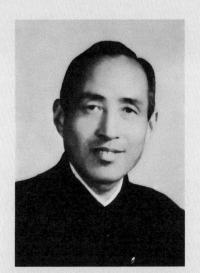

江克明简介

江克明（1921—2009），男，江苏海门人。上海中医学院副教授。20世纪30年代，江克明师从岑锡良学中医3年，40年代独立开业应诊。1956年，在上海市立第十一人民医院（现上海中医药大学附属曙光医院）工作；1958—1981年，于上海中医学院执教，任方剂教研组主任；1982—1983年，任华东疗养院中医科主任；1984年，任中医函授技术培训部副主任；1985年，受聘为上海市中医文献馆馆员；1987年，任上海中医国际康复学校副校长、上海中药制药一厂顾问、《中成药研究》顾问编辑、《杏苑》编辑室顾问；1993年，应聘为中国人民解放军南亚医院顾问。曾主编《简明方剂辞典》《补药手册》《方剂学》《抗衰老方剂词典》《抗衰老中药与食物》《敷脐疗法》《实用家庭进补问答》等十余部著作；发表学术论文170余篇。

经过多年临床，江克明认为：①祛邪易，扶正难；补气效速，补血慢；温阳效快，养阴迟。阴血的生长须要一定进程。②中医补肾法，能调和阴阳，维持平衡。药物与成方较多，有明显的针对性和足够的选择性，比激素类西药有更多的优越性。③老年人体质具有特殊性和多样性，衰老并非单纯肾虚，应该注重辨证抗衰老。治疗老年病，江老认为补肝肾是根本，健脾胃是关键，养心肺针对发病特点为三大原则。

第一讲　方剂学总论

内容提要

　　本讲主要介绍方剂学总论的内容，包括方剂学的基本概念、发展简
史，方剂与治法的关系，方剂的主症与配伍，方剂的分类等，重点介绍
方剂配伍的原则如君臣佐使，指出方剂学的学习应主要抓住三个环节，
即组成、功用、主治，分析了方剂学在中医学中的重要地位。

　　同道们，今天讲《方剂学纲要》。我曾经写过一篇文章——《怎样学好方剂学》。
这篇文章在《中医杂志》1983 年的第 1 期 62 页，大家有机会的话去找来看一遍。
下面开始讲方剂学的总论。

一、方剂学的意义

　　第一先讲方剂学的意义。这里讲两个问题。第一，什么是方剂。方，是治疗方
法。剂，是使用的制剂。第二，什么是方剂学。方剂学是研究中医怎样处方用药的
一门学问。其内容主要包括：方剂的组成、功用、适应证和组成配伍的应用。我们
介绍每个方剂的时候都要提到组成、功用、主治这三个方面。因此，特别强调一
下，要学好每一个方剂，必须抓住这三个环节。

　　第一个就是组成。所谓组成，就是这个方剂里用的是哪些药物。也就是，这个
方剂由哪些药组成。第二就是功用。功用是从哪里来的呢？功用是从方剂里所用的
中药之效加以概括得出的。功用，就相当于一种治疗方法。第三个环节就是主治，
有的也称适应证，就是具体症状。特别注意的是，我们下面讲的时候，大家都要
抓住每一个方的主要症状。这些主要症状，与上面组成里面的主要中药是互相呼应

的。所以，我在许多文章里面都强调这一点。我们要学好每一个方剂，首先要抓住它的组成、主症。

所以，方剂学的学习，主要是抓如下三个环节。第一个环节是组成，组成是方剂的主体。第二个环节是功用，功用就相当于治法。第三个环节是主治，或者叫适应证，这是临床上辨证选方的一个标志。对于每个方剂，都要抓住这三个环节，进行学习和复习，以便将来应用于临床。

二、方剂的发展

方剂发展的时间很长，有一两千年的历史。在《方剂学纲要》里，有一张简表，我这里就不详细阐述了。我只是给大家概括性地提一下，在方剂学的发展上面，需要重视两个问题：第一个是三次大搜集，第二个是三次大提高。

先讲三次大搜集。第一次大搜集是唐代的《备急千金要方》《外台秘要》。这两本书搜集了六千多方。第二次大搜集是宋代的《太平圣惠方》和《圣济总录》。这两本书搜集了两万多方。第三次大搜集是明代的《普济方》。这本书搜集了明代以前的古籍成方六万多个。那么，从这些数字上面看，三次大的搜集，成绩是很可观的。

下面是第二个问题，三次大提高。所谓提高，就是在理论的探讨上面有所提高。第一次大提高是汉代《伤寒论》《金匮要略》，其中的许多大方大法，为辨证施治奠定了基础。第二次提高是金元四大家，刘、李、张、朱，他们各自成立新的学派，各自拟定自己的新方。第三次大提高是清代，《医方集解》和《名医方论》。这两部书对古代的成方进行了许多解释，从方剂的理论角度进行阐发，促使方剂学成为一个专门的学科。

上面讲的是方剂学的发展史有三次大搜集，有三次大提高。

三、方剂与治法的关系

方与法关系很密切，我这里讲三个问题。第一，辨证立法，依法选方。从古到今的临床医家，都是这样考虑问题的。先把患者的病情仔细地加以辨证，确定治疗方法，然后依据辨证而确定的治疗方法选择适当的成方。第二，方中必有法，无法不成方。古人的成方是这样，每个成方里面都体现了一定的治疗方法，现在的医生开出的每一张方子，其中也都体现了一定的治疗方法。因此讲，方中必有法，无法不成方。第三，聚方知法，以法统方。我们在学习过程中，采用这样一个方法：把前人的方聚在一起，进行比较，可以看出这些方子体现了哪些治疗方法，然后把治疗方法当作提纲，进行一个系统性地归纳，即以法统方。

四、方剂的主症与配伍

请问一下，中医看病，为什么在处方的时候要讲究主症与配伍呢？这里面有两种情况。其一，疾病的情况比较复杂。其二，中药的性味功用很少是单一的。为什么说有这两种情况呢？举例来讲，我们所见疾病的临床表现，其症状有主要的，有次要的，即所谓"证有主次"。还有呢，一个人身上不止一种疾病，很可能有两种以上的病，也就是，病有阶段。既然病有阶段，证有主次，我们在处方的时候就要讲究主症配伍了，而不是单用一味药解决问题，这是一个原因。第二个，刚才提到，中药的性味功用很少是单一的。为什么？我们用的中药，大多生用，没有经过提纯，一味药中往往含有多种成分，仅从中医的性味功用分析，也不是单一的。比如五味子，就有五种味道，它的作用也不是单一方面的。有的药有偏性，有的药有毒性，有的药还会产生副作用。我们在处方用药的时候，为了解毒、纠偏、防止副作用，就要讲究主症配伍。为什么处方用药的时候要讲究主症配伍呢？就是针对上面这两个问题来考虑的。

下面我们介绍，主症和配伍的意义。首先，什么叫做主症？主症，是有中心，有主次，从整个方剂全面考虑的处方原则。要开好一张药方，首先要确定一个中心，就是确定一味主药。其次考虑主次，哪些症状是主要的，哪些症状是次要的，应该先解决主要的症状。那么，这个方剂就有了主药和次药。中心和主次组合起来，形成一个整体。所以，主症是有中心、有主次，从整个方剂全面考虑的处方原则。什么是配伍呢？配伍是两味以上的中药，配合在一起，具有一定选择性的用药方法。配伍就是根据上面提及的需求，解毒、纠偏、防止副作用，照顾次要症状，来选择一些适当的配伍药物。所以，配伍是具有一定选择性的用药方法。

下面讲方剂的组成原则。组成原则是什么呢？就是我们大家在学中基的时候，学《内经》的时候，已经提到过的，就是君、臣、佐、使。君、臣、佐、使这四个字就是组成原则，也可以说是我们的处方原则。先简单地说明一下，君、臣、佐、使，是古代的政治体制。君是一国之主，君王；臣是宰相；佐是武将；使就是一般的大使人员。古代的医家，把政治体制运用到医学方面，作为处方的原则。下面我们就把君、臣、佐、使这四个字的含义与处方用药的逻辑相联系。君，是一个方剂里面的主药。这味君药，针对主要的症状和发病的原因，作为这个方的最主要的部分。可以讲，君药就是主药。主药有三种含义。第一，是针对主要症状的。第二，针对发病原因的。第三，是解决主要矛盾的。这是君药的含义。第二，是臣。臣药，是根据病情的特点，衡量一下主药的利弊，来选择一些适当的药物，进行配伍。刚才提到，主药是针对主要症状的，那么其他次要症状怎么办呢？那就在臣药里面进行考虑，即兼顾次要症状的药物，是臣药。臣药是协助主药更好地发挥治疗作用的。第三，佐药。什么叫佐药呢？是次要的辅助药物，主要用来解毒、纠偏，也可以兼顾一些次要症状。解毒、纠偏，在选择应用的时候，有两种情况。一种，选择一些性味功用与主药相近的，称为正佐。下面我们讲麻黄汤的时候会提到的。麻黄汤里面有杏仁，杏仁宣肺止咳，麻黄也是宣肺止咳，因此杏仁是正佐。第二种，性味功用和主药相反的，称为反佐。比如说左金丸，黄连是苦寒的，配吴茱萸，是辛温的，借吴茱萸的温辛，节制了黄连的苦寒败胃的副作用，就称为反佐。第四，使药。使，就是中医传统讲的引经报使。所谓引经药，是在一张处方里面加上这一味药，就可以使方中的所有药物能够直接达到发病的部位。此外，使药也可起调和诸药的作用，比如甘草，很多药方都用它调和诸药；或者有矫味的作用，如小孩吃药怕苦的，加上一点甘草，可以纠正苦味。还有，我们做丸药的时候，加上一些赋形剂，如蜂蜜等，这些赋形药也都属于使药。

上面讲的君、臣、佐、使这四个词，是处方的组成原则，是从整个处方全面考虑的。所谓全面考虑，既要考虑到病情的复杂性，又要考虑到药物的性味功用的多面性。所以讲，君臣佐使作为一个处方的组成原则，是从整个处方全面考虑的。

下面讲一下配伍的意义。上面讲主症时，提及一个新的问题。问题在哪里呢？如果说病情单纯，我们可以用一味药，称为单方。现在根据上面所讲，处方里面有君、臣、佐、使四个方面，很显然，一个处方里有多味药，就是一个复方。在多味药的复方里，就肯定有两味以上的药物，配合在一起应用的问题。这个问题就称为配伍。那么，两味以上的药物配在一起应用，有什么意义？古今医家在论述成方时，主要谈到了三个方面的意义。第一，可以互相加强药物的作用。比如说，葱、姜两味药都是辛温解表药，葱和生姜两味加在一起，辛温解表的作用就加强了。又如下面要讲到的麻黄汤，麻黄配桂枝，麻黄、桂枝都是辛温解表药，两个药加在一起，可以互相加强辛温解表的作用。第二，监制毒性，缓和偏盛，减少副作用。刚才我已简要提及，配伍可以解毒、纠偏、防止副作用。举例来讲，比如半夏有毒性，服用生半夏后会麻痹声带，若配伍生姜，就可以减少毒副作用，加强半夏的止呕作用。刚才讲的纠偏，左金丸用吴茱萸配黄连，可纠正黄连的苦寒之性。第三点，会产生综合的新效应。这个问题是很值得研究的一个课题。这个问题里面，进一步分析一下，最主要的有两个方面。一个方面，比如大黄是泻药，人参是补药，大黄配人参为攻补兼施，邪正兼顾；又如，党参、黄芪是补气的，当归、熟地黄是补血的，补气的药和补血的药配在一起应用就是气血并补。这就是产生的综合性的效用。另外一个问题，两味以上的药物，配在一起也可能产生这两味药原来所没有的新的效应，比如，桂枝配芍药。桂枝本来是温通血脉、发散风寒的，芍药是调和营血、缓急止痛的，这两味药配在一起就能调营卫了。这个调和营卫的作用是桂枝配芍药产生的，是一个新的效用。再举一个例子，日本人曾经研究，我们常用的茵陈蒿汤，里面用的茵陈、大黄、山栀子，这些药单味分开来看没有利胆作用，而三味药物配在一起则有利胆作用。这个利胆作用从何而来？是三味药配合在一起产生的新的效用。这个问题特别值得关注。现在中西医结合，要求中医科学化，那我们的方剂怎样科学化？中医药的复方里面具体含有哪些科学意义？最近全国各地都在展开研究。下面我讲到具体方剂的时候，顺便给大家介绍一些新的资料。这是我们今后开展复方研究的一个新课题，就是多味药配在一个方剂里面会产生综合的效用，还有一些新的功效。

上面讲的是方剂的组成配伍。

这一讲是方剂总论的中心内容。下面各论里面讲到每一个方剂，讲什么呢？就是讲每个方剂的组成与配伍。所以在总论部分，大家要充分理解组成与配伍具体的含义。下面简要介绍以下几个知识点。

五、方剂的分类

方剂的分类应抓住三个要点。第一个是七方。《方剂学纲要》里面有一张简表，写得简单明白，大家看一遍就清楚了。我的要求是，通过总论的学习，首先要掌握七方的七个字：大、小、缓、急、奇、偶、复。

这七个字可分为三对。大与小是一对。大方就是药物比较多的、药力比较猛的、剂量比较大的，所治疾病比较重的、症状比较复杂的。小方就是药物比较少、药量比较小、剂量比较轻，所治疾病比较轻、症状比较简单的。

缓方，主要是甘味的药，性状比较缓和。我们吃的丸药，它的作用比汤剂来得缓和，这就是缓方。急病急攻，汤剂的力量比丸药来得快，因此就是急方。显然，急方是针对急性病用的，缓方是针对慢性病用的。这也是一对。

奇、偶，是指药物个数方面，一张处方里面用药的味数，是成双的，还是成单的。在《方剂学纲要》里，提到两种含义：只有一味主药，或药物的种数是成单的，称为奇方；有两味主药，或药物的种数成双的，称为偶方。我们倾向于以主药为标准。在一个处方里有一味主药，称为奇方。比如麻黄汤，麻黄为主药。桂枝汤，桂枝为主药。有哪些方用两味主药呢？后面介绍解表剂时会提道：桑菊饮有桑叶、菊花两味主药，银翘散以金银花和连翘两味作为主药。那么桑菊饮和银翘散是不是偶方呢？我认为是。因为以主药的成双、成单来确定奇方、偶方，比较实用。至于整个处方的药物是成双还是成单，临床医家们较少如此考虑。

什么叫复方呢？复方有两种含义：一种是两味药以上配合起来的叫复方。我们现在私下交谈时谈到民间用的单味药，就是单方。处方里使用多味药物者，称为复方。这样一来，复方的含义很简单，就是多味药的处方。这是一个含义。另外，还有一种中医传统上的复方，就是两个固有成方拼在一起，称为复方。举例来讲，麻黄汤是一个成方，桂枝汤是一个成方，麻黄汤与桂枝汤配合在一起称为麻桂各半汤。因此，复方的含义有两种：一种是指多味药的处方，是与单味药的单方相对而言的；第二种是指两个固有的成方配合在一起应用，可以治疗几个病症的处方。刚才我提到，病有兼夹，证有主次。如果有两个病兼夹，需要两个成方配合在一起用，这就叫复方。这是第一个要点，七方的内容。

第二，介绍十剂。十剂，原来作为药物的分类，后来也作为方剂的分类。《方剂学纲要》里也有一个简表，请大家看一遍，牢记这十个字。十剂有哪十个？就是宣、通、补、泻、轻、重、滑、涩、燥、湿这十个字。

先解释一下，什么是"宣"。"宣"，就是"宣可去壅"的意思。麻黄是宣肺的，涌吐剂是往上涌吐的。这都叫"宣"。"通"，是"通可行滞"，包括通利小便的药，通经通脉的药。这些都属于通剂的范围。

除了这两个以外，下面还有八个内容，是四对。

"补"与"泻"是一对。这个"泻"是下法。"补可扶弱"，是治疗虚证的，包括滋养剂、温阳剂、强壮剂，都属于补剂。泄，"泄可去闭"，泻火的、泻热的、攻积滞的，都属于泻剂。这是一对治法，一虚一实，治虚证要补，治实证要泻。

"轻""重"是指处方用药的性质。"轻可去实"，这个"轻"，是指辛散、发汗、解表的药。现在我们知道，荆芥、防风、麻黄、桂枝都含一些挥发油的成分，这些油剂容易挥发，都属于轻剂。"重可镇怯"，这个"重"，大多是指一些矿物类的、贝壳类的镇静药。我们讲，镇惊、息风、安神，这些药属于重剂。

"滑可去著"，这就包括了一些润肠和催生等滑顺的方剂。"涩可固脱"，止汗、止遗、止泻的方剂属于涩剂。中药里有收涩的一类药，方剂里有固涩剂。

"燥"是温燥的意思。"燥可去湿"，可以治疗湿证。治湿就需要用温燥的药，这里举例平胃散、二陈汤。平胃散是化湿的，二陈汤是化痰的，这两个方子都是温燥的。湿剂，与燥剂相对应，"湿可润燥"，此处以增液汤为例。该方用生地黄、玄参和麦冬，这三味药是养阴生津的。湿剂是治疗燥证的。燥证的表现是什么？口干、咽痛、皮肤干燥，这些都是燥证，需要用滋阴、滋养的一些药物。这些滋阴生津的药组成的方剂就属于湿剂。

所以，实际上，十剂包含了四对，八个字为四对，宣、通是两个内容。补与泄是一对，轻与重是一对，滑与涩是一对，燥与湿是一对。这是十剂的内容。

第三，八阵。八阵是张景岳提出的。他撰写了《新方八阵》和《古方八阵》，其中提出了八阵的内容。八阵的"阵"是军事学上的用语，打仗的时候要排阵。我们也知道张景岳本人是军事家，他从军的，后来从医了。因此，他后来著《新方八阵》《古方八阵》，把军事上的知识用到医学上。八阵的内容是什么呢？补、和、攻、散、寒、热、固、因这八个字。

补，就是补剂。后勤需要的东西要补充，军力不够了也要补充。

和，指军力相对的时候，用"和"的方法。

攻，指敌弱我强，那应该采取攻的方法。

散，指若发现对方阵势集中，就当采用"散"的方法。

寒与热两个阵，原来在军事学上是水、火两个阵。军事上，大家知道，有水攻、有火攻，张景岳在医学方面借用过来，就改为寒与热。我们遇到热性病，就用寒药来清；遇到寒冷的证候，就用温热的药方来治疗。这就是寒、热两阵，寒阵、热阵。

固阵，就是要坚固阵地，坚固防务。临床上遇到虚脱的证候，如滑脱、遗泄、遗精、出汗，这些症状都要用固涩的方法来治疗。这是固阵。

后面的因阵，在军事上就是因人、因时、因地制宜，在医学上面就是因证理方。张景岳在《新方八阵》《古方八阵》中，把妇科、儿科一些方子单独理出来，就是因阵，是因证理方的意思。这是张景岳提出的八阵。

在方剂分类里，最后一点要谈八法。八法就是"汗、吐、下、和、温、清、补、消"八个字。大家学诊断的时候可能已经有所了解了。中医讲八纲辨证，八纲就是"表、里、寒、热、虚、实、阴、阳"。此处的八法，可与八纲联系起来。汗法治疗表证，下法治疗里实证，吐法治疗上部病变，和法治疗汗、吐、下后的里证。温，是治疗寒证的。清，是治疗热证的。补，是治疗虚证的。消，治疗食积、瘿瘤、瘰疬、癥瘕、积聚这些需要渐消缓散的病证，均采用消法来治疗。上面讲的是八法的内容。

现在全国各兄弟院校所编写的方剂讲义，大多是以治法来分类的，如解表剂、泻下剂、清热剂、温里剂，等等。我们今天讲的方剂学是依据第五版的《方剂学讲义》，我们写的《方剂学纲要》也参考了这方面的内容。大家把总论的部分，上面讲的这几个章节，仔细地琢磨一下。方剂的加减变化、方剂的剂型等，大家自学的时候仔细看一遍，我就不讲了。

方剂学内容很多，我现在只能够在一定的时间里面，按照重点章节，选取几个重点的方剂和大家一起讨论。

第二讲　解表剂、泻下剂、和解剂

内容提要

本讲首先介绍解表剂的概念、主治证及分类，介绍了各类代表方剂的组成、功用及主治证。

其次介绍泻下剂的概念、主治证及分类，介绍了三承气的组成、功用及主治证。

最后介绍和解剂的概念、主治证及分类，分别介绍了小柴胡汤、大柴胡汤的组成、功用及主治证。

现在开始讲各论。各论的第一个内容是解表剂。

一、解表剂

解表剂是以解表药为主，具有发汗、解肌等作用，用以祛除表邪、解除表证的一类方剂。我先解释一下"祛除表邪、解除表证"这两句话的含义。我们运用的解表剂，一般可理解为发汗解表。服用解表药后，是要出汗的。出了汗，表证就解除了，也就是解除表证的前提是祛除表邪。因此，我特别强调前面一句，祛除表邪。这在中医诊断学课程里已经讲清楚了。为什么产生表证？因为有外感六淫等外邪侵犯了体表，产生了一系列表证。我们运用解表剂的时候，之所以能够解除表证，关键是在于祛除表邪。解表剂一般分为三类：辛温解表、辛凉解表、扶正解表。我现在也不是按照每一类、每一个方的顺序介绍的。为什么呢？因为时间有限，只能讲一些重点方、重点类。

解表剂里面，先讲第一个成方，麻黄汤。麻黄汤是汉代张仲景《伤寒论》里面一个成方。它是用来治疗太阳病，发热、恶寒、无汗而喘的一张成方。下面我们先看麻黄汤的组成。刚才我讲总论的时候提过了，我们讲每一个方剂，要抓住三个环节，第一个组成，第二个功用，第三个主治，或者说适应证。

现在先介绍麻黄汤的组成。麻黄汤由哪几味药组成？麻黄汤，用麻黄发汗、平喘，作为君药。桂枝温心阳、散寒邪，加强麻黄发汗，作为臣药。杏仁下气、止咳，加强麻黄的宣肺作用，作为佐药。炙甘草这味药，可以配合麻黄、杏仁来宣肺、止咳，也可以配合桂枝来温心阳。甘草这味药就作为使药。这是四味药的组成配伍关系。下面要重新说明一下，大家学中药的时候，已经听到过了，麻黄这味药发汗的力量比较强，现在又配上桂枝，桂枝也能够发汗，两味药加在一起，发汗的力量更强了。麻黄与桂枝，一个君药，一个臣药，在配伍方面是互相加强效用的，这容易理解。杏仁下气止咳，加强麻黄宣肺平喘也是容易理解的。问题在后面句话，甘草这味药配合麻黄和杏仁来宣肺。大家有没有想到，气管炎咳嗽的时候，喉咙里面有点痒，加上一味甘草，能够润肺，肺气得到滋润，咳嗽就爽快了。这也容易理解。下面换一个问题，刚才讲到了，桂枝能够温心阳，而且我们的书里面也写了"桂枝能够监制麻黄损伤心阳"，这句话是什么意思？大家学中医基础理论的时候提到过吗？汗为心之液。麻黄汤用麻黄配桂枝，加强发汗，麻黄本身发汗的力量比较强的，又配上桂枝，发汗的力量就更强了。麻黄汤有很强的发汗作用，如果出汗足够多，不是有损心阳吗？麻黄汤里面的桂枝这一味药，它有双重作用，既可以加强麻黄的发汗作用，又有制约麻黄发汗过多、损伤心阳的作用。这一点要反复思考，一味药在一个处方里面，往往起到两种以上的作用。在《伤寒论》里有一张方叫桂枝甘草汤，以桂枝配甘草，桂枝、甘草这两味药本身就可以温振心阳。现在麻黄汤里面用麻黄配桂枝加强发汗解表，但又怕汗出过多会损伤心阳，所以用桂枝配甘草，正好起到了保护作用，防止汗出过多，损伤心阳。这一点应该要有所理解。这是麻黄汤的组成和配伍。

下面讲它的功用——发汗解表，宣肺平喘。这两个功用是整张处方四味药的综合效用。对吧？麻黄配桂枝加强发汗解表，麻黄配杏仁、甘草能够润肺、宣肺、平喘止咳。但是我刚才讲总论的时候强调，每一个处方都要抓住主药、主症两方面。

现在我们来看一看，麻黄汤的主药是什么？麻黄。麻黄的主要功效是什么？讲义上写得很清楚，发汗解表，宣肺平喘。那么，麻黄汤的功效是否就是麻黄的作用呢？可以这样讲吗？麻黄汤以麻黄为君，麻黄这味药本身发汗解表、宣肺平喘。所以，发汗解表、宣肺平喘是麻黄汤的功效，也是麻黄这味主药的功效。针对麻黄与麻黄汤的功用，可以把它简化为四个字：发汗平喘。这一点我讲一下，我们在本科班讲课的时候，好多同学都觉得学方剂很困难，难记啊，数量太多了。因此，我在讲的时候，尽量简化用语。麻黄汤，"发汗解表、宣肺平喘"八个字，是不是可以简化为"发汗、平喘"四个字，可以减少一半。

适应证，就是它主治什么病证，讲义上写的，外感风寒表实证。外感风寒表实证是一个抽象的证候名词，要抓住具体的症状：发热、恶寒、头痛、身疼、无汗而喘，舌苔白，脉浮紧。这些都是麻黄汤的适应证。一开始学麻黄汤的时候，要把这些适应证，一个一个都背出来吗？我想，不必要，还是刚才讲的，抓住他的主症。麻黄汤的主症是什么？就是"无汗而喘"四个字。这四个字里就有两个症状，一个症状就是不出汗，第二个症状就是气喘。临床上遇到有气喘、不出汗症状的患者，就要想到麻黄和麻黄汤。这样不是很简单吗？根据刚才讲的，麻黄汤的功用是发汗、平喘。为什么要发汗呢？因为这个患者无汗。为什么要平喘呢？因为气喘是一个主要症状。发汗平喘的功用就是一个治疗方法。无汗而喘是麻黄汤的主症，也就是这个患者在临床表现上最主要的症状。我们临床看病的时候也是这样思考的，在学习方剂的时候也是这样学习的。临床上看到气喘无汗，一定要想到麻黄汤这个方剂。那么后面的发热恶寒、头痛身疼，这些症状要不要一个一个记呢？不要的。为什么？解表剂里面所有的解表方，都有表证。诊断课讲过了，表证就是指头痛、发寒热、浑身酸痛、脉浮，这些是共有症状。麻黄汤有这些症状，桂枝汤也有这些症状，其他的解表方剂里也有这些症状。共同有的症状我们要不要再一个一个去记忆呢？不需要了。再加上你们已经学过诊断课程了，诊断课上讲过了，哪些症状是表证，是很清楚的，不用多记了。我这里强调一下，抓住每个方的主症，这样学方剂比较省力，可以减轻一点负担。因此，我们讲，对于麻黄汤的适应证，要抓住无汗而喘这一个主症。后面的舌苔白，大家诊断课讲了，舌苔白反映什么？表寒。无汗而喘呢？属于哪一类？属于肺寒，还是属于肺热呢？因为舌苔是白的，所以是肺寒。所以，上面讲的外感风寒表实证，就是肺寒，无汗而喘。什么是表实证呢？诊断课程也讲过了，因为他是无汗的。如果有汗，那不叫表实了，那是表虚。下面讲到桂枝汤，就强调表虚证了。

所以，麻黄汤的主药是麻黄，臣药是桂枝，佐药是杏仁，使药甘草。但桂枝合甘草能保护心阳，可起到监制的作用。麻黄汤的功效是发汗平喘。麻黄汤治疗表证，无汗而喘，舌苔白，肺寒。麻黄汤主要就掌握这些。

下面介绍麻黄汤的附方，在麻黄汤基础上加减变化的一类方剂就是麻黄汤的附方，讲义上写得比较多，为了简单、明白、容易记，我这里以三拗汤为例，看看它的加减变化，就可以理解麻黄汤这一类方剂了。以麻黄汤为基础，加减变化，代表性最强的，我选择三拗汤。我这里写了八句口诀，供大家参考："三拗麻杏草，宣肺平喘灵。肺热加膏芩，肺寒加姜辛。气逆配三子，痰多合二陈。无汗加桂枝，湿痹加苡仁。"这八句口诀里，带有好多麻黄汤一类的方剂，也就可以告诉大家，我们在临床上怎样加减变化。三拗汤有哪三味药呢？就是麻黄、杏仁、甘草。麻黄要不去节的。中药课程里讲过，麻黄碱发汗，麻黄不去节，发汗的力量就小一点。杏仁不去皮，不去尖。甘草就用生的。所以，这三味药合起来叫三拗汤。

这三味药，与麻黄汤对比，少了一味桂枝。这样一来大家就清楚了。三拗汤的作用有什么变化呢？也就是，去掉了发汗解表的作用，宣肺平喘的作用还在。所以后面的介绍为："三拗麻杏草，宣肺平喘灵。"三拗汤是宣肺平喘的主要方剂。"肺热加膏芩"，"膏"指石膏，"芩"指黄芩。如果在三拗汤里加上石膏，就是麻杏石甘汤。这里需要大家注意，麻杏石甘汤是汉代张仲景的方剂，三拗汤是宋代的，这个顺序不能颠倒。应该这样讲，三拗汤是麻黄汤减去桂枝，它和麻杏石甘汤对比少一味石膏。但是今天我以三拗汤为主，那就叫在三拗汤里加石膏，可以清肺热。颠倒了顺序，但是便于学习。麻杏石甘汤就是麻黄汤去桂枝加石膏。那么为什么去桂枝？为什么加石膏？这里大家想一想桂枝与石膏两个药的药性。桂枝是温热的，石膏是寒凉清热的。现在症见肺热、气喘，就是临床上我们看到的肺炎、气喘，这时就不能用桂枝了，而需要加上石膏。因此，就在麻黄汤里面去掉桂枝，加上石膏，变为麻杏石甘汤来治疗肺热的气喘。

那么黄芩呢，也能清肺热。因此，后面有张方叫定喘汤，就是在三拗汤的基础上加黄芩的。凡是有肺热、咳嗽、气喘，都可以在三拗汤的基础上加石膏、黄芩，变为清宣的方法。宣肺平喘，这是一个总的方法。根据肺寒、肺热的不同证候，可以变化使用。肺热，就可以在三拗汤的基础上加石膏、黄芩；肺寒，加干姜、细辛。这个方法，在小青龙汤里有所体现。肺寒的咳嗽气喘，临床上最常见的是慢性支气管炎等，这些病多见肺寒。我们治疗的时候，可以在麻黄汤里加干姜、细辛，也可以在三拗汤里加干姜、细辛。肺寒，加干姜可以温肺，加细辛可以止痛。干姜、细辛都是性温的，散寒的。对于肺寒的气喘，要不要保留麻黄汤里的桂枝？当然需要。我这里写的是三拗汤的变化，所以只讲了干姜、细辛。大家用的时候，就不要去桂枝了，因此，也可以认为是在麻黄汤基础上面加干姜、细辛。这一点可以联系到小青龙汤的变化运用。

下一句"气逆配三子"。临床上，我们遇到一些气管炎的患者，不但咳嗽、痰多，而且气喘厉害。有一张成方，后面在祛痰剂里会讲到，三子养亲汤——苏子、白芥子、莱菔子，可以降气化痰。如果气逆，咳嗽气喘得厉害，可以三拗汤与三子汤同用，加强降气、化痰、平喘的作用。因为，三拗汤只能宣肺，没有降气化痰的作用，配合三子养亲汤就加强了降气化痰的作用。痰多，还可以配合二陈。二陈汤——陈皮、半夏、茯苓、甘草，也属于后面的祛痰剂，用以化痰。三拗汤和二陈汤配在一起，既可以宣肺平喘，又可以化痰止咳。

"无汗加桂枝"，就是风寒束肺，症见咳嗽气喘、无汗，应加桂枝，也就是麻黄汤。"湿痹加苡仁。"张仲景的《金匮要略》里有一张麻杏苡甘汤，由麻黄、杏仁、甘草（三拗汤），再加上薏苡仁组成。薏苡仁可以祛湿，可以治疗湿痹。风湿痹痛，关节酸痛，用麻黄、杏仁、薏苡仁、甘草，四味药配合在一起。这样，我们以三拗汤为例，简单地讲了麻黄汤一类方剂的变化应用方法。

下面介绍桂枝汤。桂枝为君药，可以温通卫阳。白芍调营血，为臣药。这两个药配在一起，调营卫。桂枝温卫阳，芍药和营血，那么这两个药配在一起可以调营卫。生姜是辛温的，桂枝也是辛温的，两味药配在一起，加强了辛温解表的作用。同时，生姜又能够暖胃，有止呕的作用。如果外感风寒，可能要呕吐、恶心，用点生姜，可以温胃、止呕。大枣，甘平，能补血，也能够养脾胃。大枣可以加强芍药的补营血作用。生姜、大枣作为佐药。甘草，有两种作用，既可以作为佐药，也可以作为使药。作为佐药，桂枝配甘草，为桂枝甘草汤，能够温心阳。因此，桂枝汤具有温心阳的作用。作为使药，甘草调和诸药。此外，甘草与芍药相配，就是芍药甘草汤，能够缓急止痛。桂枝汤的主要用药是桂枝配白芍，调营卫。甘草这味药和桂枝、芍药有两个配伍：桂枝配甘草，是桂枝甘草汤，温心阳的；芍药配甘草，是芍药甘草汤，缓急止痛。此处有两个基础方，下面讲到有关方剂的时候再联系。这是桂枝汤的组成。

下面介绍桂枝汤的功用。桂枝汤可以解肌发表，调和营卫。为什么讲它解肌呢？桂枝汤有表证，桂枝汤的表证也有发寒热。但这个发寒热，具体症状是有汗出的，所以称之为表虚证。大家看桂枝汤的主治：头痛发热、汗出怕风、鼻鸣干呕，舌苔白滑，口不渴，脉浮缓，浮弱；病后、产后身体虚弱，营卫不和，经常出汗，非寒非热。这些表证经常用桂枝汤治疗，这是桂枝汤的适应证。这些适应证里，给大家解释几个问题。第一个问题，桂枝汤所治的适应证是外感风寒表虚证，桂枝汤所治之证和麻黄汤所治的外感风寒表实证是一对矛盾吗？表实、表虚的区分就在于有汗、无汗。麻黄汤所治的外感风寒表实证是无汗的，这里讲的桂枝汤所治的外感风寒表虚证是有汗的。正因为有汗，所以用桂枝配芍药来调和营卫以出汗。所以，它的功用是解肌，而不是发汗了。桂枝汤发汗的力量没有麻黄汤强，所以称为"解肌发表"。为什么该方调营卫？我给大家指出了桂枝汤表虚证里的一个主症——汗出怕风。为什么汗出怕风呢？汗出是表虚。我们知道出汗的同时能发散一部分体温，在发散体温的同时患者表虚，卫阳不振，就会怕风。怕风是卫阳虚的一个表现。为什么表虚出汗呢？中医基础理论里面讲过，卫是固表卫外的，营是内守止汗的。现在营卫不和，卫阳不振，营阴不能内守，所以出汗。古人认为，卫阳不能卫外，所以怕风，营阴不能内守，所以汗出。所以，要抓住汗出怕风这一主要症状，要想到该病病机是营卫不和。临床上，凡是遇到汗出怕风这一主要症状，就要想到营卫不和的病机，再进一步想到应该采用调和营卫的治疗方法。调和营卫的主要方剂就是桂枝汤。可以这样讲，两千年来，在调和营卫的治疗方法上，除了桂枝汤以外，还没有其他方子能代替。因此，桂枝汤在解表剂里具有相当高的地位，在临床上也是经常应用的。它的适应证包括外感、内伤、妇科等临床各科，凡是见表虚证、营卫不和的，都可以选用桂枝汤进行治疗。

上面讲的是桂枝汤的组成、功用、主治。下面我们对比一下桂枝汤和麻黄汤。麻黄汤用的是麻黄、桂枝、杏仁、甘草四味药，以发汗平喘为主。桂枝汤用的是桂枝、芍药、甘草、生姜、大枣五味药，以解肌、调营卫为主。麻黄汤所治的是表实证，无汗而喘。桂枝汤所治的是表虚证，汗出怕风。这个刚才都已经讲过了。下面有两点还得给大家指出。麻黄汤是归肺经的，偏重于卫外，能够平喘、止咳，是平喘咳的；桂枝汤归心经，和营卫，能够通利血脉。从脏腑方面来分，麻黄汤归肺经，桂枝汤归心经，一肺一心，这要区别开。正因为桂枝、甘草能够温心阳，心阳振作了，肺里面的外寒也容易散了，所以，麻黄汤里面用桂枝、甘草。麻黄汤能宣肺气，桂枝汤能通血脉。心主血脉，桂枝汤能温通血脉，所以，现在临床上好多心血管病，也经常用桂枝汤。桂枝汤与麻黄汤的区别方面，我这里强调：要分清表虚、表实，有汗、无汗，一个是营卫不和的汗出怕风，一个是肺气不宣的无汗而喘。大家要把握这些主症。最后，重点以心、肺两脏区别这两个方子。麻黄汤归肺经，宣肺平喘；桂枝汤归心经，温通血脉，调和营卫。这是两个方子主要的区别点。

下面我们介绍九味羌活汤。九味羌活汤，用羌活祛风湿、发汗解表为君药。防风祛风，苍术能够燥湿，作为臣药。川芎、白芷、细辛能够散风、活血止痛，黄芩清热，生地黄凉血，作为佐药。甘草作为使药，调和诸药。对于这个方剂，重点把握前面几味药：羌活、防风、苍术、白芷、川芎、细辛。前面这六味药是它的主体。为什么？许多同学下临床实践回来后都谈到，课堂上讲麻黄汤、桂枝汤比较多，临床上的伤风感冒用麻黄汤、桂枝汤的不多。伤风感冒以风邪为主，如果外感风邪引起的应该用羌活、防风、白芷这一类祛风解表。这些祛风解表药是临床常用的。这个九味羌活汤是祛风解表的代表方，它与麻黄汤、桂枝汤不一样。因此，我特地指出，这张方的主要用药在前面的羌活、防风、苍术、白芷、川芎、细辛这六味药，特别是羌活、白芷、防风，都是经常应用的，可以祛风、发汗、解表，同时有止痛的作用。这是它的特点。麻黄汤、桂枝汤没有止痛作用的。羌活、白芷能够祛风止痛，除了发汗解表以外还能够祛风止痛。我们临床上遇到的伤风感冒，经常有头痛、浑身肌肉酸痛等症状。九味羌活汤的适应证就是外感风寒湿邪，发热、头痛、肢体酸痛。凡是外感风寒，出现表证，还有头痛、肢体酸痛，那我们就考虑用九味羌活汤来加减。这一点大家抓住了吗？就是我反复讲的，组成上抓住主药，适应证里面抓住主症。它的功用，讲义上写的是"发汗解表，祛风止痛，兼清里热"。但我的意思是，抓住当中一句"祛风止痛"，这是九味羌活汤的特有功用。因为上面的麻黄汤、桂枝汤都没有祛风止痛这个作用，而九味羌活汤里面的羌活、白芷、细辛有祛风止痛的作用。所以，九味羌活汤的主药是羌活、防风、白芷、细辛，功用以解表、祛风止痛为主。"发汗解表"就不要记了，凡是解表剂，都有解表作用。后面讲的"清里热"，是指黄芩和生地黄。口苦而渴，口苦涉及黄芩；渴为伤及津液，所以加生地黄。我们临床上可以看到，风寒表证早期口渴、口苦的比较少，但也有中青年，或者小孩，化热比较快，到第二天、第三天就口苦、口渴。这个时候就可以考虑加一点黄芩、生地黄。但一般来讲，生地黄是清热凉血的，如果只是里热比较重，加点黄芩、芦根、天花粉就够了。

上面讲的九味羌活汤的内容，主要抓住它能够祛风止痛。也就是说，解表剂里面具有祛风止痛作用的，以九味羌活汤为代表。后面扶正解表里的败毒散，也属于这一类型。因为败毒散里面也有羌活、独活、白芷、防风这一类药，同样是祛风止痛的。

接下来讲香苏散。香苏散的作用是用香附来理气止痛，配合苏叶发散解表。它的方名就指出了：香，为香附；苏，为苏叶。这两味药起主要功能。配上陈皮，加强香附的理气作用；配上甘草，益气和中，调和诸药。香苏散的功用是理气解表。它的适应证主要是气郁的患者，平常胃气不和，心间比较郁结，加上伤风感冒，头痛、发寒热，可采用香苏散来治疗。香苏散能够理气解表，这是它的特点。临床上遇到有心间郁结、气滞的患者，又伤风感冒了，那么用香苏散最合适。

在辛温解表方里面，上述四个方各具特点。

下面我们介绍辛凉解表方中的银翘散。银翘散，其方名就指出了金银花和连翘两味主药。中药学里强调，金银花和连翘这两味药都有清热解毒的作用。在银翘散里面，用金银花、连翘来清热解毒，是辛凉解表的代表，是银翘散的一个特点。诊断课讲过了，表证有风寒表证、风热表证，那么银翘散是治疗风热表证的。热毒侵犯人体，早期出现表证，可用银翘散辛凉解表、清热解毒。荆芥、豆豉用以解表，作为臣药。这里大家要思考，为什么银翘散以清热解毒药为君，而荆芥、豆豉解表为臣呢？既然是解表剂，解表是第一位，那么荆芥、豆豉为什么不叫君药，而将金银花、连翘作为君药呢？在前面讲总论的时候，君、臣、佐、使的含义里，特别是君药的含义里提到了，君是主药，主药是根据主症或发病原因来考虑的。银翘散重用金银花和连翘来清热解毒，此处的君药，是针对发病原因的。由于是热毒引起的表证，所以，用金银花、连翘来作为君药。荆芥、豆豉是对证的疗法，针对表证的，解表的，作为臣药。桔梗，宣肺、利咽喉，甘草也有清热解毒的作用，这两味药加在一起称为桔梗汤，这是张仲景《伤寒论》里面的。桔梗汤治疗什么？它是中医儿科经常用的，遇到咽喉疼痛，经常会考虑用桔梗、甘草。那么大家可以想一下，银翘散的适应证里面应该有咽喉痛。竹叶清热，芦根生津，作为佐使药。为什么要清热呢？因为是表热证，上面用荆芥、豆豉解表，再加上竹叶来清热。为什么用芦根来生津？生津能够解渴，适用于表热证里面有口渴的，这个在诊断课里面已经讲过了，这里我就重复一下。我们讲方剂课的时候，必然要联系到前面的三门基础课。讲组成的时候联系中药课，因为方剂是由中药来组成的，分析每个方剂的组成，总是要联系到中药。讲到每个方的适应证，都要联系到诊断课的内容。因此，我希望大家学方剂课的同时，也要温习一下中药学和诊断学。分析每个方剂适应证的病因病机的时候，必然联系到中医基础理论，因此同时也要温习一下中医基础理论的内容。

刚才讲的是银翘散，是治疗外感表热证的。表热证与表寒证的区别在哪里？可能大家平时往往说，表寒证是发热轻、恶寒重，表热证是发热重、恶寒轻。我认为这不大符合实际。为什么？因为现在临床上大家用体温表的高低来确定热的程度。究竟是怕冷厉害，还是怕热厉害，医生去问的时候，当然可以参考，但不是很确切。主要的区别在哪里呢？我想，主要的区别就是在口渴、咽痛这两个症状。这是表寒证所没有的。为什么口渴、咽痛是表热证与表寒证的主要鉴别点呢？先讲口渴。在张仲景的《伤寒论》里面就提到，太阳病，发热、口渴者为温病。那么这个口渴意味着什么？我们大家知道，感受了外邪以后，机体要产生防御反应。这个产生防御反应的过程，也就是热化的过程，所以发寒热。发寒热是什么？就是邪正相争，正气起来抗邪的热化反应。表寒证意味着什么？热化还不够，所以我们用麻黄、桂枝、生姜这一类辛温的药，帮助患者加快热化，从而发汗解表。现在表热证有口渴。口渴意味着什么？意味着热化较快。所以，见到表证兼有口渴的时候，不能随便用辛温解表的药开处方，就是不能用辛温解表的方。热化变快了，再用辛温解表的药，不是火上浇油了吗？所以，辛凉解表，里面用芦根，用竹叶，就是针对这种热化变快的病机来考虑的。表证兼有口渴，就是表热证。表热证就意味着热化反应快，所以，我们要用辛凉解表剂。

第二个症状是咽痛。咽喉痛反映什么？咽喉是什么部位？这大家知道，中基里面讲过，这属于肺经，属于上焦的一个通道口。外感邪热，侵犯到肺经，出现了咽喉痛，这属于表热证。拿生活上一个常识来讲，喉咙痛是吃生姜好，还是吃薄荷好？我看不做医生的也会解答，这是初学者也可以想象的。喉咙痛吃点薄荷，性凉的，比较舒服。如果吃一点生姜，辣一下，刺激一下，喉咙痛会怎么样？就会疼得更厉害了。因此，咽喉痛是表热证的一个主要症状。上面讲的口渴、咽痛，是表热证与表寒证的主要鉴别点，也就是银翘散主症里的一个症状。我们讲的银翘散的适应证是外感表热证。前面的发寒热，这是共同的症状，表寒证里面有发寒热，表热证里面也有发寒热。但是口渴、咽痛是一个主要鉴别点。所以，对于银翘散的主症，要抓住外感表热证，这是一个抽象的概念，具体症状是发寒热的同时，有咽痛、口渴。当然，还要看舌、脉的变化，表热证，舌尖红，舌苔薄白。桂枝汤、麻黄汤的舌苔是白，相对来讲，稍微厚一点，舌尖没那么红。表热证，脉是浮数的，快一点。有的本科班的同学要问了，麻黄汤证的脉搏是不是快呀？也快的，但是紧，紧脉有紧张的意思。桂枝汤证的脉搏是不快的，是缓和的，为什么？因为有汗出。我们临床上观察下来，体温表量上去也不一样。桂枝汤的体温不会超过39℃。为什么呢？因为有汗出了，能够发散一部分体温。麻黄汤呢？麻黄汤是无汗的，所以体温可以高到40℃。那么银翘散呢？体温也可以在40℃以上。仅凭温度表的高低，是不能够确定表寒、表热的。因为麻黄汤的表寒证，是无汗的，体温要达到40℃以上。银翘散是表热证，咽痛、口渴，体温也在40℃以上。所以，我们临床单凭体温的高低不能辨别表寒、表热，还是要按照中医的传统，抓住主要的症状进行鉴别。刚才讲的咽痛、口渴是表寒、表热的主要鉴别点。

下面，我们对比一下银翘散与桑菊饮这两张方子，就不单独介绍桑菊饮了。桑菊饮也属于辛凉解表剂。桑菊饮是以桑叶、菊花两味药为君药的。桑叶、菊花有什么作用？它们能够散风、清热、平肝、降血压。表热证，如果兼有头痛、眼睛红，或者原来血压高的，用桑叶、菊花能够清肝明目，能够散风热、止头痛，又能够平肝、降血压。这是桑菊饮两味主药的特点。其他的药物和银翘散差不多，共同的药有薄荷、桔梗、甘草、连翘、芦根，但多一味杏仁。杏仁能够止咳。这两个方的区别在哪里呢？第一个，桑菊饮解表的力量比银翘散轻，清热解毒的力量也比银翘散轻，当然菊花也有解毒作用。因此可以认为，表热证比较轻一点的，用桑菊饮；表热证比较重一点的，用银翘散。也可以这样认为：今天有个患者找你看喉咙痛，口渴比较厉害，给他用银翘散；服药以后，表证已经解了，剩下就是有点头痛、咳嗽，那就可以用桑菊饮接上去。桑菊饮和银翘散两张方子，可以先后交替应用。此外，我再讲一点，我们学方剂的时候，出现的往往是一个一个方剂，分开来的。到临床用的时候，要灵活一点。如果说在银翘散的适应证上面兼有头痛、咳嗽，两个方子能不能合在一起用？我想可以的。实际上，与其说是合在一起用，还不如说是在银翘散里面加入桑叶、菊花和杏仁三味药，对吧？那么加桑叶、菊花是为什么？是针对头痛。加上杏仁是配合桔梗、甘草，针对咳嗽，化痰止咳。这样是不是更好呢？大家以后接触临床的时候可以进一步体会，我这样讲是不是合适。

关于解表剂，我想就讲这几个方。它们各有侧重点。麻黄汤是以宣肺平喘为特点的。现在，用麻黄汤治疗伤风感冒的少了，但是在治疗气管炎、咳嗽气喘这方面，还没有其他方子可以代替麻黄汤这类方剂。大青龙汤、小青龙汤、三拗汤、华盖散等，都是在麻黄汤基础上变化的。第二个就是桂枝汤，调和营卫。桂枝汤的调营卫具有独到之处，凡是表虚证营卫不和的，不管是外科、内科、妇科、小儿科，都可以应用。所以，调和营卫是桂枝汤的特点。九味羌活汤和败毒散以祛风止痛为主。羌活、防风、白芷、细辛，这一类为祛风止痛药。凡是伤风感冒兼有头痛、颈部酸痛的，就选用九味羌活汤、败毒散这一类加减变化。有气郁、肝胃不和，同时有伤风感冒的，用香苏散。理气、和胃、解表，以香苏散为代表。外感风热表证，兼有喉咙痛、口渴的，选用辛凉解表的桑菊饮、银翘散来清热、解毒、散风热、去头痛。这是一些代表方法。解表剂就讲这些。

二、泻下剂

泻下剂主要以承气汤为代表。承气汤在张仲景的《伤寒论》里，有三个方子：大承气汤、小承气汤、调胃承气汤。现在先讲大承气汤。

大承气汤是由大黄、芒硝、枳实、厚朴四味药组成的。在这四味药当中，以大黄苦寒泻火为君药。芒硝是咸寒的，能够软坚润燥，作为臣药。枳实、厚朴两味药，行气散结、消痞满，作为佐使药。从现代药理方面分析，大黄能促进肠道蠕动。芒硝，是泻下药，可以使干燥的大便软化。枳实能加强肠胃的吸收能力。厚朴能增强胃肠的活动能力。这四味药配合在一起，就能互相加强泻下的作用。因此，大承气汤的功用是峻下热结。它的适应证是阳明腑实证。所谓阳明，就是指足阳明胃经、手阳明大肠经，而《伤寒论》是指足阳明胃经。它的具体症状就是腹满而痛、大便闭结，就是以腹痛、便闭为主症，甚至出现潮热、谵语，就是在里实证兼有高热的情况下，下午可能热度升高而出现神昏谵语、舌苔焦黄、脉沉而有力。这些症状就叫阳明腑实证。这个时候，因为邪热重，热结在里，大便不通，非泻下不可。用大承气汤以后，大便通了，热结去了，那么症情就缓解了。

主治症第二点，谈到了热结旁流。什么叫热结旁流呢？就是里边有邪热积滞，而肛门里有清水流出，这就是热结旁流，表面上看起来好像是泻，实际上里边有积滞。症见腹痛拒按，还有硬块，这是鉴别诊断。如果腹不痛，按上去是软的，说明里边没有热结，不能算是热结旁流，而属于泄泻。这些症状，应该要加以注意。

另外，主治症还有失语，惊厥，甚至是发狂。这也是因为里边邪热重，出现了大脑症状。那么用了大承气汤泻下热结以后，邪热撤除了，这些昏狂惊厥的症状也会缓解。上面讲的是大承气汤的组成和功用主治。

小承气汤与大承气汤有什么区别呢？小承气汤就是在大承气汤的基础上去掉一味芒硝。大家想一想，大黄是泻药，芒硝也是泻药，大承气汤是两味药并用，互相加强了泻下作用。现在小承气汤去掉芒硝，单用一味大黄，配上枳实、厚朴，这就意味着它的泻下作用比大承气汤缓和。这一点，可参考《伤寒论》第208条："若腹大满不通者，可与小承气汤，微和胃气，勿令至大泄下。"可见，小承气汤有和胃的作用。这里大家要想一想，为什么它是和胃的？现在我们要看一看这三味药。枳实、厚朴这两味药本身不是泻下药，是行气消痞满的。而大黄这一味药，大家回忆一下，讲中药的时候，提到过的，大黄的剂量不同，作用不一样。大黄的用量超过5克，才能起泻下作用。若大黄的用量在5克以下，泻下作用就小了，而是起到刺激胃的作用，帮助消化。因此，我们这样来理解小承气汤的主药：大黄的用量大一点，有泻下的作用；如果大黄的剂量小一点，就起和胃消食的作用。这样来讲，我们就可以理解张仲景当时提的"微和胃气"，就是这个意思。

调胃承气汤，用大黄、芒硝配上甘草，而不用枳实、厚朴。这三味药以大黄、芒硝为主。大黄、芒硝刚才讲过，能够泻下。两味药加在一起，泻下的作用很强。但它不配伍枳实、厚朴。为什么不配枳实、厚朴？因为枳实、厚朴是行气、消痞满的。调胃承气汤主治的症状，就是痞满不明显，而有较重热积的症状，因此，用大黄、芒硝来泻下。那么有人会问，调胃承气汤泻下作用是不是缓和一点？并不是。按照原书，调胃承气汤的大黄和大承气汤的大黄用量一样，而调胃承气汤的芒硝比大承气汤的芒硝还多。因此，我们讲，调胃承气汤的泻下作用，与大承气汤不相上下；去掉枳实、厚朴，说明没有胀满的症状，而以泻热为主。下面我就简单介绍一下近代临床上对这三个承气汤的区别应用。

一般而言，急腹症出现腹痛、大便秘结，大多数都采用大承气汤峻下。如果是肠胃功能失调，消化功能不好，一般用小承气汤来和胃。如果是上半身邪热重，特别是头面部五官科的疾病，比如眼科、喉科、口齿科这方面的病变，属于上部的邪热重了，出现咽喉痛、口腔炎等，同时又有大便闭结，这个时候临床上常常采用调胃承气汤。为什么？它并没有腹部胀满的症状，而是邪热在于上焦。中医有个治则——上病下取，就是头面部五官科的疾病，发病的部位在于上部，但是它的病因病机以邪热为主，而同时也有便秘的症状，用调胃承气汤，以大黄、芒硝为主药，通过泻邪热、通大便，头面部五官科的病变也就得到了治疗。这就是"上病下取"，也有另外一句——釜底抽薪，上面火旺了，要抽掉炉子底下的柴草，下面不烧了，上面的水液也就不沸腾了。

在讲中基的时候，谈到中医的治则时，会提到这两句话：上病下取，釜底抽薪。调胃承气汤用来治疗头面部五官科的疾病，就体现了这个治疗方法。上面讲的是三个承气汤的区别。

三、和解剂

接下来我们讲和解剂，和解剂中首先介绍小柴胡汤。

小柴胡汤在和解剂里，属于和解少阳一类。那先要解释一下什么是"和解少阳"。按照《伤寒论》，六经辨证中有三阳经、三阴经。三阳经就是太阳、少阳、阳明。三阴经就是太阴、少阴、厥阴。前面讲过，麻黄汤、桂枝汤是治疗太阳病的，是治表证的。刚才讲的大承气汤是治疗阳明病的，属于里实证。少阳，属于半表半里。有人认为，半表半里不是一半在表，也不是一半在里，而是既不同于表证，也不同于里证，因此称为半表半里证。这就是少阳证。我们看一下少阳证的具体表现。先看小柴胡汤的主治：少阳证，往来寒热，胸胁苦满，口苦，咽干，目眩，默默不欲饮食，心烦喜呕，舌苔薄而微黄，脉是弦的。这和前面讲的太阳病、阳明病明显不一样。

我们来比较一下。太阳病是发热恶寒的。阳明病是发热恶热的，是怕热的。现在少阳病是往来寒热。这三个热型不一样。另外，太阳病头项强痛。阳明病，腹痛便秘。可以看出，太阳病的头项强痛在后面，后半部。阳明病的腹痛便秘在前面。少阳病，胸胁苦满，在半边。回忆一下，这和哪一个脏腑有联系？肝胆。胸胁属肝胆，所以又有口苦咽干。口苦咽干与胆热有关。默默不欲饮食，心烦喜呕，这是胃的症状。它既有肝胆的症状，也有胃的症状。临床上，我们经常遇到的胆囊炎、肝炎，会经常出现这种少阳病的症状。

太阳病要用发汗解表的方法。阳明病里实证要用下法。现在少阳病呢？不同于表证，不能用汗法；不同于里实证，又不能用下法。因此，就要小柴胡汤来和解少阳。我们看下，它怎么起到和解的作用呢？上面介绍了少阳证的症状，下面介绍小柴胡汤的组成。方名叫小柴胡汤，当然以柴胡为君药。柴胡这味药，入肝经，有很好的退热作用。同时又配上黄芩，能清肝胆的邪热。柴胡、黄芩这两味药，是经常配在一起运用的。一提到小柴胡汤，就要联想到柴胡、黄芩这一对配伍。半夏和胃止呕。刚才介绍少阳证的症状，有默默不欲饮食、心烦喜呕，所以要用半夏。人参、甘草，补气扶正。为什么用人参、甘草补气扶正呢？就要从往来寒热这个症状分析了。太阳病发热而恶寒，这是正气能够战胜邪气。阳明病发热怕热，是邪正斗争处于高峰阶段。少阳病有往来寒热，就意味着正不胜邪。正因为正不胜邪，所以寒热往来。因此，小柴胡汤里用柴胡、黄芩清邪热，同时又用人参、甘草补气扶正，用生姜、大枣调和营卫。此外，生姜可以配合半夏加强止呕的作用，同时减弱半夏的毒性反应。大枣可以加强人参、甘草的滋补作用，加强扶正的作用。

小柴胡汤的组成有柴胡、黄芩、半夏、人参、甘草、姜、枣这七味药。这七味药体现了三个方面的内容。第一个，清肝胆邪热，指的是柴胡、黄芩。第二个，和理脾胃，就是指生姜、红枣、半夏。第三个，扶正祛邪，是整张方的作用，是用人参、甘草、大枣来扶助正气，用柴胡、黄芩来清除邪热。整个小柴胡汤的七味药，有这三方面的作用。这三方面的作用，也就是和解少阳的具体含义。

现在从小柴胡汤的七味药来分析，和解少阳里包含了清肝胆、和脾胃、扶正祛邪这三个内容。那么一讲到和解少阳，以小柴胡汤为代表，应用小柴胡汤的时候，就含有这三方面的内容。刚才讲小柴胡汤是治疗少阳证的，实际临床上还可以用它来治疗其他的疾病，比如黄疸、肝胆炎症、疟疾，小柴胡汤都是可以用的，还有妇女热入血室。什么是热入血室？就是妇女月经期有感染的，也有往来寒热，同样用小柴胡汤进行治疗。

　　小柴胡汤这张方，临床应用范围非常广泛。好多西医学了中医以后，在临床上遇到原因不明的发热，等到发热的原因查清楚，还要花好几天。他们在查清楚之前，先用小柴胡汤治疗，寒热竟然退了。尽管原因不明，而疾病的治疗已经达到了目的。所以，小柴胡汤对于原因不明的发热，有很好的治疗效果。我们是不是可以这样讲：尽管发热的原因不明，但是发热总是邪正斗争。小柴胡汤，有柴胡、黄芩清邪热，又有人参、大枣、甘草扶正气，通过扶正祛邪就达到了祛邪退热的目的。这是一个很好的治疗方法。

　　有个小柴胡汤，就可以想到，还有一个大柴胡汤。大柴胡汤用了哪几味药呢？大柴胡汤包括柴胡、黄芩、半夏、生姜、大枣，这五味药和小柴胡汤相同。此外，大柴胡汤去掉了人参、甘草，加上了大黄、枳实和芍药。这样一个加减，你们想一想，有什么意义？为什么去掉了人参、甘草？这说明大柴胡汤所治的病，正气不虚，所以，不用人参、甘草了。为什么加上大黄、枳实和芍药呢？大黄、枳实不就是小承气汤去掉厚朴吗？加上芍药有什么用呢？芍药能够和里，缓急止痛。这样一来，凭借药物可以推测大柴胡汤主治的病证属于哪一种类型。小柴胡汤主治少阳证，大柴胡汤主治的一定有少阳证。因为柴胡、黄芩、半夏、生姜、大枣，这五味药都在里面，可以治少阳证。后面的大黄、枳实、芍药，可以和里泻下。这和里泻下不就属于里实证吗？那就属于阳明病。你们看参考书的时候可以发现，前人就是这样解释的：大柴胡汤治疗少阳阳明合病，属于和法和下法并用的一个方剂。这样一来，也就理解大柴胡汤了。正因为大柴胡汤主治的是少阳病加上阳明里实证，是实证，所以不用人参、甘草，而加上大黄、枳实。这样一来，小柴胡汤有扶正祛邪的作用，大柴胡汤既可以治疗少阳病，又兼治阳明里实证。临床有好多胆囊炎、胆结石，一方面是往来寒热、胸胁疼痛，同时又有大便闭结不通，那么就可以用大柴胡汤了。这个大柴胡汤，是小柴胡汤的一个加减变化的方法。

第三讲　清热剂、温里剂、祛湿剂

内容提要

本讲首先介绍清热剂的概念、主治证及分类，介绍了各类代表方剂的组成、功用及主治证。

其次介绍温里剂的概念、主治证及分类，主要介绍理中丸、四逆汤的组成、功用及主治证。

最后介绍祛湿剂的概念、主治证及分类，主要介绍平胃散、五苓散的组成、功用及主治证。

一、清热剂

我先介绍清热剂的三个基础方。第一个是白虎汤，第二个是黄连解毒汤，第三个是犀角地黄汤。这三个方是清热剂里的三大基础方。

先讲白虎汤。白虎汤是由石膏、知母、甘草、粳米四味药组成的。其中，石膏和知母为主药，甘草为臣药，粳米为佐使药。四味药当中最主要的是石膏、知母，这两味药配在一起有很好的清热作用。石膏这味药是矿物药。大家注意，在处方的时候，一定要写上"打碎"，不打碎，不容易煎出清热的作用。石膏与知母相配，可以清阳明胃热，所以是白虎汤的主要部分。

对这个方的解释是有争论的。有人认为，知母为君药，石膏为臣药，甘草为佐药，粳米为使药。这些解释我们都可以参考。但是我们首先要掌握，白虎汤以石膏配知母作为主体。它的功效是清热除烦，生津解渴。它的适应证是治疗阳明里热证。这个阳明和承气汤的阳明相同，都是指胃肠，足阳明胃经。白虎汤主治的病症是什么？我们一般简称为"四大"。哪四大呢？就是大热、大渴、大汗、大脉。那么这"四大"反映了什么？

大热就是高热。正因为高热，体液消耗比较多，所以大渴。大汗，一般在高热的情况下会有汗出，热度应该会下降。现在高热，汗出而不退，说明病为里热，热度太高了。大脉，说明心脏的负担很重。鉴于这四大症状，就要考虑用白虎汤来清热了，胃热清除了，烦躁、口渴这四大症状都会消失。这是指白虎汤在热性病当中的应用。内科杂病里的五官科疾病，比如牙齿痛，或者胃火旺的头痛、口腔炎等，也可应用白虎汤。这是白虎汤的适应证。

根据白虎汤的应用，《伤寒论》提道：脉象本该洪大有力，若突然由"洪大有力"转为"大而无力"，这时可以加人参，就变为白虎加人参汤。白虎加人参汤，既可以治疗热性病，因高热而出现脉大无力的变化；同时，在内科杂病里也可以用来治疗糖尿病。糖尿病的特点是口渴多饮。白虎汤能够清热解渴，也可以用治糖尿病。

如果是风湿病关节疼痛而出现高热的情况，可以在白虎汤里加桂枝。这是治热痹，热痹用白虎汤加上桂枝。这是一种变化应用方法。如果是四大症状，加上舌苔腻，为湿温证。这时可以在白虎汤里加点苍术，变为白虎加苍术汤。如果是气分热又加上血分热，四大症状又加上出斑、发疹子、牙齿出血这类症状，这就称为气血两燔。什么叫气分热、血分热？刚才讲的四大症状就属于气分，现在出现了发斑、发疹，就是血分症状。气分热单用白虎汤。气分热同时又有血分热，可以在白虎汤里加生地黄、玄参这一类药，如白虎加地黄汤、化斑汤等，都是这一类应用方法。这是白虎汤的内容。

第二方，黄连解毒汤。黄连解毒汤是以黄连为君药，配上了黄芩、山栀子加强泻火作用，又用黄柏清下焦实热。在讲中药的时候可能给大家区别过：黄连泻心火，黄芩泻肺火，山栀子清三焦之火，黄柏清下焦之火。现在的黄连解毒汤里，四味药都用上去了，而且都是苦寒泻火药。它的方名叫黄连解毒汤，这个方名已经把它的功用突显出来了。黄连解毒汤的功用是什么？苦寒泻火解毒。我们要抓住这一特点。那么黄连解毒汤的适应证是什么样的？讲义上写：一切实热苦痛，三焦热盛之证。这个范围就很广了。上中下三焦、前后热毒的病证，都可以用黄连解毒汤来治疗。因此，我认为黄连解毒汤是清热剂里三大杰出方之一。其具体症状如何？大热烦躁，这个和白虎汤一样。狂乱谵语，发狂了，那么想一想"发狂"意味着什么？意味着高热伤脑，出现脑的症状了。黄连能泻心火，邪火清了，狂乱就安静下来了。

另外，黄疸、痢疾、疔疮、痈疽，这些都是邪火热毒引起的，黄连解毒汤都可以应用。所以，黄连解毒汤这张方子，适应证非常广泛。这一张方用的四味药，都是苦寒的。苦寒的药能够泻火解毒、清实热。在中医临床应用黄连解毒汤的时候，非常强调舌苔黄这个标志。大家回忆一下，诊断课里怎么解释黄苔？白为寒，黄为热。现在，黄连解毒汤就是以黄苔作为一个选方标志。临床上，凡是看到有黄的舌苔，就要想到，可以用黄芩、黄连这一类苦寒泻火的药。这个很好记，因为都有"黄"！舌苔是黄的，黄连、黄芩也是黄的。黄连、黄芩、山栀子、黄柏四味药都是苦寒泻火药，邪火热毒泻掉了，舌苔黄也化掉了，这是很妙的，效果很快的。讲义里又提到，该方可以治疗血热妄行而引起出血症状，或者发斑。因为黄芩、山栀子也有凉血作用，血热也可以用的。

另外，张仲景在《伤寒论》里治神昏谵语，是用承气汤的。《外台秘要》是唐代的，它针对神昏谵语发狂，选用黄连解毒汤。《伤寒论》也用白虎汤来清，三阳合病，用白虎汤治疗神昏谵语。黄连解毒汤也可以治疗神昏谵语。这几个方法不一样。白虎汤是清的，承气汤是泻的，黄连解毒汤是解毒的。谈到黄连解毒汤的"解毒"两个字，要简单介绍一下：现在黄连素（小檗碱）已经得到普遍应用了，黄连的抗菌作用很强，是不是说黄连解毒汤的解毒，就意味着有抗菌的作用呢？可以这样理解。上面讲的是黄连解毒汤的内容。

接下来讲犀角地黄汤。犀角地黄汤，用犀角为君，配上地黄，主要用的是生地黄。用犀角为主药配上生地黄，凉血止血，同时能够养阴清热。赤芍、牡丹皮能够凉血散瘀。该方由四味药，犀角、生地黄、牡丹皮、赤芍组成。它的功用是清热解毒，凉血散瘀。它的适应证是邪热在血分。刚才已经讲过了，邪热在气分用白虎汤；邪热到血分以犀角地黄汤为代表。

犀角地黄汤在临床上应用主要有两个方面。第一个，就是热性传染病。邪热到了血分，出现了发斑、发疹子，或者吐血衄血、神昏谵语，用犀角地黄汤来清热凉血、清心解毒。这是在急性热病方面的应用。第二个，犀角地黄汤在内伤杂病方面经常用来治疗血热妄行的证候，比如吐血、衄血、尿血这一类血热证，甚至包括一些紫癜。

这样大家可以清晰地看出：白虎汤清气分热，犀角地黄汤清血分热。我一开始就讲，把这三个基础方讲完了，要进行对比，看看它们的主要区别点在哪里。每个方的适应证都讲过了，白虎汤以"四大"为主，大热、大渴、大汗、大脉。黄连解毒汤治狂乱，黄疸痢疾，疮疡痈疽。犀角地黄汤，以邪热在于血分，血热妄行，发斑、发疹、吐血、衄血等血分症状为主。这是主症上的区别。

舌方面的差异更突出。黄连解毒汤强调舌苔是黄的。犀角地黄汤的舌怎么样呢？舌质红绛。大家注意，舌质红绛，这是临床上必须要掌握的。为什么红绛？因为血分热毒，热毒到了血分里，所以舌质才会红而绛，同时干燥，这是它的特征。白虎汤的舌苔怎么样呢？白虎汤的舌苔是白的。麻黄汤、桂枝汤等解表剂也是白苔。但是白虎汤的白苔是干燥的。为什么？刚才讲过了，大热大渴，大渴时舌苔一定是干燥的。所以，这三个基础方，临床应用的时候，在舌质上有明显区别。讲的时候，我们把处方区分开，但临床上有时会并在一起应用。

我们看讲义，后面提到了清瘟败毒饮。在讲义里，这张方被归在气血两清小类里，既可以清气分热，又可以清血分热。清瘟败毒饮里有石膏、知母、甘草，就是白虎汤少一个粳米；用黄芩、黄连、山栀子，是黄连解毒汤少一个黄柏；犀角、地黄、芍药、牡丹皮，是犀角地黄汤四味药全用；另外，再加上了连翘、玄参、桔梗、竹叶。这个方名里，"瘟"是什么？"瘟"就是传染病。"败毒"是这张方既可以清除瘟热之邪，又能够败毒的意思。清瘟败毒饮，以上三个方为基础，既可以清瘟热，同时能够败邪毒。近几年，临床上运用清瘟败毒饮治疗流行性乙型脑炎，效果很好。流行性乙型脑炎是一个急性传染病，是由乙脑病毒引起的，特别在小儿，发病率比较高。所以，这个经验非常宝贵。

也有人曾经问，白虎汤清气分热，犀角地黄汤清血分热，那么黄连解毒汤是清气分热，还是清血分热？我查了一下历代医家的看法，各有不同。白虎汤泻邪火毒，是清气分。对于黄连解毒汤，李东垣等都解释为入血分。我的看法是犀角地黄汤里，舌质红绛，有黄苔可以加上黄芩、黄连。譬如清营汤，是在犀角地黄汤基础上加减变化发展来的，其中就有黄连。如果白虎汤四大症状，出现舌苔白而干燥，稍微带点黄，能不能加上黄芩、黄连？我认为也可以的。所以，黄连解毒汤可以清气分热，也可以清血分。上面讲的是清热剂的三大基础方。

二、温里剂

温里剂，我们主要选讲理中丸和四逆汤。

理中丸在《伤寒论》里用来治疗太阴病。所谓太阴病，是指脾胃虚寒。它的具体症状是呕吐腹痛，下利，舌苔白。治疗方法应该是温中祛寒。理中丸是温中祛寒的代表方。现在我们看一下理中丸的组成。

理中丸是用干姜温中祛寒为君药；配上人参、白术补气健脾，为臣药；炙甘草补气和中，作为佐使药。从这四味药里，很明显可以看出，主药是干姜。但有人对于人参、白术这两味药，有不同看法。如果说温理脾胃，应该是以干姜配白术为主。但是《金匮要略》里有一张方"人参汤"，治疗胸痹，其所用药物和理中丸一样，也是这四味药，那很显然，是用干姜配人参的。所以，在臣药方面，有两种不同看法。另外，也可以认为，理中丸是在甘草干姜汤的基础上增加了人参、白术。因为《金匮要略》里面有一张甘草干姜汤。《伤寒论》里用干姜、甘草两味药温中祛寒，再配上人参、白术，补气健脾。这两句话就足以概括这四味药：温中祛寒，就是指干姜、甘草；补气健脾，就是指人参、白术。

它的适应证，刚才讲过了是太阴病，脾胃虚寒证，这是抽象的概念。具体症状就是腹痛、腹泻、舌苔白。讲义上也提到，理中丸治疗阳虚的失血证。这需要解释一下。这里讲的失血，主要指的是大便出血。经常大便出血，时间久了出血过多，就会导致脾胃阳虚。这个地方所讲的阳虚失血证是指久病失血而出现了脾胃虚寒的证候。这个脾胃虚寒的症状就是肚子痛，大便稀，舌苔白。因此，用理中汤温理脾胃，来达到止血的目的。

讲义里边又提到，该方可以治疗小儿慢惊。小儿科方面，有慢性久病的，长得很瘦弱，经常抽筋，称为慢脾惊风。慢脾惊风主要病机是脾胃虚弱，也可以用理中丸。在理中丸的基础上可以加上全蝎、蜈蚣这类镇惊息风药。

理中丸还可以治疗病后喜欢吐涎沫。这个吐涎沫是什么？就是口腔里唾液分泌过多。这在中医的辨证看来，属于脾胃虚寒。在临床上采用理中丸内服，可以减少吐沫。《金匮要略》里用理中丸治疗胸痹。现在临床有很多疾病，包括冠心病，都属于胸痹。冠心病若出现脾胃虚寒的症状，可以用理中丸。这是理中丸的内容。它是治疗太阴病的一张主方。

　　刚才讲，六经辨证里还有个少阴病。少阴病的主症是怎么样的呢？少阴病以四肢逆冷、脉沉微细为主症。我们临床上碰到了四肢逆冷、脉沉微细的，就是少阴证，或者讲是少阴病。大家想一想四肢逆冷、脉沉微细的病机是什么？中基里边可能讲过了，心主血脉，脉沉微细，是心阳差了，心阳虚了。为什么四肢逆冷？心阳虚了，阳气不能通到四末，所以四肢逆冷。这个病情很危险，一般内科里面常称为"亡阳厥逆"，或称为"亡阳"。如果碰上这种四肢逆冷，脉沉微细的少阴病，就要考虑采用回阳救逆的方剂。回阳救逆的代表方，以四逆汤为主。四逆汤由哪些药组成？四逆汤就用三味药，附子、干姜、甘草。附子能够温心阳。附子再配上干姜，可以加强附子温阳气的作用。按照现代药理分析，附子有很好的强心作用。附子与干姜配在一起，使心脏强壮了，阳气振作了，微细的脉搏可以得到恢复，四肢逆冷的症状也可以得到缓解。甘草这一味药，作为佐药。但是也有人提到，不能小看甘草。炙甘草汤里用炙甘草也是能够强心的。甘草是有强心作用的。但在四逆汤里，还是以附子为主，干姜作为臣药，甘草作为佐药。刚才讲四逆汤是治疗少阴病的。我们临床上可以看到太阴病，腹痛、泄泻，泻多了，脱水了，可以进一步出现四肢逆冷，脉沉微细。这就是《伤寒论》里提到的，由太阴病进一步发展，出现少阴病。这个时候四逆汤可以配合理中丸一起用，但实际上以四逆汤为主。为什么？理中丸主治的太阴病病情比较轻，属于局部的阳虚寒证，属于脾胃阳虚。四逆汤主治的少阴病，是全身性的阳虚，病情重，有危险性，比较危急。四逆汤与理中汤配合在一起用，当然以四逆汤为主，回心阳，同时也温助脾阳。这两个方子合起来，就是后来的一张成方——附子理中丸。附子理中丸就是在理中丸里加上附子。

　　附子、干姜、甘草就是四逆汤。因此，附子理中丸可以治疗太阴少阴同病。四逆汤除了治疗太阴少阴同病以外，也可以治疗大汗亡阳。如汗出过多，或者使用麻黄汤过多导致的出汗过多，出现脉沉微细、四肢逆冷，也可用四逆汤。总而言之，四逆汤是一张急救的方子，临床上亡阳虚脱的病证，常用它来进行抢救。近年来，有的地方已经把四逆汤进一步研制成针剂，用于急诊。

三、祛湿剂

下面介绍祛湿剂。湿，是我们中医临床特有的一个内容。中医治疗湿证有独特的方法。什么是湿证？湿证以舌苔腻为主要症状、主要标志。临床上一看到舌苔腻，就要想到这是湿证。湿，有外湿、内湿之分。比如淋雨了，这是受了外湿。我们出现了关节疼痛，风湿病，这是由外湿引起的。内湿的方面，可与饮食相关，或生冷过多、油腻过多，或为脾胃运化功能差。湿滞脾胃可以产生胸口闷、腹胀、腹泻这些症状。这是湿滞中焦的症状。如果水湿停滞，小便不通，或者有脓、淋、带、浊等，这是属于下焦有湿。外湿应该用辛散的方法治疗；内湿在中焦用化湿的方法；在下焦用利湿的方法。

下面我们就讲化湿的代表方剂。化湿的代表方，以平胃散为主。平胃散是用苍术燥湿健脾为君；配上厚朴行气消胀、化湿除满为臣药；陈皮理气和中为佐药；甘草和中，姜枣调和营卫为使药。平胃散的功用是燥湿健脾，行气和胃。这里我要反问一下，你们思考一下，这个"湿邪"究竟是从哪里来的？刚才已经讲过了，内湿是由于脾胃运化功能差，生冷肥腻摄入太过引起的。

这个平胃散的功用——燥湿健脾、行气和胃，这两者有什么关系？我认为它们是分不开的，行气和胃，同时又产生了燥湿健脾的功效。它的适应证为湿阻中焦，脾胃不和，脘腹胀满，不思饮食，口淡无味，泛酸，精神疲倦，或者大便溏薄，舌苔是白腻的。这里简单来讲，一个是腹胀，第二个是舌苔腻，第三个是大便溏。这是湿阻中焦的具体症状，与上面的用药相合。腹胀，用厚朴、陈皮。舌苔腻，有苍术、厚朴来化湿。大便溏薄呢？苍术、厚朴、陈皮三味药，可以通过燥湿健脾而改善便溏。所以，平胃散是燥湿和中的代表方子。

该证的舌苔是白腻的。如果舌苔黄腻，可以在平胃散的基础上加上黄芩、黄连。如果是脾胃虚，舌苔腻，还有消化不良，可以在平胃散基础上加山楂、神曲。如果是湿阻脾胃，而有胃气痛，可以在平胃散的基础上加木香、砂仁，就变为香砂平胃散。这是平胃散的加减变化。

接下去我们讲利水的代表方子——五苓散。如果水湿在下焦，那么需要利。以利小便为主的代表方便是五苓散。五苓散，由桂枝、茯苓、猪苓、泽泻、白术五味药组成。它的主药是泽泻。原书上，泽泻的用量最大，作为君药。茯苓、猪苓加强泽泻的利水渗湿作用。白术健脾。桂枝通阳，加强了肾与膀胱的气化，从而促使小便通利，容易祛除水湿之邪。所以，五苓散的功用是利水渗湿、通阳化气。它的适应证是太阳蓄水证，发热口渴。这个口渴，是不想喝水的，是假渴，同时伴有小便不利。这主要是因为小便不利，而产生了假渴的症状。只要利了小便，口就不渴了。

五苓散可以治疗水肿，也可以治疗泄泻。泄泻用五苓散治疗，即中医讲的"利小便以实大便"。该方也可以治疗痰饮，心下动悸，与金匮肾气丸应用相近。但是金匮肾气丸侧重于温补肾阳，五苓散侧重于温阳利水湿。这是五苓散的应用。

我对于五苓散的看法是：临床上不管是什么病，凡是遇到小便不利的，或者是需要把利小便作为治疗方法的，都可以用五苓散加减变化。如果五苓散里边有桂枝，遇上小便不利而有热证的，可以去掉桂枝，变成四苓汤。如果小便不利，小便有血，去掉桂枝、白术，加上滑石、阿胶，清热止血，变成猪苓汤。如果是黄疸病，可以用五苓散加上茵陈，变为茵陈五苓散。如果是湿阻中焦，大便泄泻，可以配合平胃散用，就变为胃苓汤。如果肝胆病，小便黄浊，五苓散可以与小柴胡汤合用，变为柴苓汤。五苓散的应用非常广泛。凡是有小便不利的，需要把利小便作为治疗方法的，都可以用五苓散加减变化。

第四讲 补益剂、开窍剂

内容提要

本讲首先介绍补益剂的概念、主治证及分类，分别介绍了补气剂、补血剂、补阴剂、补阳剂这四类代表方剂的组成、功用及主治证。

其次介绍开窍剂的概念、主治证及分类，重点介绍了开窍"四宝"安宫牛黄丸、紫雪、至宝丹、苏合香丸的组成、功用及主治证。

一、补益剂

补益剂是治疗虚证的方剂。临床常见的虚证，有气虚、血虚、阴虚、阳虚，因此，我们补益的方剂，就分补气、补血、补阴、补阳这四类。

现在先讲补气的代表方——四君子汤。方名叫四君子汤，可见由四味药组成。人参大补元气为君药，配上了白术健脾燥湿为臣药，用茯苓渗湿安神为佐药，用甘草益气调中为使药。这四味药，药性平和，所以叫四君子汤。中医基础理论曾经讲过，气的生产主要在于脾胃。气虚，要补气，要考虑到补脾胃。所以，四君子汤里，用人参、甘草补气，配上白术健脾，茯苓渗湿安神。讲义上写四君子汤的功用为补气健脾，这很好记。它的适应证是气虚证。气虚证的临床表现是怎么样的？就是饮食减少、疲乏无力，语声低微，讲话声音很低，就是我们平常讲的宗气不足，脉虚软无力，舌质胖偏淡。碰上这些气虚的症状，就应该采用四君子汤这类方剂，进行补气。按照方剂的发展情况来看，四君子汤是由前面讲的理中丸加减变化而来的。理中丸里有人参、白术、甘草，现在去掉干姜，加上了一味茯苓，就是去掉了温中的作用，其余补气的作用则一样。所以，理中丸是四君子汤的主方，四君子汤是由理中丸变化而来的。

四君子汤加减变化的方子有很多。我们《方剂学纲要》里有一张类方检表，大家自学的时候可以仔细看一下。如果在四君子汤基础上加上陈皮，就变成五味异功散。为什么加陈皮呢？陈皮能够行气开胃，四君子汤是健脾补气，加上陈皮可以开胃行气。

在五味异功散的基础上再加半夏，半夏能够止呕，就变为六君子汤。为什么要加上半夏？因为它能够止呕。脾胃虚弱的人容易呕吐，所以加半夏。在六君子汤的基础上再加木香、砂仁，就是香砂六君子汤。木香、砂仁有理气止痛的作用。脾胃气虚，而且胃气痛的，就可以选用香砂六君子汤。砂仁能够安胎，所以，妇科方面碰上有妊娠反应的，经常用香砂六君子丸或者香砂六君子汤治疗。

如果在六君子汤的基础上加当归、芍药，就变成归芍六君子汤，可以治疗脾胃气虚，还有肝血不足。

如果在四君子汤的基础上加藿香、木香、葛根，就变成七味白术散，用来治疗脾胃虚，干呕烦渴，大便溏薄。

如果在四君子汤的基础上加山药、扁豆、莲子、薏苡仁、砂仁、桔梗、大枣就是参苓白术散，用来治疗脾胃虚弱，饮食减少，大便溏薄。该方加强了健脾胃的效果。

最有代表性的，临床经常运用的补中益气汤，也是以四君子汤为基础的。补中益气汤以黄芪作为君药；人参、白术、甘草健脾补气，作为臣药；陈皮理气，当归补血，作为佐药；此外，还有升麻、柴胡，升清阳。补中益气汤的功用，方名中已经提到，能够补中气，同时还能够升清阳。什么叫清阳？在这里需要解释一下。在中医基础理论里可能讲过了，我们的饮食吃下去以后，经过消化吸收，有用的东西往上升，称为清阳；没有用的东西，往下运输，要排掉，称为浊阴。浊阴就是指大小便一类。浊阴之气要下降，清阳之气要上升。补中益气汤能够补中气，升清阳。它可以治疗脾胃气虚，清阳不升，饮食减少，大便溏薄，疲乏无力。这是脾胃气虚的一般症状，和刚才讲的四君子汤的症状相近。

另外，临床上还见到中气下陷，就是清阳不升，往下陷。它的具体临床表现为何？久泻脱肛，妇女子宫下垂，或者临床上我们经常看到的胃下垂等。这些内脏下垂的病证，临床上经常选用补中益气汤来治疗。

此外，补中益气汤还可以治疗气虚导致的低热。我们临床经常看到，有慢性肠胃病的人，到夏秋经常有低热。这种低热经常伴有脾胃气虚的症状，治疗的时候用一般的退热药无效，选用补中益气汤可以退这类低热。补中益气汤还可以治疗出血证。临床上因脾胃气虚不能摄血而导致的便血、尿血、妇女的崩漏等，都可以用补中益气汤来补气摄血。

如此分析，补中益气汤的应用主要有如下几个方面。第一，补中益气汤与四君子汤相近，健脾补气，那就是补中气。第二，补中益气汤升清阳，治疗中气下陷，可用于脱肛、内脏下垂，等等。第三，补中益气汤可以治疗低热，气虚性的低热。第四，气虚而不能摄血引起的出血证，用补中益气汤可以补气以摄血。这是补中益气汤的应用。

下面我们讲第二小类，补血剂。补血剂的代表方是四物汤。四物汤是不是单纯的补血剂？我提出一个看法。我认为四物汤不是一个单纯的补血剂。为什么？我下面讲两个理由。第一个，从四物汤的四味药的应用来讲，如果当归用当归尾，芍药用赤芍，地黄用生地黄，那就是凉血散瘀的。如果要用四物汤补血当然应该用当归身、熟地黄、白芍，加上川芎。四物汤是这四味药组成的。应用的时候，要区分这四味药。如果说四物汤是补血的代表方，应该用当归身、熟地黄、白芍、川芎。

所以讲义上写，该方以当归配熟地黄补血为主药，芍药滋阴养血，川芎行血活血。这四味药组成四物汤。但从四味药的应用来看，四物汤可以有两个方面，补血有补血的用法，凉血散瘀有凉血散瘀的用法。

下面我们来看四物汤的类方。如果在四物汤的基础上，加黄芩、黄连，称为芩连四物汤。黄芩、黄连，可以苦寒泻火，可以治疗血热妄行而引起的崩漏。如果妇女月经量过多，出现了崩漏，可以用芩连四物汤。

还有在四物汤基础上加知母、黄柏，称为知柏四物汤。知母、黄柏有什么作用呢？清下焦火的。由于下焦火旺而血热妄行，妇女月经提前，经来过多，经常选用知柏四物汤。

如果在四物汤基础上加桃仁、红花，就变为桃红四物汤。它是一个活血行瘀的常用方剂，经常用来治疗妇女的瘀滞经闭，或者伤科方面的跌打损伤。

如果在四物汤基础上加大黄、芒硝，就变为硝黄四物汤。大黄、芒硝有泻下作用，因此硝黄四物汤可以泻瘀血，用来治疗瘀血阻滞而引起的大便闭结，或者瘀血阻滞而引起的经闭不行。这也说明硝黄四物汤是泻的。

在四物汤基础上配合了三黄，就是大黄、黄芩、黄连，称为三黄四物汤。大黄、黄芩、黄连苦寒泻火。四物汤与三黄汤配在一起可以泻火止血，可以用来治疗妇女倒经，也就是妇女月经来了，吐血、鼻子出血。临床上，女科方面采用三黄四物汤来泻火止血。

上面讲的这几个方子，都不是补血的，而是泻火凉血止血，或者是活血祛瘀的。如果要它补血的话，有个代表方，就是在四物汤基础上加人参、黄芪，称为圣愈汤。人参、黄芪是补气的。根据中医基础理论，气能生血，真正血虚的话，单用四物汤来补血是不够的，只有加上了人参、黄芪，通过补气才能够有生血作用。所以，圣愈汤是补血的代表方。

在张仲景的《金匮要略》里，还有个胶艾汤，也叫芎归胶艾汤，就是比四物汤多阿胶、艾叶、甘草三味药。它能够安胎止漏，可以用来治疗血虚、胎动漏红，或者妇女月经过多。四物汤加上阿胶、艾叶、甘草，是一张补血的方子。从四物汤的发展史来看，四物汤是宋代的，而胶艾汤是汉代张仲景的方子，四物汤的四味药在胶艾汤里都用上了，那应该认为，四物汤是从胶艾汤演化而来的。因此，胶艾汤是妇科常用的方剂，而四物汤也是妇产科常用的方剂。

如果在四物汤基础上加上艾叶、香附，称为艾附暖宫丸，可以治疗子宫寒冷、痛经、不孕。

如果在四物汤的基础上加干姜、肉桂，称为姜桂四物汤，可以温经祛寒，可以治疗妇女的月经愆期或者是寒证的痛经。

根据上面举的一系列四物汤加减变化的类方，可以看出，四物汤不是一个单纯的补血剂，可以简单地概括一下：临床上我们看到的一切血证，不论寒、热、虚、实，都可以用四物汤加减变化治疗，就是从温、清、补、泻四个方面来加减变化。比如，姜桂四物汤、艾附暖宫丸就是温法；芩连四物汤、知柏四物汤就是清法；圣愈汤和胶艾汤是补法；桃红四物汤、硝黄四物汤、三黄四物汤属于泻法。这样，我们临床上所看到的寒、热、虚、实各种血证，都可以以四物汤为基础，从温、清、补、泻四个方面加减变化，灵活应用。所以，四物汤这张方同四君子汤是一对。补气四君子汤，补血四物汤。对于初学的人，我们都这样讲。我刚才讲的，把它的使用延展开了。它不是一个单纯的补血剂。

下面讲阴虚。补阴的代表方子是六味地黄丸。中医基础理论里面讲过阴阳。真阴、真阳就是肾阴、肾阳，补阴、补阳注重补肾，补气、补血注重补脾胃。六味地黄丸是补肾阴的代表方。后面的金匮肾气丸，是补肾阳的代表方。这是一对。我们现在先介绍六味地黄丸。

六味地黄丸，由六味药组成的。熟地黄补肾阴、益精髓为君药，配上山茱萸滋肾养肝，山药滋肾补脾。这三个药是肝、脾、肾三个方面并重，称为三阴并补。这三味药我们通常简单称为"三补"，就是三味补药。另外，又用泽泻配熟地黄降肾浊，牡丹皮配山茱萸泻肝火，茯苓配山药渗脾湿。这是附属药。这三味药我们通常称作"三泻"。因此，六味地黄丸就是"三补三泻"。记忆的时候，我觉得可以联系中医基础理论里边讲的。肾主藏精。那么三补，主要补的是精髓，补精。肾又主水，有利尿的功能，包括泌尿系统的一部分功能。所以，六味地黄丸用茯苓、泽泻来利水，祛邪。三补是扶正的，三泻是祛邪的。茯苓、泽泻利水湿，牡丹皮泻伏火，是祛邪的。六味地黄丸的组成就是三补三泻。它的功用是补肝肾滋阴，就是补肾阴，通过补肾来养肝。它的适应证是肝肾阴虚，症见眩晕耳鸣、腰膝酸软、遗精、盗汗、消渴、咽痛、舌红、脉细数。前面讲过，每一个方剂要抓住它的主症，六味地黄丸的主症是什么？刚才讲，六味地黄丸是滋补肾阴的。我们首先抓住肾的，肾虚的症状和阴虚的症状。肾虚的症状怎么把握？肾主脑，肾虚了，头晕眼花；肾开窍于耳，肾虚了，耳鸣；腰为肾之府，肾虚了，腰酸；肾主藏精，肾虚了，会出现遗精。这些症状都是肾虚的症状。后面阴虚的症状是什么？舌红。肾虚的症状加上舌红，就变为肾阴虚。对于出现的症状，可以用这样一个公式：肝的症状加舌红，就变为肝阴虚；肺的症状加舌红，就变为肺阴虚；胃的症状加舌红，就变为胃阴虚了。六味地黄丸是补肾阴的，肾虚的症状加上舌红就变为肾阴虚。临床上见到肾阴虚的证候，经常采用六味地黄丸来治疗。

由六味地黄丸加减而成的类方很多。六味地黄丸加知母、黄柏就叫知柏地黄丸，知母、黄柏能够泻下焦火。阴虚了，火容易旺，知柏地黄丸能够滋阴降火。这是一个方法。如果在六味地黄丸基础上加枸杞子、菊花，称为杞菊地黄丸。枸杞子、菊花能补肝明目。肝肾两虚，头晕眼花，用杞菊地黄丸最理想。那归芍地黄丸呢？就是在六味地黄丸的基础上加当归、芍药。当归、芍药又有地黄，就是四物汤里少掉一个川芎。这就是四物汤和六味地黄丸两张方子配合加减的应用方法。六味地黄丸补阴，四物汤补血，既是肾阴虚，又是营血不足，就用归芍地黄丸。明目地黄丸就是在杞菊地黄丸和归芍地黄丸两方基础上，再加上蒺藜、决明子，专门用来治疗眼科病变，方名叫做明目地黄丸。这是由于肝肾两虚而影响到视力了，所以叫明目地黄丸。如果在六味地黄丸基础上加菖蒲、磁石、五味子，称为耳聋左慈丸。肾阴虚引起的耳聋就用耳聋左慈丸，是临床常用的。六味地黄丸上面加五味子，利肺，称为七味都气丸。通过补肾来养肺，可以治疗肺肾两虚的咳嗽、气喘、短气。在都气丸的基础上再加麦冬，就变为八仙长寿丸。这个方名取得有意思，就是能够抗衰老。老年人往往多见肾阴虚，若兼有肺阴虚，就适合八仙长寿丸了，既可以补肾阴，又可以养肺阴。如果肺肾阴虚导致咳喘、短气，常常用八仙长寿丸。左归丸，就是六味地黄丸里去掉三泻，把茯苓、泽泻、牡丹皮去掉了，加上龟甲胶、鹿角胶、枸杞子、菟丝子、牛膝，就是加强了补肾的力量。左归饮相近，它是去掉泽泻、牡丹皮，保留茯苓，又加上枸杞子、甘草，加强了补肝的作用。这是六味地黄丸的类方，也可看出，六味地黄丸的应用很广泛。

下面讲补肾阳的金匮肾气丸。金匮肾气丸比六味地黄丸多两味药，就是桂枝、附子，需要注意这两个药。一般认为，六味地黄丸是由金匮肾气丸演化而来的，是由金匮肾气丸去掉桂枝、附子而变成六味地黄丸的。为什么？金匮肾气丸是张仲景的，六味地黄丸是宋代的钱乙的。钱乙是小儿科专家。他看到小儿发育不良，囟门不合，用六味地黄丸滋补肾阴，治疗囟门不合。他认为，小儿为纯阳之体，只要补肾阴，促成生长发育就行了，不需要温阳。这是一个很好的经验。所以，六味地黄丸是金匮肾气丸去掉桂枝、附子。有的人不注意，会认为金匮肾气丸是由六味地黄丸加桂枝、附子演变而成的。这样讲要变成笑话的，不符合历史的客观情况。所以，我刚才讲，金匮肾气丸比六味地黄丸多桂枝、附子两味药。六味地黄丸是养阴的，金匮肾气丸是在六味地黄丸基础加桂枝、附子两味药，属于温阳的。

张仲景用金匮肾气丸来治疗肾阳虚，虚劳腰痛，小便不利。这个"虚劳腰痛，小便不利"相当于我们现在临床上看到的慢性肾炎，表现为经常腰痛、小便不利或者面浮肢肿。到后来，《太平惠民和剂局方》有一张方叫桂附八味丸。这个桂附八味丸同金匮肾气丸仅差一味药，就是把桂枝改成了肉桂。肉桂温阳的作用比桂枝强一点。这两个处方都有成药。金匮肾气丸和桂附八味丸除了治疗虚劳腰痛、小便不利以外，还可以治疗老年人小便多或者有遗尿、淋漓不爽。为什么？老年人肾虚了，所以小便不利。金匮肾气丸温阳补肾，可以改善这些症状。小儿遗尿，也可以用金匮肾气丸。这里有个问题：金匮肾气丸可以使小便通利，还可以止遗尿，这是什么原理？因为，金匮肾气丸只有两味药利小便，就是茯苓、泽泻。这两味药利中带补，与一般的车前子、木通只有利不一样，所以，金匮肾气丸主要是在于补肾温阳。通过温补肾阳，若小便不利则可使其通利，若有遗尿则可止遗。该方主要的功能在于温补肾阳。

另外，金匮肾气丸也可以治疗消渴。这个消渴包括一部分糖尿病。糖尿病阴虚居多，临床上更多用六味地黄丸和杞菊地黄丸。金匮肾气丸大多用于糖尿病的后期，也就是出现了肾阳虚的证候。另外，金匮肾气丸也可以治疗痰饮病。这个痰饮是什么？它包括我们现在临床上常见的慢支、肺气肿这些病变。慢支、肺气肿多见于老年人。这类疾病在发作的时候，还是以前面的小青龙汤等方宣肺化痰、温肺散寒为主，那平时调理的时候，则侧重于用金匮肾气丸，通过补肾温阳来化除痰饮。这是一个根本治法。

后面又提到，金匮肾气丸可以治疗脚气，转胞。脚气病是由于缺少维生素引起的，通过补肾，可以调整。转胞是指怀孕的妇女小便不通。因为胎儿压迫了输尿管、膀胱口，产生的小便不通，称为转胞。内服金匮肾气丸，通过补肾，使胎位上升，可以改善小便不通的症状。

在金匮肾气丸基础上再加上牛膝、车前子，就变为济生肾气丸。这张方加强了利尿的作用，所以现在临床上遇到慢性肾炎、水肿、小便不利，多用济生肾气丸。如果是在桂附八味丸的基础上，加上了鹿茸、五味子，就变为十补丸。鹿茸能够壮阳，五味子五脏俱补。这样加减，补肾的力量更强了。所以，一般的肾阳虚用十补丸。

右归丸，是在金匮肾气丸的基础上去掉了三泻，加上了枸杞子、杜仲、鹿角胶、当归、菟丝子。同上面的左归丸相近，右归丸就是去掉了三泻，去掉了利水湿的药，而加强了补肝肾的力量，因此，可以治疗肝肾虚而没有泌尿系统症状的患者。当然，要区分阴虚、阳虚，以应用左归、右归。右归饮也是这样，去掉了三泻，加上了枸杞子、杜仲、甘草，加强了补肝肾的力量。上面所讲的是补肾阳的一类方剂。

补益剂里，四君子汤补气，大家要掌握它的类方加减变化。从类方的加减变化里，就能学到临床上怎样随着症状的变化，在处方用药上加减变化。四物汤也是这样，根据血证的寒、热、虚、实而在治法上有温、清、补、泻的不同，由此加减变化。六味地黄丸可以补阴、补肾，肺阴虚则加补肺药，肝阴虚则加补肝药。肾阳虚用金匮肾气丸，这个方面，也可以随着阳虚的不同症状进行加减变化。补益剂就以这四个代表方为主。

二、开窍剂

下面介绍开窍剂。开窍剂，我准备讲四个方，简称"四宝"。为什么称为四宝？因为这四个成药都是治疗急性病的，都有抢救的功效，所以称为四宝。开窍剂治什么病？开窍剂主要治疗神志昏迷，突然昏厥。这个突然昏厥，神志昏迷，是脑部的病变，治疗的时候需要抢救。而在抢救的时候，依靠汤药，那太慢了，所以古代的医家传授了很宝贵的经验，把它制成成药，作为急救用。现在大家都讲中医看慢性病，不会看急性病。实际上，现在我们学了方剂以后可以看，解表剂、清热剂、泻下剂、开窍剂，都是治疗急性病的。所以我们学了中医以后，不要看见急性病就胆子小不敢治，中医很多方剂都是治疗急性病的，而且治疗急性病效果非常好。

我这里讲四个方剂，第一个就是安宫牛黄丸。安宫牛黄丸里用了牛黄、麝香、冰片、犀角、雄黄，以这些药为主；另外，还有黄芩、黄连。第二个就是紫雪，又称紫雪丹。因为它的颜色是紫的，它的形状像雪花一样，所以称为紫雪。它的主要药物是二硝。二硝就是芒硝、朴硝。这两个硝起什么作用呢？中药里边讲过，它是泻下药。紫雪还有四石，四种石头，矿物类药，就是石膏、滑石、寒水石、磁石。另外，紫雪还用了羚羊角、升麻、犀角等。第三个就是至宝丹。至宝丹里有牛黄、麝香、冰片、雄黄，还有玳瑁等。它侧重于开窍。苏合香丸多用香料，有苏合香、木香、沉香等九种香味药，多味香料药合在一起，组成一个芳香开窍剂。但是它所用的药物性味偏温燥，而另外三个处方都偏于寒凉。特别是安宫牛黄丸，有黄芩、黄连，可以泻火；紫雪丹里有二硝、石膏与磁石，也是清热泻火的。至宝丹比较平稳，不偏于寒也不偏于温。苏合香丸偏于温。因此，我们讲义里，把前面三个成方作为凉开的方剂，苏合香丸作为温开的方剂。根据这一区别，就可以有针对性地选方了。

安宫牛黄丸有黄芩、黄连、栀子，苦寒泻火，配合了麝香、冰片、牛黄这些开窍药，清心开窍，主要用来治疗热盛晕厥。热重，在高热的情况下神昏，用安宫牛黄丸。当然，有些高血压中风，偏于肝火旺的，属于热证的，安宫牛黄丸也可以用的。现在临床上一些肝昏迷，也可以用安宫牛黄丸。

紫雪里面有二硝，可以用来治疗高热神昏惊厥，伴有抽筋，而且大便闭结的。为什么呢？因为它里边有二硝，可以泻；有羚羊角能够镇惊息风。上面的安宫牛黄丸里没有羚羊角，而紫雪丹里面有羚羊角，因此能够镇惊息风。动肝风和神昏往往同时并见，高热了，动风了，神昏了，同时又有便秘，几个症状在一起，紫雪丹正好适合。要注意，因为便秘而出现了热盛、动风、神志昏迷，这个时候以泻热为主，只有大便通了，邪热泻掉了，上面的肝风和神昏才能够缓解。紫雪丹是侧重于泻热的，有通大便的作用，所以特别强调这一方面。

至宝丹，是开窍剂的一张主要方子。原方是用来治疗卒中昏厥，突然摔倒了，昏厥。安宫牛黄丸、紫雪丹的主治里有"昏狂"。昏狂与昏厥，轻重有所不同。昏狂说明病情已经重了，还狂乱，有一点实的症状，正气还不虚。到了晕厥，就已经静下来了。昏厥较之昏狂，神志昏迷的程度更深了。所以，至宝丹是治疗深度昏迷的一个开窍剂。

临床如果高血压中风，深度昏迷，应该同时应用安宫牛黄丸和至宝丹。我们查了一下原书，至宝丹里还有人参。原书上是用人参汤送服至宝丹的。在什么情况下用人参送服呢？就是突然摔倒，神志昏迷，脉虚无力，身上出汗了。大家注意，这个脉虚无力，身上出汗，这是什么症状呢？在诊断课里讲过了，这就是虚脱的症状。神志昏迷是闭证，出虚汗属脱证。开窍剂是用来治疗闭证的。如果闭证进一步发展呢？就会出现脱证。所以，原书记载至宝丹的主症：脉虚无力，神志昏迷而出汗，用人参汤送下。实际上，这就是闭证与脱证并见的阶段。大家想一想，闭证再加上脱证，快接近死亡了。至宝丹是治疗深度昏迷的一个成药。现在临床用的时候，如果闭脱并见，可以至宝丹与参附龙牡汤并用。

苏合香丸有九种香味药，再加上其他的药物，性味方面偏于温燥，是用来治疗寒闭的。就是神智昏迷的症状当中舌苔属于寒证的，要应用苏合香丸。上面的安宫牛黄丸和紫雪丹，属于热证。苏合香丸的神志昏迷、舌苔白腻属于寒闭。寒闭要用温开的方法。此外，苏合香丸有好多香料药，因而，可以治疗气厥。什么是气厥呢？就是一个人发脾气的时候，厥倒了。因生气而厥倒，可以用苏合香丸来抢救。它也可以治疗胃气痛，也可以治疗妇女的痛经，但是苏合香丸的价格比较高，也只不过是暂时性地理气止痛，所以在胃痛、痛经这方面用得比较少，而在治疗气厥和寒闭这一方面有代表性。近年来，临床上治疗心绞痛，也有采用苏合香丸的。正因为苏合香丸里药物比较多、价格比较高，所以上海的中药企业修改了该方的配方，制成冠心苏合丸、苏冰滴丸。这两个成药就是精简苏合香丸而成的。在治疗心血管的病变方面，又多了一个好办法。苏冰滴丸就两味药，苏合香、冰片，含在舌头底下，能够缓解心绞痛。这都是从苏合香丸的基础上变化来的。

上面讲的是开窍剂的四宝，四个成药。怎样掌握这四个成药在抢救时的应用，我建议用"寒热虚实、温清补泻"这八个字来记。寒闭要温，用苏合香丸。热闭要清，用安宫牛黄丸。实闭要泻，用紫雪丹。虚闭、闭脱并见，用至宝丹再配合参附龙牡汤。这样记，比较容易掌握。

按原计划的时间，我根据讲义选了几个重点章节，介绍了几个重点方剂，很不全面，也没有讲深、讲透，希望大家自学的时候，仔细看讲义和纲要。纲要仅仅是纲要，提纲挈领，便于记忆，但是内容方面，还是要多看讲义。最后，祝大家在学习方剂时，取得很好的成绩，将来在临床治疗上很好地应用方剂，取得经验。

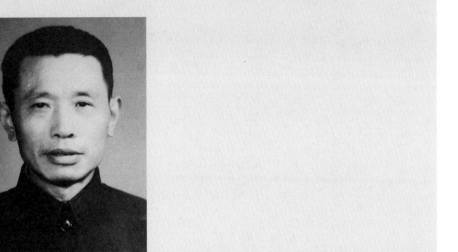

柯雪帆简介

柯雪帆（1927—2009），男，上海中医药大学教授、名师工作室导师、专家委员会委员。柯雪帆 1927 年 5 月出生于江苏常熟，17 岁从师学医，20 世纪 40 年代在家乡行医。1962 年作为上海中医学院首届毕业生留在曙光医院工作；后调入学校从事教学相关工作。历任伤寒论教研室主任，上海中医药大学专家委员会委员，中华中医药学会仲景学说分会委员、顾问。他在工作中勤勤恳恳、鞠躬尽瘁，深受广大师生的爱戴，被评为上海中医药大学名师。曾获部级科技进步二等奖，享受国务院政府特殊津贴。主要论著有《伤寒论选读》《中医辨证学》《中医外感病辨治》《疑难病证思辨录》《伤寒论临证发微》等。

柯雪帆教授主要的学术思想与学术贡献有：对《伤寒论》提出新的研究方法，主张运用古今中外等精华理论解释《伤寒论》，结合临床实际理解并运用《伤寒论》；对《伤寒论》内容提出新的见解和临床运用经验；对仲景的药物剂量作考证，提出独到的换算律等。

炙甘草汤证临证发微

内容提要

　　炙甘草汤证是《伤寒论》的重点方证，又是临床常用方。本讲从炙甘草汤证原文入手，结合柯雪帆教授的临床经验和现代医学的认识对炙甘草汤证的相关问题进行了深入探讨，并对炙甘草汤的古今临床应用和现代药理研究进行了梳理，为正确认识、理解和临床应用该方提供了有益的借鉴。

一、炙甘草汤证原文摘录

伤寒，脉结代，心动悸，炙甘草汤主之。

炙甘草汤方：

甘草（四两，炙）　生姜（三两，切）　人参（二两）　生地黄（一斤）　桂枝（三两，去皮）　阿胶（二两）　麦门冬（半升，去心）　麻仁（半升）　大枣（三十枚，擘）

上九味，以清酒七升，水八升，先煮八味，取三升，去滓，内胶烊消尽，温服一升，日三服。一名复脉汤。

脉按之来缓，时一止复来者，名曰结。又脉来动（跳动）而中止，更来小数（稍快），中有还者反动（恢复跳动），名曰结，阴也。脉来动而中止，不能自还（缺失一跳或几跳），因而复动（然后恢复跳动）者，名曰代，阴也，得此脉者必难治。

二、炙甘草汤证发微

1. 主旨

原文叙述了炙甘草汤证的证治及结脉、代脉的形态与基本性质。

2. 原文"伤寒"二字的重要意义

一般认为炙甘草汤能治脉结代、心动悸，即心律不齐，而忽略原文冠首的"伤寒"二字。初余亦未加重视，用炙甘草汤泛治多种原因引起的心律不齐，疗效或好或不好，往往从心律不齐之程度，病程之长短，患者年龄、工作等因素探讨。有一年，病毒性心肌炎发病较多，其后遗症大多为心律不齐，余用炙甘草汤治疗往往取效，效之速者一剂而愈。余惊奇其效果之佳而思辨之。病毒性心肌炎必由外感病所引起，乃病毒感染侵犯心脏所致。外感发热古代皆谓之伤寒，因而重新细读这条原文，乃知炙甘草汤能治之脉结代、心动悸是外感病所引起者，非能泛治一切原因所致的脉结代、心动悸，"伤寒"二字绝非可有可无，而是十分重要。再回过头来，我整理自己所治心律不齐之医案，发现炙甘草汤用于病毒性心肌炎后遗症心律不齐的疗效较好，对于风湿性心脏病心律不齐有小效，对冠心病与高血压性心脏病引起的心律不齐疗效极小。我从而深切地体会到，学习中医经典著作切忌浮光掠影，应该一字不放，联系临床实践，必有所得。

3. 脉结代与心动悸的关联性

有些患者主诉明显的心动悸，一有触动立即发作，声光事物、语言刺激，均能引起发作，发则坐卧不安、心情烦躁、夜不成寐。余用炙甘草汤治疗几乎无效。之后，凡遇主诉心动悸之患者，余必仔细诊脉，如仅有心动悸之感觉，并无客观之心律不齐，即为心脏神经官能症，用炙甘草汤无效，应进一步辨证，或为心血虚、心神不宁，或为心肝火旺，或为心肾不交、水火不济，另有治法，从而深知本条原文中的脉结代与心动悸应联在一起理解，不可割裂，而脉结代较心动悸尤为重要。

4. 用现代医学技术分析脉结代的不同证治

古代中医对心律不齐有一定认识。《素问》中的《平人气象论》《三部九候论》《大奇论》等篇提出了多种不整脉的形象。《伤寒论》《金匮要略》则提出了促、结、代三种不整脉，并有相关的治法方药。这些内容应该继承，但仍是不够的。今天，我们有条件应用现代医学的仪器设备进一步明确心律不齐的性质，选择针对性更强的方药治疗。就我个人经验而论：如心电图提示为心房颤动，中医诊脉不仅有促、结、代脉，还有"三五不调""乍疏乍数"等脉象。如属急性者可用西药或电击，使之恢复正常心律。慢性者，如心房内已产生大量瘀血成块，此时已不宜复律，复律可能导致梗死，中医用药也不宜着眼于复律，而宜益气温阳、健脾利水，以改善心脏功能，控制心力衰竭，可以适当应用活血药，其目的不在于化掉心房中之瘀血块，而在于改善心脏功能。

余曾治多例风湿性心脏病所致的心房颤动，根据这一指导思想，用真武汤、五苓散、参附龙牡汤等方，取得了满意的疗效。现代医学诊断为病毒性心肌炎后遗症所出现的室性期前收缩、房性期前收缩，即使出现二联律、三联律或成串，即使24小时期前收缩多达20,000次以上，用大剂量炙甘草汤，适当加减，多能取效。如心电图发现房室传导阻滞，则炙甘草汤效果不佳，至少要加重益气温阳、活血通络药物，或另换方药，但仅对二度房室或窦房传导阻滞有效。如为三度房室传导阻滞，余用中药治疗未见有效。如属偶尔出现的期前收缩，明代张介宾《景岳全书》便认为属于正常，可不必用药，心理上对此紧张者可用小量补心丹或安神丸。总之，不可一见脉结代都用炙甘草汤，应仔细辨析并借助现代诊断技术进一步分析，分别论治之。

5. 炙甘草汤的方药配伍

炙甘草汤方中共有10味药，5味是通阳益气的药（桂枝、生姜、人参、炙甘草与清酒），5味是滋阴养血的药（生地黄、麦冬、阿胶、麻仁、大枣）。这不是随便放在一起的，而是具有辩证法思想的组合。这种阴药与阳药，补气药与养血药相配的方法，张介宾将其归纳成两句话："故善补阳者，必于阴中求阳，则阳得阴助而生化无穷。善补阴者，必于阳中求阴，则阴得阳升而源泉不竭。"这两句话道出了阴药与阳药之间的辩证关系。就炙甘草汤而言，阴药与阳药不是半斤八两的关系，而是以滋补阴血为主，通阳益气为辅。二者的关系是联系密切、主次明确的。

6. 炙甘草汤中颇具特色的4味药物

（1）清酒是什么酒？临床怎样用？东汉时候的清酒就是农民自酿的米酒。冬季刚酿成时，酒呈乳白色，正如陆游诗中所说的"莫笑农家腊酒浑"。储藏到来年春天，酒精度数略为增加（约20度），色澄清，称为清酒。目前日本仍有清酒之名称。东汉时中原地区还没有现在所称的白酒（也称烧酒、高粱酒）。根据《本草纲目》记载："烧酒，非古法也。自元时始创其法（蒸馏）……"高粱酒是由北方地区传入中原的。

现在临床使用炙甘草汤时应该加酒，把药泡在水酒各半的溶液中，浸一定时间再煎，服药时已无酒味。不是直接喝酒，也不是饮用药酒。酒可以使药物中的某些能溶解于酒的有效成分溶出，再加煎煮，酒精挥发，所服药汁中已基本无酒。我曾进行对比试验，不加酒效果较差。如无清酒，可用黄酒代替，用量酌减，因黄酒的酒精含量高于清酒。

（2）生地黄不等于大生地。古代将地黄分为三种，新鲜的称生地黄，晒干的称干地黄，制过的称熟地黄。张仲景在肾气丸和薯蓣丸中用的是干地黄，相当于现在的生地黄；在炙甘草汤中用的是生地黄，应是现在的鲜生地黄。有些中医书误认为是生地黄，这是不准确的。

炙甘草汤中用的是鲜生地黄，所以用量很大，为东汉时的1斤，相当于现行公制的250g。可惜近来上海等地药店不备鲜生地黄，余被迫改用生地黄（干地黄），疗效可能有些影响，用量可改为80～120g（一天量），必须用大量才有效，用10～15g的小剂量难以达到纠正心律失常的效果。

（3）桂枝可以用多少剂量？现在有些临床医师畏惧桂枝，更不敢用大量桂枝。张仲景在炙甘草汤中用桂枝3两，合现在公制约47g，这是仲景用桂枝的一般剂量，但现在看来已属大量。桂枝温通心阳，对纠正心律失常能起重要作用，用量应该大一些。我在炙甘草汤中常用20～30g。

（4）甘草是不是调和诸药？甘草在某些方剂中不起重要作用，只是调和诸药，但在炙甘草汤中却是君药，对治疗脉结代起重要作用，用量宜大。张仲景在炙甘草汤中用炙甘草4两，合公制62.5g。我在临床用20～30g（一天量），短期服用未发现明显副作用。

7. 炙甘草汤古今临床应用

《伤寒论》首先提出炙甘草汤用于外感所致的脉结代、心动悸，一直延续至今，疗效明显。但本方的作用不限于此，后世在临床上，对本方的运用逐步扩大。《千金翼方》用本方治"虚劳不足，汗出而闷，脉结，心悸，行动如常"。《外台秘要》治"肺痿，涎唾多，心中温温液液（胸中痞闷）者"。清代叶天士广泛应用本方，既用于虚劳、咳嗽等杂病，提出"理阳气当推建中，顾阴液须投复脉"这一明确见解，还将本方去桂枝、生姜之后，广泛应用于感染性疾病的后期。在《临证指南医案》温热、燥证、痢疾、痉厥、咽喉等病证中有许多应用复脉汤的病例。《温病条辨》在叶氏基础上更进一步，将加减复脉汤定为温病下焦证第一方，并在下焦篇原文第一条提出，症似大承气，如见"脉虚大，手足心热甚于手足背者"便可用加减复脉汤治疗。这是十分明确的温病后期，一见虚象应早用补法的观点。在下焦篇，连续有7条原文论述具体应用复脉汤及其加减方救逆汤的条文，可资参照，恕不备录。近年来，感染性急性热病大多有西医诊治，中医在热病中应用本方的机会极少，手头未见有关报道，但本方在杂病中的应用有所扩展，不仅广泛应用于多种心脏病引起的心律失常，还应用于更年期综合征、产后虚弱及子宫不规则出血等妇科疾病，青盲、视惑、瞳神干缺等眼科疾病等。

8. 炙甘草汤的药理实验

综合近年药理实验研究的结果，炙甘草汤抗心律失常的作用是多方面的，有其物质基础，而无抗心律失常化学药物的副作用。炙甘草汤中富含镁、锌、锰、硒等微量元素，与复脉功能有关。炙甘草汤中含有丰富的氨基酸，对心肌细胞的代谢有改善作用。炙甘草汤抗心律失常还可能与抑制心肌快反应细胞快钠通道的开放，降低慢反应细胞的自律性有关。

三、炙甘草汤医案医话选

1. 大剂量炙甘草汤治顽固性心律失常

周某，女，30 岁。期前收缩十余年，农村劳动疲劳之后引发，当时心电图检查为结性期前收缩，1～2 次/分。近半年来，病情加重，期前收缩每分钟 7～8 次，伴胸闷、心慌、气急、面红、容易出汗、手足发凉。经住院治疗，中西药并用 3 个多月，期前收缩始终没有消失。现心电图为频发室性期前收缩。发病原因以病毒性心肌炎可能最大。脉来细缓，72 次/分，停搏频繁，每分钟 8～10 次。用大剂量炙甘草汤，处方如下：

生地黄 210g，麦冬 42g，桂枝 42g，党参 28g，麻仁 56g，炙甘草 63g，生姜 42g，大枣 28 枚，阿胶 28g（烊冲）。

因剂量太大，药房拒配，改为小量 7 剂合在一起煎制，故每味药的具体剂量都是 7 的倍数。用水 2000 毫升，黄酒 1000 毫升浸泡后煎煮，煎到 600 毫升左右，分 3 次服。吃完第 1 剂，停 1 天再吃第 2 剂。

为观察疗效，服炙甘草汤开始停用西药，第 3 天患者自觉早搏消失，2 剂后复查心电图正常。前方半量，再服 2 剂。1 个月后，患者再做心电图未发现期前收缩。以后期前收缩偶有出现，但自觉症状不明显，未再服药，基本痊愈。

（《疑难病证思辨录增订评释本》）

2. 大剂量炙甘草汤治室性期前收缩

吴某，男，41岁。近患频发室性期前收缩，在某医院住院，用西药未能控制。诊脉，时结，时促，时代（二联律较多，有时出现三联律），心前区常有压迫逼闷感并有微痛，咽喉口舌干燥，鼻腔灼热，舌红，大便干结，纳眠尚可。投以炙甘草汤。处方：

炙甘草15g，生地黄30g，麦冬15g，阿胶6g，麻仁9g，党参15g，桂枝4.5g，生姜9g，大枣5枚，白酒2匙。

连服5剂，期前收缩基本控制，每次药后可控制期前收缩七八个小时，自觉轻松舒适。复诊守上方再进15剂，心前区压迫逼闷感完全消失，诊脉未再出现二三联律。

炙甘草汤有三点禁忌：浮肿、中满便溏与咳血。

（《中国现代名中医医案精华·万友生医案》）

3. 炙甘草汤控制冠心病心房纤颤

齐某，男，57岁。患高血压、冠心病5年。2年前，出现心肌梗死、心力衰竭，长期服用地高辛。1周前出现心房纤颤，因对奎尼丁有反应，又难以耐受电除颤，遂请中医诊治。主诉：心悸不安，胸闷气短，眩晕，神疲乏力。面色暗滞少华，上腹部浮肿，舌质胖嫩，有齿痕，苔白润，脉结代。血压160/90mmHg，心率110～120次/分。心电图示心房颤动，ST-T段改变，Ⅱ、Ⅲ、aVF异常Q波。证属心血不足，心阳不振。拟益气养血，温阳复脉法。处方：

炙甘草50g，红人参15g，桂枝10g，麦冬10g，生地黄20g，阿胶15g（烊化），生姜10g，大枣10g，柏子仁15g。

服药4剂，症状改善，续服6剂。2周后，复查心电图未见心房颤动，仍有胸闷、乏力、浮肿等症。原方加茯苓10g，泽泻10g。续服3剂，以资巩固。

（《中国现代名中医医案精华·高仲山医案》）

4. 炙甘草汤治心动悸

王某，男。心动悸，脉小弱无力，两腿酸软。予炙甘草汤。

炙甘草12g，桂枝9g，生地黄48g，麦门冬18g，人参6g，酸枣仁9g，阿胶6g，生姜9g，大枣10枚（擘）。

以水4盅，酒3盅，先煮8味，取2盅，去滓，纳阿胶化开，分2次温服。服4剂自觉两腿有力，再4剂而心动悸基本消失。

（《伤寒论方医案选编》引岳美中医案）

5. 炙甘草汤治阴虚虚劳

某，脉虚细，夜热晨寒，烦倦，口渴，汗出。脏液已亏，当春气外泄，宗《内经》凡元气有伤当与甘药之例，阴虚者用复脉汤。

炙甘草七分　人参一钱　阿胶二钱　火麻仁一钱　生地二钱　麦冬一钱　桂枝三分　生白芍一钱半。

（《临证指南医案·虚劳》）

6. 炙甘草汤治小儿虚劳咳嗽

费，十一岁。久疟伤阴，冬季温舒，阳不潜藏，春木升举，阳更泄越，入暮寒热，晨汗始解，而头痛、口渴、咳嗽，阴液损伤阳愈炽。冬春温邪最忌发散，谓非暴感，汗则重劫阴伤，迫成虚劳一途，况有汗不痊，岂是表病。诊得色消肉烁，脉独气口空搏，与脉左大属外感有别，更有见咳不已，谬为肺热，徒取清寒消痰降气之属，必致胃损变重。尝考圣训，仲景云，凡元气已伤而病不愈者，当与甘药。则知理阳气当推建中，顾阴液须投复脉，乃邪少虚多之治法。但幼科未读其书，焉得心究其理，然乎？否乎？

炙甘草　鲜生地　麦冬　火麻仁　阿胶　生白芍　青蔗浆。

（《临证指南医案·咳嗽》）

7. 炙甘草汤治温病热入厥阴

张，舌绛裂纹，面色枯槁，全无泽泽，形象畏冷，心中热焚，邪深竟入厥阴，正气已经虚极，勉拟仲景复脉汤，合乎邪少虚多治法。

复脉去人参、生姜加甘蔗汁代水煎。

又：热病误投表散消导，正气受伤，神昏舌强，势如燎原，前进复脉法，略有转机，宜遵前方，去桂加参，以扶正气为主。

复脉汤去桂加人参，甘蔗汁代水煎药。

又：进甘药颇安，奈阴液已涸，舌强音缩，抚之干板，较诸以前，龈肉映血有间，小便欲解掣痛，犹是阴气欲绝。欲寐昏沉，午间烦躁，热深入阴之征，未能稳许愈期也。

生白芍　炙甘草　阿胶　鸡子黄　人参　生地　麦冬　炒麻仁。

（《临证指南医案·温热》）

8.吴鞠通论复脉汤之加减

风温、温热、温疫、温毒、冬温，邪在阳明久羁，或已下，或未下，身热面赤，口干舌燥，甚则齿黑唇裂，脉沉实者，仍可下之；脉虚大，手足心热甚于手足背者，加减复脉汤主之。

温邪久羁中焦阳明阳土，未有不克少阴癸水者，或已下而阴伤，或未下而阴竭。若实证居多，正气未至溃散，脉来沉实有力，尚可假手于一下，即《伤寒论》中急下以存津液之谓。若中无结粪，邪热少而虚热多，其人脉必虚……若再下其热，是竭其津而速之死也。故以复脉汤复其津液，阴复则阳留，庶可不至于死也。去参、桂、姜、枣之补阳，加白芍收三阴之阴，故云加减复脉汤。

（《温病条辨·下焦篇》）

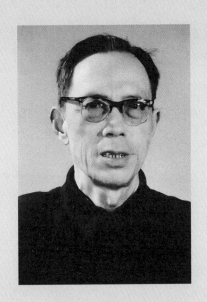

殷品之简介

殷品之（1914—1993），男，名礼让，字品之，江苏丹徒人。上海中医药大学教授，博士生导师。童年入私塾，培养了深厚的国学功底，为日后从训诂、文字、语法等方面研究《金匮要略》打下了坚实基础。1931 年春，就读于上海国医学院，并同时师从章次公学医 2 年；1935 年毕业于私立上海中医学院，师从江阴名师曹颖甫；1936 年挂牌行医，主治各种急性热病，尤善治湿温伤寒；1956 年，受聘入上海第七人民医院负责中医科；1957 年，调入上海中医学院，主讲《金匮要略》《中医内科学》等课程。先后担任中基教研室副主任，内经、金匮要略教研室主任，上海中医学院学术委员会、专家委员会委员，南阳张仲景研究会名誉会长，高等医药院校中医专业教材编审委员会委员，国务院学位委员会中医基础通讯评议专家组成员。

殷品之治学严谨，不尚空谈，重视文理和医理的结合，注重基础，强调以汉儒考据之学来研读中医经典著作。先后参加了《中医内科学讲义》《中医各家学说及医案选讲义》《金匮要略选读》《金匮要略讲义》《中医方剂临床手册》《高级教学参考丛书·金匮要略》等多部全国高等中医药院校教材及教材参考书的编写工作，发表学术论文10余篇，创立了全国首个金匮专业博士点。

如何学习《金匮要略》

内容提要

本讲从《金匮要略》的历史沿革入手，提出了学习《金匮要略》的各种方法，如结合伤寒条文学习《金匮要略》，从条文排列技巧学《金匮要略》，联系方、证来阅读《金匮要略》，从文字文法看《金匮要略》，要注意《金匮要略》中脉法的重要性等。本讲内容深入浅出，旁征博引，为学习《金匮要略》指示了路径。

今天我是来谈谈不成熟的体会，来求证于同道的。怎样学习《金匮要略》，这题目出版社曾约我做过。学习《金匮要略》的范围很广泛，我考虑将范围缩小些，专门谈谈《伤寒论》与《金匮要略》的关系。这是很不成熟的，谈了之后请各位多提宝贵意见，这仅仅是我个人的看法。

一、《金匮要略》的历史沿革

大家都知道，东汉时期的张仲景专心研究医学，撰写的医书，到建安十五年，终于写成了一部划时代的临床医学名著《伤寒杂病论》。本书共十六卷，十卷论伤寒，六卷论杂病。从后汉到西晋，经历战乱，该书曾散失，又经后人整理成《伤寒论》和《金匮要略》两本书。

北宋翰林学士王洙在翰林院的藏书楼（当时国家藏书的地方）陈旧的书里面找到了仲景的《金匮玉函要略方》，找到时书已经被蛀得一塌糊涂了。这部书是个简略的本子，分为上、中、下三卷，它编法与现在不同：上卷是论伤寒；中卷是论杂病（《金匮要略》的一部分）；下卷是妇人篇和食疗方，并将前面《伤寒论》的方子和《金匮要略》的方子一起放在后面（下卷）。王洙将本书编制纠正后，将方子都放在前面，上面某某汤主之，下面就出一张方子。比如，桂枝汤、麻黄汤，下面就是桂枝汤、麻黄汤的方子，原来不是这样的。这样的编书方法我们现在也有两种。一种编书方法是前面谈了方子，方子就写出来了，有几味药，药就摆出来了；也有一种编法是前面谈了方子，下面不摆药，后面专门有篇幅摆药、摆方子。现代的编书方法也有这样两种情况。

刚才讲的《金匮玉函要略方》是《伤寒论》及《金匮要略》的简略的本子。后经校正医书，发现其上卷"辨伤寒"比较完备，没有很大的损失，比较全，被先校定成《伤寒论》；其中、下卷被校定成《金匮要略》。在当时，此书名称是《金匮要略方论》，现在通俗称为《金匮要略》。之所以名为"要略"，因为这是个简略的本子，有很多不全面，许多地方有残缺的迹象，有的很明显。所以，它是简略的本子，相当于现在的选本。不过选本也不一样，有很多优质的、解释明白的、容易懂的选本，但《金匮要略》不是这样的，有些好的方子反而被丢掉了，没有了。

但是很多好的方子又被记载在别的书上，比如《备急千金要方》《外台秘要》《肘后方》等。虽然这部书亡佚了，但是它的方子、治疗方法，因为有实用价值，很多又被保存起来，后人编书时把这些散在其他地方的方子又放到《金匮要略》里面去，摆在《金匮要略》里面作为附方。所以，《金匮要略》里面有很多的附方，其来源就是如此。我们对这些附方，比如引自《备急千金要方》《外台秘要》等的方子，当如何看待呢？我认为，其中所载有可能是张仲景的方子，有可能不是，虽然记载在《备急千金要方》《外台秘要》上，也可能是编书的人从考证方面、从其他方面认为可能是张仲景的方子，因而收录的。所以，书中所附的方子，不一定就是张仲景的方子。

对此，我们应该认识到：它们可能不是张仲景的方子，也可能是张仲景的原方，在散失之后被收集起来的。

二、结合伤寒条文学习《金匮要略》

怎样学习《金匮要略》呢？我是这样考虑，因为《金匮要略》和《伤寒论》原是一部书，后来被拆分，也可以说是姐妹篇。这两部书的关系非常密切。《伤寒论》

里面主要谈六经，谈到六经辨证；《金匮要略》主要谈脏腑经络，谈脏腑经络方面疾病的发生。那么是不是六经对《金匮要略》就不适用呢？也不完全是这样，《金匮要略》中有很多论述，也提到六经方面的病证，比如太阳病、实证虚证的关系。又如，治疗上，脾胃病实证从阳明治疗、虚证从太阴治疗。所以，六经辨证的方法也适用于《金匮要略》。我们学习《金匮要略》的时候，有些地方应该与《伤寒论》掺合起来看，前后联系起来，这样就可以加深对于疾病，或对于某条文的认识，可以认识得比较清楚，更全面一些。

1. 大柴胡汤证治

我们举个例子，条文另外引出，先引入可能谈起来有困难。《金匮要略》里面谈到大柴胡汤的症状，《伤寒论》里也谈到大柴胡汤的症状，如第 136 条："伤寒十余日，热结在里，复往来寒热者，与大柴胡汤。"这一条是《伤寒论》里的，可见病证在里，是表里两实证。有表也有里，这表里是相对而言的，症状方面它提到热结在里，只提到一句话。如果仅凭这一句话就用大柴胡汤似乎不怎么明确。为什么呢？第一点，在于部位。它没有指出大柴胡汤适用的具体部位，仅讲热结在里。在哪个地方？左面、右面、上面、下面？它没有指出来。

但如果我们和《金匮要略》联系起来看，就比较清楚了。《金匮要略·腹满寒疝宿食病脉证》篇里面："按之心下满痛者，此为实也，当下之，宜大柴胡汤。"按心下的部位满痛，这一点把"热结在里"具体化了，这属于里实证，也许里面有些积滞，应当用下法，用大柴胡汤去下。

大柴胡汤组成：柴胡 15g，黄芩 9g，芍药 9g，半夏 9g，枳实 9g（炙），大黄 6g，生姜 15g，大枣 12 枚。功用：和解少阳，内泻热结。

我们可以将这一条与《伤寒论》联系起来，把热结在里的具体症状指出来，即大柴胡汤的满痛是在心下的部位，当然，这心下包括两胁。大承气汤也治满痛，也可治热结在里的，但大承气汤的满痛是在腹中的，不是在心下的，在绕脐的部位。如果仅依据热结在里，就很难区别大柴胡汤与大承气汤的下法，因为两者同为里实，同为腹满。但大柴胡汤的满痛在胃的部位，而后面大承气汤的满痛在肠的部位。所以部位是不同的，大柴胡汤与大承气汤的部位问题是很要紧的。我们可以用《伤寒论》中的内容来补充《金匮要略》相关条目的不足之处。

大承气汤组成：大黄 12g，厚朴 15g（炙），枳实 5 枚（炙），芒硝 9g。功用：

峻下热结，急下救阴，通胃结，救胃阴。

《伤寒论》中的"郁郁微烦""往来寒热"，并未见于《金匮要略》。但我们在学《金匮要略》时，应该知道大柴胡汤有寒热往来、郁郁微烦。这两方面相互印证，联系起来看，就可以明确诊断了，我们也能认清疾病了。这是大柴胡汤的情况。

2. 十枣汤证治

我们再看看《金匮要略·痰饮咳嗽病脉证并治》篇及其证治。比如悬饮："饮后水流在胁下，咳唾引痛，谓之悬饮。"该篇21条中谈到"脉沉而弦者，悬饮内痛"。脉见到沉弦，是因为有水饮。悬饮是里面痛。还有第22条："病悬饮者，十枣汤主之。"这就提出了悬饮的治疗方法和方子，治疗悬饮用十枣汤。

十枣汤组成：芫花1.5g，大戟1.5g，甘遂1.5g，大枣10枚。功用：攻逐水饮。

上面就三条，很简单。如果单看这三条就选用十枣汤，似乎有些地方还不太圆满，因为该病在开始的时候，有表证存在，等表解之后才有头痛、心下痞满、引胁下痛、干呕短气。有这些症状时，可以用十枣汤。所以，该病初期有表证时，还是应该先解表，表解了之后，见到咳唾引痛、脉沉弦，或如《伤寒论》中所述"其人漐漐汗出，发作有时，头痛，心下痞硬，引胁下痛，干呕短气，汗出不恶寒者，此表解而里未和"，诸如此类。有这些症状用十枣汤比较合适，因为开始有表证时不宜去攻、去下，所以，有表证时可以考虑用小青龙汤治疗。

小青龙汤组成：麻黄9g，芍药9g，五味子5g，干姜9g，甘草炙9g，细辛9g，桂枝9g，半夏5g。功用：解表散寒，温肺化饮。

待表证解去之后，可用十枣汤下之。如果表证未解时就用十枣汤攻下，会导致表热入里。从中医辨证的表里先后方面来看，不解表，先攻里，不太合适。

再看"咳唾引痛"这句话。单凭这症状用十枣汤似乎有些药重病轻，还有些小题大做。咳嗽、吐痰牵引作痛，不一定是十枣汤的症状，感冒伤风厉害时也可能出现这些症状。

咳嗽牵引而疼痛是很常见的，用十枣汤太重了，这类症状可用其他方子去解决。所以，将这一条与《伤寒论》联系起来看，我们准确运用十枣汤的把握就会大一些，毕竟十枣汤是攻下的峻剂。这一点说明，学习《金匮要略》时，联系《伤寒论》，对于研究病情，对于实施治疗，都能更为恰当、周到。当然这仅是举例而已。

《伤寒论》与《金匮要略》相同的条文有 41 条，除条文之外，它们还有不少联系，所以，我们可以把它们联系起来。

三、《金匮要略》条文排列技巧

学习《金匮要略》，我们要联系有关的条文来阅读。《金匮要略》是当时临床经验的总结，它辨证性很强，为了方便辨证和进行比较，有时把似乎没关系的、性质不同的条文罗列在一起，有时又将性质相同的条文分散到别的地方。我们学习的时候可以把有关的条文联系起来，互相对照，再进行比较，可以将病症辨证得更为明确。我们再举几个例子来谈谈《金匮要略》中条文的排列问题。

1. 防己黄芪汤证与越婢汤证

比如《金匮要略·水气病脉证并治》第 22 条讲防己黄芪汤的症状："风水，脉浮身重，汗出恶风者，防己黄芪汤主之。腹痛加芍药。"第 23 条讲越婢汤的症状："风水恶风，一身悉肿，脉浮不渴，续自汗出，无大热，越婢汤主之。"这两条都是介绍风水，在症状方面基本差不多，似乎是相同的。我们在条文中可以看得很清楚：两者都有脉浮；22 条是身重，23 条是"一身悉肿"，不过是程度上的差别；两条都有汗出恶风。可见，在症状方面，它们似乎相同。但是在治疗方法上有较大的区别。该病在病机方面，在治疗方面相差很远，因为一个是虚证，一个是实证。前面一条防己黄芪汤，是表虚不固，所以出现恶风汗出，是表虚不固、水湿不化引起的身重。后面一条越婢汤，是外面有水气，里面夹有热邪，水气泛滥则一身悉肿。越婢汤用麻黄和石膏；防己黄芪汤用黄芪、白术和甘草、生姜、大枣。这两方相差很远。

越婢汤组成：麻黄 90g，石膏 125g，生姜 45g，大枣 52.5g，甘草 30g。功用：发越水气，清透郁热。

防己黄芪汤组成：防己 15g，黄芪 15.3g，甘草 7.5g，炒白术 22.5g。功用：益气祛风，健脾利水。

它们的病机相差很远，一个用防己黄芪汤益气固表、行水除湿；另一个用越婢汤来发越水气、清除里热。这两个条文性质不同，为什么放在一起呢？就是恐怕读者弄错了，把虚证当实证看，把实证当虚证看，所以把两条性质不同的条文放在一起便于我们比较，便于我们辨证。

2. 小半夏汤证与小半夏加茯苓汤证

我们再看小半夏汤证与小半夏加茯苓汤证。在《金匮要略·痰饮咳嗽病脉证并治》篇里，第28条和第41条，这两条都谈了呕吐和渴。第28条："呕家本渴，渴者为欲解，今反不渴，心下有支饮故也，小半夏汤主之。"第41条："先渴后呕，为水停心下，此属饮家，小半夏茯苓汤主之。"第28条和第41条都谈了呕吐和渴，前面一条怎么谈渴的呢？痰饮见到渴时病欲解了，病将好了，如果不渴说明心下有滞，心下的部位有饮邪滞留在里面，因为有饮邪，所以不渴。这容易理解，饮毕竟是水，饮邪在里面，水饮停滞故不渴。但是后面一条反过来讲了，第41条提到渴，认为渴是因为有水饮停滞在里，这不是自相矛盾吗？这种地方，对于我们理解病机会造成困难。其实并不自相矛盾。中医辨证有两方面的理论，正反两方面都可以来确定同一个症状。第41条的渴是因为水饮停留的日子久了，病势比较深，阳运不足不济，不能够运化，不能化气布津，所以出现口渴。这也说明，第41条的口渴是由于病势来得深，来得久，不能认为这种口渴是津伤，或者与小半夏汤证一样，不能这样看待，因为这是内部阳气受损，不能化气布津造成的口渴。阳气受损也是因为水势深，饮邪日久。我们仅仅这样解释。

是不是有佐证呢？其他方面是不是有同类情况来说明这个问题呢？我们还可以从其他方面来佐证和说明这个问题。比如本篇中的己椒苈黄丸也提到这样的问题。如果把其他情况结合起来，从旁佐证，更能加深我们的理解。己椒苈黄丸中也提到口舌干燥，原文为："腹满，口舌干燥，此肠间有水气，己椒苈黄丸主之。"

己椒苈黄丸组成：防己15g，椒目15g，葶苈15g（熬），大黄15g。功用：涤饮泻热，前后分消。

四味药合用，饮消热去，就能够散布津液了。一般三服以后，口中就有津液了。如果继续服用，反而增加口渴，说明水饮阻滞得厉害，饮阻气结得厉害，气机壅滞在里面。气机壅滞，气不能够布津，所以口渴。开始的时候口舌干燥，干燥的程度比口渴轻一点，药吃下去没有好，反而加重，说明它的病势来得深，药力不够，所以渴者加芒硝，在己椒苈黄丸中再加芒硝。加芒硝起什么作用呢？加芒硝破坚逐壅，让积水下得痛快些，上面的药力道还不够，加了芒硝口渴反而可以好了。这种情况，我们仔细辨证是能够认得清楚的。否则的话，药吃下去倒反而口渴了，那是津伤了吧？不能逐饮？不是的，这说明阳气损伤得厉害，不能运化，津液不能上承，可以造成口渴。所以，如此联系起来，就能正确分辨口渴了。

此处谈的是渴与不渴的辨证，不渴时病在表，所以用发汗。在表的阶段，里面没有病，所以不渴。不渴的时候说明病势轻浅，里气尚和，里面没有病，水气仅仅在表。但是病势会发展，如果再向下发展，里面也可能出现问题。病势入里，就可能出现口渴。比如第 10 条："胸中有留饮，其人短气而渴，四肢历节痛。脉沉者，有留饮。"此条提到口渴，说明水势又深了一步，水饮沉积在里面，气不布津了。从这方面看，病势来得深一些，比不渴更深一些。我们将这两条相互对比，可以得到佐证，帮助我们认识水饮停留时病势深浅的程度。病势浅时不渴，病势深时口渴。

3. 湿病与历节病

此外，我们可以比较有关的篇幅，这样学习，可以更清楚地认识问题。例如《金匮要略·痉湿暍病脉证》篇中的湿病与《金匮要略·中风历节病脉证并治》篇中的历节病，还有《金匮要略·肺痿肺痈咳嗽上气病脉证治》篇中的咳嗽上气病与《金匮要略·痰饮咳嗽病脉证并治》篇中的咳嗽病。湿病与历节病有相类似的地方，咳嗽上气与痰饮的咳嗽有相类似的地方。所以，我们可以把类似之处进行比较，它们各有异同的地方，有的地方相同，有的地方不同，这样比较起来更容易理解，更容易认识原文的内容。

《金匮要略·痉湿暍病脉证》篇中的湿痹，大多由于感受外湿。如第 14 条："太阳病，关节疼痛而烦，脉沉而细者，此名湿痹。湿痹之候，其人小便不利，大便反快，但当利其小便。"湿痹患者除关节烦痛外，又见小便不利、大便反快的证候，是内湿夹外湿。湿盛则濡泄，故大便反快；湿阻于中，阳气不化，故小便不利。因而治当利小便为主。

《金匮要略·中风历节病脉证并治》篇中的历节病第 8 条："诸肢节疼痛，身体魁羸，脚肿如脱，头眩短气，温温欲吐，桂枝芍药知母汤主之。"历节之病由于风寒湿邪内侵，痹阻筋脉关节，日久不解，逐渐化热伤阴，筋脉骨节失养，浊邪累及脾胃所致。治当祛风除湿，温经散寒，滋阴清热。

以上两条均有关节疼痛、关节肿大的症状，但分处于不同的章节，我们把它们放在一起进行学习、对照、比较，可以深刻领会中医辨证施治的精妙，并用以指导临床实践。

4. 咳嗽上气与痰饮咳嗽

《金匮要略·肺痿肺痈咳嗽上气病脉证》篇中的咳嗽，是由水饮直接造成的，它的病位在肺。如该篇第4条："上气喘而躁者，属肺胀，欲作风水，发汗则愈。"痰饮的咳嗽是水饮间接影响导致的，所以，它的病变在胸胁的部位。如本篇第6条："咳而上气，喉中水鸡声，射干麻黄汤主之。"所以，虽然症状都有咳嗽，但它们的病机是不同的，一个是直接的原因，一个是间接的影响。因此，治疗上大有不同。所以，治疗咳嗽上气与痰饮咳嗽的方子相差很大。

我们比较一下就能领会到为什么把它们分开，为什么治疗方法不同。本篇中很多的方子都用麻黄，用麻黄能取得比较好的效果。《金匮要略·痰饮咳嗽病脉证并治》篇就不常用麻黄，非但不常用，而且在某些时候用麻黄会有不良反应，这些地方我们需要注意。所以，在临床上不能每每见到咳嗽气急，就用麻黄。辨证正确，用麻黄治疗咳嗽上气类型的咳嗽会有比较好的效果，但如果是痰饮类型的咳嗽，就不宜用麻黄了。所以，在痰饮中用麻黄治咳嗽病，治坏的不少。对痰饮来说，用麻黄是不大合适的。我们在看叶天士的医案时，可以发现在痰饮咳嗽中，他不太用麻黄，可能仅在极少数医案中用麻黄。这说明叶天士对《金匮要略》研究得比较精深。所以，治疗咳嗽要看具体情况。

四、联系方、证来阅读《金匮要略》

《金匮要略》许多条文叙述的症状很简略，条文很简单，甚至只有一个方名，或者只讲症状而没有方子。我们该怎么对待这些地方？对于这些地方，前人告诉我们读书的方法就是以方测证，或者是以证测方。前人有这样的说法：症状简略或没有症状的条文，我们可从方子里用多少药着手，看着这里面的药，分析哪些症状应该用这些药。还有些条文没有方子，只有症状，或者只有症状，没有方子。没方子的我们可以补方子，这类方子到什么地方补呢？首先选择在《金匮要略》原书里补。在《金匮要略》的其他篇幅里面找，或者在其他条文里面找。所以，沈老先生提出：从没有字的地方去找。从没有字处着手，这也是读《金匮要略》的好方法。

我们举几个例子来谈谈这个问题，《金匮要略·肺痿肺痈咳嗽上气病脉证治》

篇里第 8 条厚朴麻黄汤："咳而脉浮者，厚朴麻黄汤主之。"第 9 条："脉沉者，泽漆汤主之。"此处的症状很简略，只有咳嗽，下一条甚至没有提到咳嗽。这两条在有的书中是一条，有的是两条。无论是一条还是两条，均可以归纳为：咳而脉沉，脉沉用泽漆汤。如果仅仅根据条文，很难准确掌握这些方剂的运用，因为咳嗽兼见脉浮的疾病很多，不易把握。一般有表证可见到脉浮，病势在表、在上时，也可见到脉浮。脉沉也是不少的。单独凭这些就贸然地用厚朴麻黄汤，或者用泽漆汤，显得不妥当。这怎么办呢？我们应该找其他线索，追根循源。有方子没症状的，我们从药中推出它的症状；有症状没有方子的，我们根据症状找出相应的方子。"咳而脉浮者，厚朴麻黄汤主之"，这样的症状，根据脉浮说明其病机在上、在表。

厚朴麻黄汤组成：厚朴 75g，麻黄 60g，杏仁 40g，半夏 50g，干姜 30g，细辛 30g，小麦 130g，五味子 31g，石膏 60g。功用：宣肺降逆，化饮止咳。

根据该方重用厚朴可以推测出，其症状应该还包括咳嗽上气、胸满烦躁。因为厚朴的作用是燥湿除满、下气消积、消痰平喘。此外，还应该有倚息不得平卧的情况。患者喘咳得厉害，倚靠在那儿呼吸，不能平卧。还有身热不恶寒，舌苔可见到白腻。这些症状都是饮热迫肺造成的，因为里面存在饮邪上迫于肺，肺受饮邪的影响，肺里面有饮邪，日积有郁、有热，所以用厚朴麻黄汤下肺中之饮，降逆、止咳平喘。

从以上的方子中，我们推理出这些症状，也就是说出现这些症状时我们可以用厚朴麻黄汤，放心大胆地去用。否则的话，我们无从选择。后一条，脉沉用泽漆汤。

泽漆汤组成：半夏 50g，紫参 75g，泽漆 750g，生姜 75g，白前 75g，甘草 45g，黄芩 45g，人参 45g，桂枝 45g。功用：逐水降气，止咳平喘。

泽漆汤里药味也不少，泽漆是主要的，其作用为利水逐饮。泽漆汤里还有桂枝、黄芩、紫参。方子里紫参一作紫菀，可根据具体情况选择。如果用紫参，可以利大小便，清热祛湿；若用紫菀，可以止咳化痰。脉沉说明病势在里、在下。该方既有止咳药又有利水的药，说明有身体浮肿、咳嗽上气，以及二便不利（即大小便不利，该方有通利大小便的药）的情况。有这些症状是由于水饮内积造成的咳嗽上气。这里用泽漆汤逐水通阳，止咳平喘。这条症状少并且很简略，但我们根据具体用药，研究其药性之后，就可以知道具体还有哪些症状。另外还有一种情况，那就是同一个症状下面出两张方子。这种情况《金匮要略》中也不少，有好多条文，一个条文下，某汤主之，某汤也主之，出两张方子。比如《金匮要略·痰饮咳嗽病脉证并治》篇第 17 条："夫短气有微饮，当从小便去之，苓桂术甘汤主之；肾气丸亦主之。"这就是一条条文两张方子。也就是说，里面有痰饮，引起了短气，饮邪不太多，是微饮，我们去微饮应该用利小便的方法，苓桂术甘汤当然可以利小便，肾气丸也可以利小便，所以出两张方子。这种情况下是不是可以随意地用某一张方子呢？今天用苓桂术甘汤，明天就用肾气丸？我觉得这样也不行，毕竟苓桂术甘汤与肾气丸是有区别的，书上张仲景没区分，要我们自己去区别。怎么区别呢？我们从方剂中推测还应该补充哪些症状呢？这样我们才能够把它们区别开来。

苓桂术甘汤组成：茯苓 60g，甘草 30g，桂枝 45g，白术各 45g。功用：温阳化饮，健脾利水。

肾气丸组成：干地黄 120g，山药 60g，泽泻 45g，山茱萸 60g，茯苓 45g，牡丹皮 45g，桂枝 15g，炮附子 15g。功用：补肾助阳。

对于停饮，如果是源于中阳不运，水停心下，其病根主要在脾，除了短气、有痰饮、目眩、小便不利之外，还要考虑有心下悸、胸胁支满、脉沉弦、头晕等症状。这些症状也是水饮造成的，应该补充这些症状。具有这些症状，又见短气、小便不利的患者，我们就可用苓桂术甘汤。如果有短气，小便不利，我们见到下焦阳虚不能化水，而造成水停心下的，病根则在肾，这是肾阳不足导致的。除了短气、小便不利之外，应该还有腰痛、畏寒、足冷、下肢冷、少腹拘急等症状。有这些症状，我们可以选择用肾气丸。所以，一条条文有两张方子，并不是可以随便用的，应该区别使用。

我们再看大、小青龙汤治溢饮。"病溢饮者，当发其汗，大青龙汤主之；小青龙汤亦主之。"溢饮，如果水溢于皮肤，就变成水肿，水在表，发汗也是不错的方法，大青龙汤、小青龙汤都可以用。是不是我们不区别地去用呢？那也不行，还是要区别运用。如何区别呢？根据大、小青龙汤的方剂来推出，用大青龙汤的目的在于发汗散水、清热。

大青龙汤组成：麻黄 90g，桂枝 30g，生姜 45g，炙甘草 30g，杏仁 16g，大枣 42g，石膏 60g（碎）。功用：发汗散饮，兼清郁热。

需要发汗散饮、清郁热的用大青龙汤。用小青龙汤的目的在于行水、温肺、下气。见到咳嗽，里面有寒饮的，需要用小青龙汤来行水、温肺、下气。

小青龙汤组成：麻黄 45g，芍药 45g，五味子 31g，干姜 45g，炙甘草 45g，细辛 45g，桂枝 45g，半夏 50g。功用：发汗宣肺，温化寒饮。

大青龙汤以发热、不汗出、烦躁而喘为主要症状，该证的喘与小青龙汤是不同的。小青龙汤以寒饮、咳嗽、喘逆为主要的症状。所以，我们见到寒饮咳嗽而喘的用小青龙汤；见到以发热、无汗、烦躁而喘为主症的选用大青龙汤。这样有选择地去用，对治疗溢饮就有明确的界限，也不至于混淆。所以，选方方面也要恰当，这样效果会比较理想。

另外还有个方面，《金匮要略》中有不少条文只讲症状而没有方剂，我们怎么办呢？应该从相同的症状当中找出适合的方剂来，加以补充。比如《金匮要略·黄疸病脉证并治》篇中第 2 条、第 4 条、第 15 条，其中的症状包括：心中懊侬、心中热、热痛等。该篇第 2 条："心中懊侬而热，不能食，时欲吐，名曰酒疸。"第 4 条："夫病酒黄疸，必小便不利，其候心中热，足下热，是其证也。"第 15 条："酒黄疸，心中懊侬或热痛，栀子大黄汤主之。"上面的心中懊侬、心中热、热痛，这些是共同的症状，它们是什么原因造成的呢？病机不外乎是湿热郁蒸，所以发黄了。总的病机是湿热郁蒸，所以治疗不外乎清利湿热。前面两条只有症状没有方子，但病机是一致的。我们可把第 15 条与上面的两条联系起来读，找出它的方剂：栀子大黄汤。栀子大黄汤既可治第 15 条的病，也可治第 4 条的病，也可治第 2 条的病。

栀子大黄汤组成：栀子 14g，大黄 15g，枳实 7.5g，豉 104g。功用：清心除烦。

这样，我们就能一方多用。虽然书中方剂少，我们依据一定的原则可灵活应用，使方剂运用得更广泛一些。以上例子是《金匮要略》中有条文没有方子的，可以在性质相同的条文中找方子。

还有一种情况是指出一个治疗的原则来，可是没有方子。比如《金匮要略·水气病脉证并治》篇里面，治疗水气有三大原则：发汗，利小便，逐水。在实证、五脏水中不外乎这三个原则。书里没有出方子，怎么办呢？我们就需要到《金匮要略》中其他的篇章、其他的条文中去找，联系起来读、看，在《金匮要略》其他处找到具体的方子。比如水气病篇中可以发汗的有越婢汤、大青龙汤、小青龙汤等，都可以借过来用。

越婢汤组成：麻黄90g，石膏125g，生姜45g，大枣52.5g，甘草30g。功用：发越水气，清透郁热。

大青龙汤组成：麻黄90g，桂枝30g，生姜45g，炙甘草30g，杏仁16g，大枣42g，石膏60g。功用：发汗散饮，兼清郁热。

小青龙汤组成：麻黄45g，芍药45g，细辛45g，干姜45g，桂枝45g，半夏50g，五味子31g，炙甘草45g。功用：发汗宣肺、温化寒饮。

需要利小便，《金匮要略》里有五苓散、猪苓汤等，这些方子也可以拿过来用。

五苓散组成：泽泻15.3g，猪苓0.9g，茯苓0.9g，白术0.9g，桂枝0.6g。功用：化气利水，兼有发汗之用，使饮邪内外分消。

猪苓汤组成：猪苓15g，茯苓15g，阿胶15g，滑石15g，泽泻15g。功用：滋阴清热，利水而不伤阴。

需要攻下的，我们可把《金匮要略》中的十枣汤、己椒苈黄丸等方子拿过来用。

十枣汤组成：芫花、甘遂、大戟各等分。功用：攻逐水饮。

己椒苈黄丸组成：防己15g，椒目15g，葶苈15g，大黄15g。功用：泻热逐水，通利二便（前后分消）。

方法还是比较多的，我仅仅举了些例子来说明这个问题。其他方子，比如利小便的方子、逐水的方子、发汗的方子，还有很多。以上是联系方、证，这样联系起来读，意味深长，可以运用得更广泛。

五、《金匮要略》中脉法的重要性

《金匮要略》里面谈脉的特别多，最难学会的也是脉。一般讲读《内经》怕气，气最难懂；读《金匮要略》怕脉，脉也难懂。一般临床上也有这样的情况：时病重舌，杂病重脉。一般时病，相对而言更需要注意舌质、舌苔，当然应该四诊合参。各位读温病时，拿出一大堆舌苔的模型，也说明时病重舌的情况。而看杂病时不会搬一大堆舌苔模型，杂病相对而言是重脉的。这也是我们长期在临床经验中体会到的。

《金匮要略》在脉的方面尤其突出，其中有几种情况。有的用脉象来说明病因病机，还有的是用脉象来决定治疗方法，有的用脉象决定治法，有的用脉象来推测预后（根据脉象预测病以后好或不好），还有的用脉象来说明病程的深或浅。所以，不能简单地把脉象仅仅看作是脉的表现而已。比如在黄疸病篇中，"寸口脉浮而缓，浮则为风，缓则为痹"。这是用脉象来佐证黄疸的病因病机。脉浮属于表、属于风；脉缓是有湿的，有湿时出现缓脉。浮为有风，缓为有湿留驻在里面。这就说明，黄疸的成因是外感风邪，内有湿热。所以，湿热郁蒸而发黄，脉象表明了黄疸的病因病机，其病因是受到了风湿。

在《金匮要略·胸痹心痛短气病脉证治》篇中，《金匮要略》提出阳微阴弦的脉象。原文如下："夫脉当取太过不及，阳微阴弦，即胸痹而痛，所以然者，责其极虚也。今阳虚知在上焦，所以胸痹、心痛者，以其阴弦故也。"这条用阳微阴弦来说明胸痹的病机。阳微中的阳，就是关以上寸口的部位，阴弦中的阴是关以下尺的部位。这个脉象——阳微阴弦，是胸痹的脉象。这说明了什么问题呢？说明上焦的阳气不振，下焦阴寒盛。即，胸痹的病机是心阳不振，阴邪上乘。这阴邪实指水饮、痰实、寒气等一类的东西。脉象方面也可以说明此胸痹是虚寒、虚中夹实，既有虚的一方面，又有实的一方面。这是从这脉象方面说明胸痹的病因病机。

下面再谈谈用脉象决定治疗以及治法的先后。再到《金匮要略·黄疸病脉证并治》篇中去找，篇中酒疸和腹满同时出现，原文："酒黄疸者，或无热，靖言了了，小腹满欲吐，鼻燥。其脉浮者，先吐之；沉弦者，先下之。"这里有腹满，有欲吐。酒疸中，欲吐与腹满一起出现，根据腹满我们应该用下法；根据欲吐，其病势趋于向上，当用吐法。今病者既腹满而又欲吐，则应四诊合参，此处以脉诊为主，定其治法。脉浮者病近于上，先吐之；脉沉者病近于里，先下之。

前面讲了从脉象的变化来考虑治法。《金匮要略·痉湿暍病脉证》篇中，"暴腹胀大者，为欲解，脉如故，反伏弦者，痉"。这是用脉象来推测疾病的预后。痉病有角弓反张，角弓反张的时候腹部大不起来。我们自己可以做做这个姿势，角弓反张的话肚子是瘪下去的，大不起来的。现在腹部胀大（相对的胀大起来），这个病比较急。"暴"是相对讲的。《金匮要略》中许多都是相对而言，不是绝对之词。肚子本来是瘪下去的，现在大起来了，说明该病要缓解，因为角弓反张相应地减轻了，疾病向好的方面转变了。症状虽然改善了，但如果脉象仍然弦（反伏弦者），仍将发痉。痉病的脉是沉伏而弦，尤其是弦，现在脉象如故，不但如故更加沉弦得厉害，说明病没好，反而又见到伏弦脉，是预后不良，仍要发痉下去。这是从脉象方面来推测疾病的预后。

下面谈从脉象推测病程的深浅。比如，《金匮要略·水气病脉证并治》篇第1条讲脉浮，第2条讲脉浮洪，第3条又讲脉沉滑。同一个风水，为什么脉象大为不同？

第1条："师曰：病有风水，有皮水，有正水，有石水，有黄汗。风水，其脉自浮，外证骨节疼痛，恶风；皮水，其脉亦浮，外证胕肿，按之没指，不恶风，其腹如鼓，不渴，当发其汗。"

第2条："脉浮而洪，浮则为风，洪则为气，风气相搏，风强则为隐疹，身体为痒，痒为泄风，久为痂癞。气强则为水，难以俯仰。风气相击，身体洪肿，汗出乃愈。"

第3条："寸口脉沉滑者，中有水气，面目肿大，有热，名曰风水。视人之目窠上微拥，如蚕新卧起状，其颈脉动，时时咳，按其手足上，陷而不起者，风水。"

同一个风水的脉象，为何如此不同？这表明疾病不是固定不变的，是逐步发展的。风水初起时，表证多，表证脉象多为浮，从这方面看，风水初起时不怎么肿。进一步发展时，脉象变得浮洪了，浮洪说明水与热相搏。脉象变浮洪，则病势比第一条重了，并且有热。假使跟踪疾病的发展，疾病更重时，风水使脉象变得沉滑了。《内经》上讲脉沉有水，脉滑有风，沉滑提示风和水潴留，导致肿得很厉害。肿胀严重，相对地脉象就隐藏下去了，四肢臂膀肿得粗了，类似肥人和瘦人的区别。肥人的脉象一般偏沉，瘦人的脉象一般偏浮。肿得很厉害，脉被压在下面，就沉了。这就是风水的逐步发展，脉象由浮变得沉滑。这类情况在临床很多见。我们在学习的时候，要认真研究这些方面，重视脉象的发展，注意疾病的逐步变化。《金匮要略》多谈脉，是因为有各种各样的情况存在，每一种脉象的性状说明各自不同的情况和问题。

六、从文法看《金匮要略》

研究中医学，了解古代的文字文法是很重要的，我们需要认真研究古代文理的特殊情况，搞不清这一点，会误解中医学的本意，或者理解得不透彻、不深入，研究《金匮要略》当然也是如此。所以，我们这个部分，也就是最后一个部分，谈谈古医书文理的特殊性。

所谓的特殊，在当时也是一般的。汉代的文字多有这样的情况，不只医书如此。如果古文基础雄厚一点，我们学习古医书就会比较方便一些。一般认为《金匮要略》难读，是因为《金匮要略》除了文字古奥，还有古奥的文法。用现代的文法去学习理解古文是不对的，这就是困难的地方。所以，如果我们不了解其中的特殊笔法，就不能理解里面的境意，或者误读了条文的精神。

现在就讲几个主要方面，举例而已，供读《金匮要略》时参考。

其一，读文解义。读文可以见到它里面的意义了。比如，在《金匮要略·痉湿暍病脉证》篇中桂枝附子汤和白术附子汤原文这样说："伤寒八九日，风湿相搏，身体疼烦，不能自转侧，不呕不渴，脉浮虚而涩者，桂枝附子汤主之。若大便坚，小便自利者，去桂加白术汤主之。"桂枝附子汤和白术附子汤都是风寒湿在表而见到表阳虚的症状，风寒湿在表用此疗法。

桂枝附子汤讲的是不呕不渴。下面白术附子汤条文中没讲不呕不渴，而讲大便坚、小便自利。前面没讲大便坚、小便自利，但其实也包括在里面。前面讲的不呕不渴的症状，也包括在后面。原文不再重复了，我们应该把前后联系起来。这说明什么问题呢？不呕不渴说明疾病尚未入里，没有到阳明、少阳，风寒湿仍在表。既然没有入里，症状还是大便坚、小便自利的，因为湿不在里，说明里面无病。

这一条是读文解意的范例，并不是说开始有不呕不渴、大便溏、小便不利，服用桂枝附子汤之后才转为大便坚、小便自利。这告诉我们，湿没有入里，风寒湿仍在表。服用桂枝附子汤后湿还在表，仍未入里。不过服用桂枝附子汤之后，去掉了风邪，不需要祛风药了，就不用桂枝了，只要用祛寒湿的药。患者还是身体疼烦、转侧不便的，这些症状仍然存在，因而需要用白术附子汤祛湿温经。

桂枝附子汤组成：桂枝 60g，生姜 45g，附子 10.2g，炙甘草 30g，大枣 42g。功用：温经助阳，祛风除湿。

白术附子汤组成：白术 30g，附子 5.1g，大枣 21g，生姜 22.5g，炙甘草 15g。功用：祛湿温经复阳。

此处的白术、附子，是逐皮间湿邪的。《神农本草经》认为，白术是逐风寒湿气的。桂枝的作用为祛风寒、解表、活血通络。白术的作用为健脾益气、燥湿利水、止汗、安胎。附子的作用为回阳救逆、温阳散寒、补脾补肾。所以，白术、附子是驱逐皮肤里面的湿邪水肿，并温经复阳。甘草、生姜、大枣调和营卫。白术附子汤是治疗表阳虚，湿气偏盛的。

所以，这时候湿邪还在表，不在里。为什么呢？前面的湿痹里面讲小便不利，大便反快。湿邪在里的时候，大便是快的，甚至大便是溏的。大便坚说明里面没有湿，小便自利说明小便里面没有湿。湿痹是小便不利、大便反快，这里有湿邪。白术附子汤用于"大便坚，小便自利"，里面没有湿，说明寒湿还在表，因为没有风，所以去掉了桂枝。对风寒湿，临床上大家都有体会。哪个跑得快？风性轻扬，善行数变，风是跑得最快的；寒邪是跑得慢的；湿是淤滞的、粘连的，所以湿邪跑得最慢。所以，祛了风之后，再治的就是湿了。用白术附子汤再祛它的湿，这是第一点。

我们再来看看第二点。张仲景告诉我们："一服觉身痹，半日许再服，三服都尽，其人如冒状，勿怪，即是术、附并走皮中逐水气，未得除故耳。"

第一服下去，觉得身上有痹（麻嗖嗖的感觉），是前面桂枝附子汤治风湿。半日许再服，过了半天再吃，三次药吃完了，其人如冒状，勿怪。什么是冒状？就是眩冒，像被一个东西裹住那样，遇到这种情况不要害怕，不要奇怪，那是白术、附子一起走皮中、逐水气，这是正邪斗争的事，是在皮内逐水气，还不能马上去除皮中水气的缘故。正邪斗争还有个转化的过程，正邪斗争时有冒状（瞑眩反应）。也有人认为，这是轻微的中毒，因为原方用药的最大量和中毒量比较接近，或认为中医有些"毒"药，服用后可能产生瞑眩。

张仲景用这张方子的本意是助阳逐湿，微取发汗，从而使湿邪从皮肤中被驱除。这是从筋肉里驱湿外出的一种方法。这是读文解义，联系前后条文，能减少对条文理解的矛盾。如果不这样，很多矛盾便容易突显出来。这是文字方面。

我们再看《金匮要略·血痹虚劳病脉证并治》篇的第8条，桂枝加龙骨牡蛎汤。"夫失精家，少腹弦急，阴头寒，目眩，发落，脉极虚芤迟，为清谷、亡血、失精。脉得诸芤动微紧，男子失精，女子梦交，桂枝加龙骨牡蛎汤主之。"

桂枝加龙骨牡蛎汤是治男子失精、女子梦交的。如果我们按照现代文法去理解，男子有失精的疾病，女子有梦交的疾病才能用桂枝加龙骨牡蛎汤治疗，但这样就把原文割裂开了，就会理解错。因为男子失精的时候也是梦交的，女子梦交时也是失精的。张仲景这么表述，只是当时的文法如此，但也不是男子失精又梦交，女子梦交又失精的意思，而是男子失精时也梦交，女子梦交时也失精。《金匮要略》不是重复讲的。这就是读文解义，也是一种省笔的方法。《金匮要略》中多有这样的表述，如果我们不了解，容易误读原文。

桂枝加龙骨牡蛎汤组成：桂枝45g，芍药45g，生姜45g，甘草30g，大枣42g，龙骨 45g，牡蛎 45g。功用：调和阴阳，镇心神，保肾精。

还有一种倒装的方法，比如十枣汤。"脉浮而细滑，伤饮。脉弦数，有寒饮，冬夏难治。脉沉而弦者，悬饮内痛。病悬饮者，十枣汤主之。"十枣汤把前面的句法移到后面，属于倒装法。如果我们不了解这种倒装法的话，也会误解原意。

《金匮要略·痰饮咳嗽病脉证并治》篇第 18 条："病者脉伏，其人欲自利，利反快，虽利，心下续坚满，此为留饮欲去故也。甘遂半夏汤主之。"

"此为留饮欲去故也"，这句话应该在"利反快"下面，当为"利反快，此为留饮欲去故也"。下利反而快，是留饮欲去的缘故。其人欲自利，是留饮欲去的形式，说明正气战胜邪气，病情向好的方向发展。服药下利后，感觉轻快了，并不是"留饮欲去"，再用甘遂半夏汤的意思。但是虽下利，心下续坚满，还是坚满，说明病根还是深，所以用甘遂半夏汤。

再看《金匮要略·水气病脉证并治》篇中第 2 条的"恶风则虚，此为风水"。这条原文很长："脉浮而洪，浮则为风，洪则为气。风气相搏，风强则为隐疹，身体为痒，痒为泄风，久为痂癞。气强则为水，难以俯仰。风气相击，身体洪肿，汗出乃愈。恶风则虚，此为风水。不恶风者，小便通利，上焦有寒，其口多涎，此为黄汗。"这段中，"恶风则虚，此为风水"应该在"身体洪肿"下面。也就是说，身体洪肿是风水。治风水用什么方法呢？用发汗。这样文字方面比较通顺，比较合乎情理。也就是说治风水，可以通过发汗，使风和水从皮肤里排出。肺痿肺痈咳嗽上气篇里面也有这样的观点，"上气喘而躁者，此为肺胀，欲作风水，发汗则愈"，"欲作风水，发汗则愈"与这一条原理相同，也可以作为这一条的佐证。

此外，《金匮要略》文字方面还有一种插编的方法。《金匮要略》为了加强辨证识病，每每用对立面的证候，或者类似的证候进行比较。两相比较时，辨证则格外有力，格外清楚。比如，《金匮要略·腹满寒疝宿食病脉证》篇第 2 条："病者腹满，按之不痛为虚，痛者为实，可下之。舌黄未下者，下之黄自去。"该条谈了实证腹满的诊治。从病机来谈，实证腹满一般有宿食停滞在胃，或者燥屎积在肠道。既然有宿食停滞在胃，肠道里面有燥屎，所以，这腹满按下去是痛的，应当用下法。这是用按诊来诊断是实证还是虚证。但是这里面又插了一句，"按之不痛为虚"。腹满，若按之痛是实，不痛是虚，就是告诉我们实证应该痛，虚证不应该痛。这里是插入虚证的不痛进行对比。其实我们清楚实证的痛，不插这句也未尝不可，但插入"按之不痛为虚",通过对比,强调不要误用下法,这有利于我们辨证。

同篇第13条谈了实证腹满的诊治。原文为:"腹满不减,减不足言,当下之,宜大承气汤。"实证腹满是由宿食、燥屎在肠胃里引起的,很少甚至没有减轻的时候,这是所谓的实证。如果有减轻的时候,就不是实证。所以中间插入"减不足言",来加强辨证,强调实证腹满没有缓解的时候。"不足言"是否定的意思,就是实证腹满是不会自行减轻的,减轻的就不是实证,与前一句"不减"进行对比。这一句主要的意思在腹满不减,减的就谈不上是实证。古代医家中有人不是这样解释的。我个人认为,这是刻意加深辨证而为,实证是腹满不减,减则非实证。

还有《金匮要略·水气病脉证并治》篇里的第5条:"里水者,一身面目黄肿,其脉沉,小便不利,故令病水。假如小便自利,此亡津液,故令渴也。越婢加术汤主之。"这几句也是用了插编的方法,与上文互相对照。它的目的是加强辨证识病,让我们更谨慎地使用越婢加术汤。原文意为,水肿都是小便不利的,假如小便自利与口渴同时出现,这属于气虚津伤的一种现象。积水应该利小便,但小便自利,这属于本虚标实的症状。故虽然见到水肿,也不能用越婢加术汤。本虚标实,就不能用越婢加术汤去利水、发汗。

还有同篇的第26条,原文:"水之为病,其脉沉小,属少阴;浮者为风,无水虚胀者为气。水,发其汗即已。脉沉者,宜麻黄附子汤;浮者,宜杏子汤。"这一条谈正水与风水不同的治法。如果水气在表,无论正水还是风水,都可以用汗法来因势利导。风水当然可用发汗法。正水呢?如果正水的水气在表,也可以用发汗法。水气在表还是让水从表而出的,不论正水、风水。这也体现了治病应因势利导。除此之外,这一条还告诉我们另外还有一种情况,腹部虽然胀满,但实际上这胀满不是水而是气胀,既然是气胀就不能与水相提并论了。气胀用发汗法是没有用的,如果是水,"发其汗即已",是水的话,发汗病就好了。"无水虚胀者,为气。"这句话是插入的,应该把"气"字作为依据。它告诉我们正水、风水在皮肤都可以发汗;还有一种不是水,会形成虚胀的,就是气胀,气胀不能用发汗法。

当然发汗方面具体还是有区别的:正水发汗要温经助阳,发汗散邪;风水发汗用解表发汗就可以了。这里插一句"无水虚胀者,为气",指出应与类似的证候比较,可以区别它们不同的治法,即气胀不能发汗,水胀是可以发汗的,而且水胀发汗(无论是正水还是风水)只要在表,就可以因势利导用发汗的方法。

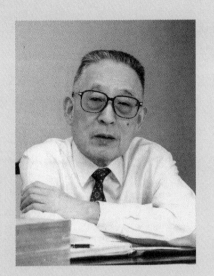

张镜人简介

张镜人（1923—2009），男，名存鉴，沪上中医流派"张氏内科"第十二代传人。全国著名中医理论家、中医临床家，上海市第一人民医院终身教授，享受国务院政府特殊津贴，全国首届老中医药专家学术经验继承工作指导老师，全国首届"国医大师"，上海市首届名中医，曾获首届上海市医学荣誉奖等殊荣，当代张氏内科的杰出代表。曾任上海市第一人民医院中医科主任，上海市卫生局中医科副局长，全国政协委员，上海市政协常委，中国民主同盟中央委员会委员，中国民主同盟上海市副主任委员等职。曾兼任中国中医药学会副会长，中华中医药学会内科分会副主任委员，中华中医药学会名誉顾问，上海市中医药学会理事长、名誉理事长，上海市卫生局顾问，上海中医药大学专家委员会名誉顾问等学术职务。

张镜人秉承家学，自幼习医，熟读经典，临证60余春秋，擅长内科疾病的中医药诊治，尤精于热病和脾胃病。治热病，他继承家学，主张祛邪为先，提倡"表"与"透"；疗杂病，他每从脾胃入手，崇东垣、景岳之说，临床强调"宏观以辨证，微观以借鉴"。20世纪70年代，张镜人首创"调气活血法"治疗萎缩性胃炎，打破了"胃黏膜腺体萎缩不可逆转"的观点，为中医药治疗萎缩性胃炎及防治胃癌开创了新思路。发表论文100余篇，主编、参编专著近20余部，先后获国家科技进步奖三等奖、国家中医药管理局科技进步奖甲级奖等在内的各级科研奖励10余项。

外感热病证治薪传

内容提要

　　本讲从外感热病的基本证治入手，指出"表"与"透"是外感热病的主要治疗手法，重点论述了葱豉汤、栀子豉汤、黑膏汤、阳旦汤和玉雪救苦丹的临床使用经验。张氏指出伤寒和温病二者宜合不宜分，要熔伤寒、温病于一炉，灵活运用伤寒方和温病方，"表"和"透"中尤其要重用豆豉，并把张氏家传的医学经验毫无保留地分享、交流。

一、外感热病的基本证治

　　《素问·热论》曰："今夫热病者，皆伤寒之类也……先夏至日者为病温，后夏至日者为病暑。"《内经》写得很清楚，根据《内经》理论，伤寒和热病是密切相关的，伤寒是本寒而标热，温病是本热而标寒，所以，伤寒和温病都属于外感热病的范畴。张仲景的《伤寒论》，是阐述一切外感热病的专著。它的第2条、第3条、第6条，就阐明了中风、伤寒、温病的区别。这就很清楚地证明了伤寒和温病密切相关，均属于外感热病的范畴。《伤寒论》详于寒而略于温，对于伤寒论述得比较详细，对温病讨论得比较少，但从处方用药进行分析，阳明、少阴等篇也确实包含了温病的一些治疗方法。这点从临床也有体会。在温病的临床方面，运用伤寒的方子，特别是在阳明、少阴篇的方子是比较多的。宋金元的刘河间、王安道，以及明清的吴又可、叶天士、薛生白、吴鞠通、王孟英这些名家，承前启后，使得外感热病的证治更加完整。当然，从中医临床的特点来看，对病邪的感受（即六气的感受），是很难事先知道的，只有发生之后才能进行分析，所以有"受本难知"之说。在热病方面，证候的表现是偏于热，还是偏于寒；治疗是偏于温，还是偏于凉，是各有指征的，不应该加以约束。叶天士曾说："辨营卫气血虽与伤寒同，若论治法则与伤寒大异也。"但是总的来说，外感热病不外乎新感的外邪和伏气的内发。因为上面已经讲过，证候可以偏寒、偏热，有伤寒和温热之别，但总不外乎新感外邪与伏气内发。新感虽有寒温之分，但是外来的病邪在侵犯人体的时候，它的途径总是由表入里，所以，治疗的原则应该是透达。而伏气温病也需要新感来引动，由里出表，治疗时也应该透达。不过，治疗阳明里急的腑实证，可以用下法。不论是新感还是伏气，病邪的出路只有一个，就是肌表。所以，我认为表与透，实是治疗外感热病的重要手段。新感病首务是透达，不让邪气进入而表散。而伏气温病主要是要表透，帮助伏气透散外达。这是治疗外感热病方面非常重要的治疗方法。

处方用药方面，豆豉兼具解表和透达的功效，是治疗新感和伏气的不二之选。豆豉有"表"和"透"的作用，对伏气和新感都可起到一定的作用。在运用豆豉表透的作用时，也应辨证论治，根据卫气营血的规律，在不同阶段采取不同的配伍，达到"表"和"透"的效果。比如，邪在卫分的时候，就可以用豆豉和葱白，采用葱豉汤的加减。不同于北方气候寒冷，容易受寒邪影响，江南气候温和潮湿，属于卫分的病邪，即使是伤寒，我们也不需要依靠麻黄、桂枝的辛温，因为辛温化热，偏于温热；也不宜完全用桑菊饮、银翘散等辛凉的方剂，因为辛凉容易造成内遏的流弊。这是对于江南地区来说的，因地制宜，豆豉是非常适合的。章虚谷曾提出："始初解表用辛，不宜太凉，恐遏其邪，反从内走也。"初始解表用辛最合适，微辛微温，恰到好处。这就是卫分的治疗：用豆豉与葱白配合，用葱豉汤治疗。若病邪流于气分，我们依然用豆豉，但是要和栀子来配合，用栀子豉汤的加减。病邪进入营分和血分，可以用豆豉和生地黄配合，也就是用黑膏汤。虽然都使用了豆豉，但是通过配伍，这三张方子的作用有所不同。葱豉汤重在发汗解表，这种治疗的原则与叶天士所说的"在卫汗之可也"相同。到了气分的时候，用栀子豉汤，豆豉配栀子，重在轻清泻热，表里双解，也同叶天士所说的"到气才可清气"，以豆豉透达解表，栀子清气分热。而到了营分、血分，豆豉配合生地黄，用黑膏汤，育阴达邪，正如叶天士所说"乍入营分，犹可透热，仍转气分而解"，"入血就恐耗血动血，直须凉血散血"。根据卫气营血的辨证原则，将豆豉加以不同的配伍，可以满足不同的临床要求。

当然，我们临床的适应证是很重要的，应当是很好掌握的。比如，病邪尚未传入气分，也未化热，在这个时候就不适用栀子的清泄；还没有传入营分、血分，伤及津液，就不轻易地用生地黄（黑膏汤）育阴生津。我们必须要按照卫气营血的辨证，见一证，转一方。豆豉的"表"和"透"的作用，必须要贯彻于卫气营血的四个阶段，根据配伍的不同加以掌握。

在这里，我想谈谈个人的看法。在温病学说方面，我们对发汗是有所顾忌的，所谓"风温不可发汗"。王安道也讲过："每见世人治温热病，虽误攻其里亦无大害，误发其表，变不可言。"他看到有些医生在治疗温热病的时候，如果治疗时误用了攻下的方法，也没有什么大的妨碍。如果误用了发汗的方法，那么病症就会发生变化。因此，在温病学说角度，使用汗法是需要注意的。但是在临床上，外感温病也有得汗而解的情况。在温病名家看来，这些现象也是不可否认的。比如，薛雪曾说："湿病发汗，昔贤有禁，此不微汗之，病必不除。"薛雪说，在治疗温病的时候用发汗的方法，这在以前是禁忌，然而如果这种患者不用微汗的方法，病必不解。所以他讲得很好。他很辩证地说："既有不可汗之大戒，复有得汗始解之治法。"有不可发汗的禁忌，也有得汗而解的治法，我觉得这一点是符合临床实际的。从病机传变来讲，外感温病确实有得汗而解之法。他说"临证者当知所变通矣"，所以，治疗的时候不可以拘泥于温病不可发汗，有些温病是需要发汗病情才能得到缓解的。吴鞠通也说："伤寒非汗不解，最喜发汗。伤风亦非汗不解，最忌发汗，只宜解肌。此麻、桂之异其治，即异其法也。"所以，麻黄汤、桂枝汤，之所以出两张方子，在治疗方面侧重点不同，所以方法也不同。"温病亦喜汗解，最忌发汗，只许辛凉解肌，辛温又不可用，妙在导邪外出，俾营卫气血调和，自然得汗，不必强责其汗也。"这里的意思就是不能用勉强的方法使他出汗。总之，要调和营卫气血，而使它能够自然出汗，说明温病实际上也重视汗的方法。根据我们临床的体会，外感热病的一个基本规律是：治疗内伤的热病，重在扶正；治疗外感的时邪，重在祛邪。新感非表不解，伏气非透不愈，这是热病基本的治疗原则。我们知道救阴比较容易，而通阳达邪比较困难。但是邪去能够正安，热退则津还，所以要趁早掌握这样的热病规律，及时采用解表和透邪的方法，祛邪以后才能保留他的正气和阴液。如果阳气虚弱，肢冷脉细，出汗比较多，或者有其他不可汗的禁忌证的时候，则应另当别论。除此以外，外感热病在祛邪方面，除去汗法，没有更好的祛邪途径。外感热病需要用"表"和"透"的方法，而这也属于汗法的范围。我们在实际运用时也可以用不同的途径达到"表"和"透"的作用，避免发汗过度所导致的流弊。所谓"表"为发表、解表，或育阴以资发汗之源。如患者已经有阴液不足，可以用育阴的方法，增加我们发汗的资本，这也属于"表"。透法有清透、温透，化湿以开达邪之路。有些病邪内伏，湿遏热伏，我们可以用化湿的方法，湿化了以后，病邪就能够向外透达。这些方法我们运用时要根据病情灵活使用，因此，存在一个治疗技巧的问题，虽然要达到"表"和"透"的要求，但不一定要通过汗法，而应该根据病情用其他方法来达到"表"和"透"的要求。

另外，湿温的证候，多数的病例腰部发晶㾦，此为湿邪郁阻于卫分，汗出不彻之故。由于湿邪郁阻于卫分，汗出不彻，布发晶㾦。但是晶㾦的出现，既是伏邪深重的标志，也是湿邪透达的趋势。患者一定有伏邪，如果没有伏邪，就不会布发晶㾦。因为病邪内布于里，绝不是用勉强的发汗，或者一次大的发汗就可以解决的，而是要维持一个微微汗出的状态，这样晶㾦就能随着汗出，逐渐透达。

譬如说夏令季节，一如上海现在的气候，由于暑湿的蒸腾，如果强制发汗，发汗太过，那么布发晶㾦的颗粒就会很大，甚至达到黄豆大小。根据我们的研究，晶㾦越是细小越是好，晶莹、透明、饱胀的晶㾦，对于患者来说非常有利。如果强制发汗之后，晶㾦的颗粒会很大，色暗有浆，晶㾦的中间就有清的水分。如果皮色已经暗了、厚了，那么晶㾦的中间就会有浆液的、黏稠的液体，而且有一些气味，这种就称之为"浆㾦"。在中华人民共和国成立前，在这种季节，上海湿温很盛，气候越是闷热，居住条件越是恶劣，汗出过多，就容易酿成浆㾦。这不一定是治疗上的问题，在患者的护理过程中也有体现。比如，患者盖得很厚，空气不流通，很闷热，也是闭汗伤阴，元气受到损害，这种患者预后很差。所以，我们认为浆㾦的预后是很差的。

文献上没有提到浆㾦的讲法，但是临床常可见到相应的情况。晶㾦看上去晶莹饱满，有点水分，很透明的，但是浆㾦更凶。如果枯如白骨，也是正气耗伤。所以，湿温证，在发晶㾦的阶段，从治疗上，我们还是希望有微汗的。晶㾦的出现意味着人体的伏邪比较深。内伏的伏邪到底如何透达？通过晶㾦的布发，伏邪能逐步向外透达，从而病情能够得到好转。因此，我们认为需要有汗，但不希望有大汗。因此，我们主张要宣气化湿，泻热透邪。宣气化湿也就是开达邪之出路。湿开了以后，伏邪能够向外透达。处方可以用薏苡竹叶散，豆豉可以改为豆卷，用清水的豆卷，和青蒿、白薇这一类的药品配伍，以期得到微汗。这样晶痦才能逐步透达。没有微汗，那么伏邪得不到透达，病情就要加重。在发晶痦的时候，正气会有一点损伤，因此在煎药的时候，可以用谷露（稻子的露）来代替水来煎药，如以前药店里的金银花露、青蒿露等。我们现在也可以用大米，炒一炒，加水，煮沸后马上取水煎药，不要等到汤液黏稠。把米汤滤过，用来煎药，有养胃气、生津液、益元气的功效。湿温时，如果用益气养阴的药品，都要斟酌，都有影响。但是患者正气有损伤，病情是有矛盾的。因此，我们可以用其他的方法来解决这个问题。用谷露就是这个原因。那么为什么要提湿温呢？因为，我们也想用透法治疗湿温。前面说过了，在卫、气、营、血任何阶段都可以使用豆豉。但是在湿温的阶段，豆豉要改用豆卷，清水的豆卷。所以，在湿温证时要注意，豆豉在发汗方面比豆卷要稍微重一点，力量要大一点。

在第一部分，我就讲一讲外感热病的诊治。因为，同属于外来病邪的感热，不论是伤寒，或是温病、温热，既然都是由表而入，治疗上仍旧应该从表而解，即使伏邪在里，也应通过透达之法，令其能由里出表。这是对病机以及治疗的一个基本的看法。

二、"表"与"透"的方药运用

治疗外感热病，不外乎"表"与"透"，前文已经举了三个例子：葱豉汤、栀子豉汤和黑膏汤，除了这三个方子，本节还增加了一些，如阳旦汤和玉雪救苦丹。这些处方的主要目的都是要达到"表"和"透"的效果。

首先，讲一下葱豉汤的加减运用。

葱豉汤出于葛洪的《肘后备急方》。这是一个味苦微辛的方剂。《伤寒论》说："少阴病，下利，白通汤主之。"成无己的注解说："肾恶燥，急食辛以润之，葱白辛温以通阳气也。"从成无己的注解，我们可以认识到：葱白虽是辛温，但是辛而带润，温而不燥。该方中豆豉是取黑豆，用麻黄水煮半熟以后，蒸制而成。它的苦寒已经转成微温。明代的缪希雍曾经说："豉，诸豆皆可为之，唯黑豆者入药。"各种豆都可以做成豆豉，唯黑豆制成者为药。黑豆入药，做成豆豉，有咸、淡两种。但是南方只用淡豆豉入药，而咸的是食用的。黑豆苦寒无毒。根据作用分析，它的气应当是微温的，是带一些温性的。黑豆本身是寒的，豆豉由黑豆制成，但是经过蒸晒以后，豆豉带有温性。缪希雍说："非苦温则不能发汗，开腠理。"如果豆豉也是苦寒的，那它就不会有这样的作用，只有苦温可以开腠理，才能治疗伤寒发热头痛。虽然缪氏论述简略，但是对豆豉的性味，已经分析得很透彻了。葱豉汤是由葱白和豆豉两味药配伍，是微辛微温之剂，可以发汗而不伤阴，因为它本身带点温，也不会有凉遏的顾虑。如果病邪在卫分，那么葱豉汤的疗效是很快的，可以说是"一剂知，二剂已"，病就好转了，热退了，既可以满足外邪在表解表的要求，也可以满足伏邪透达的要求。宋代《本草图经》上有提及这一点："古今方书用豉治病最多，江南人善作豉，凡得时气，即先用葱豉汤服之取汗，往往便瘥也。"可见，它确实是符合实际的。因此，《肘后备急方》也收录了葱豉汤。但是，我认为用葱豉汤必须要有加减。如果表邪比较重，发热、头痛、筋骨疼痛，而需要加强清热解表，可以在葱豉汤的基础上增加柴胡、葛根。另外，比如春冬季节的风温证，临床可以表现为咳嗽、发热、气急，或者胁肋疼痛，或者一侧胁肋又有隐痛。因为郁热流于血络之中，所以引起胁肋的疼痛，而血络位置较深，药力比较难到其中，但也不适宜用猛烈的方剂进行攻消，而是应重在通络化瘀息热。对于这样的患者，我们可以在葱豉汤的基础上增加当归须、新绛、旋覆花这些药品，引气血、疏经络，是很有效的。新绛和旋覆花见于《金匮要略》里的旋覆花汤，当然现在已经不用新绛了。在以前，我年纪比较轻的时候，学医的时候，新绛用得比较多，当时我们用的新绛是用猩猩血（一种染料）涂的丝绵，有化瘀通络的作用。所以，新绛、旋覆花用在春温的胁肋疼痛，效果不错。对于这类患者，在使用葱豉汤加减运用时，可以将葱白改用青葱管，把葱的上下两部分剪掉。我们当时用的时候取当中一段，取其通络作用。所以，葱豉汤改用豆豉和青葱管，加用一些活血化瘀之品。这就是葱豉汤的加减。

第二个是栀子豉汤的加减应用。大家都知道，栀子豉汤是《伤寒论》的方子，它治疗的病证是虚热懊憹，适用于伤寒热病，上焦膈中有热，从卫分转入气分的阶段。豆豉透达，可以解肌表；栀子轻清，可以解膈热。这是表里双解的治疗方法，是非常恰当的。如果表证还没有完全消失，还比较重的，可以配合柴胡、牛蒡子、荆芥；或者病邪入里，内热比较重，可以加知母、连翘。这是栀子豉汤的加减运用方法。

第三个就是黑膏汤的加减运用。如果病邪进入营分、血分，可以用豆豉和生地黄配伍。原方是由豆豉、生地黄、猪脂、硫黄、麝香这些药组成的，主治温毒发斑。但是我们运用的黑膏汤并不是原方，而主要是取生地黄、豆豉这两味药品。陆九芝先生曾经对这个方子是有所批评的。他是不赞成用这个方子的，称为黑膏不全方。因为这张方子不是完全的黑膏汤，而只用了生地黄和豆豉，所以，他称之为黑膏不全方。我们选用生地黄、豆豉，再配合凉血、散血、息风、清热、祛痰的药品，来治疗邪热已经进入营分或者血分，真阴已竭，甚至出现神昏谵语、肝风颤动等病证。我们可以体会，这是病邪进入营分、血分，是证候比较重的时候，而该方的好处在于，育阴而不滞邪。它有育阴的作用，因为生地黄有育阴的功效，但是豆豉是透达的，所以，它育阴而不滞邪。它不会留邪，透邪而不伤正。病邪已经进入到营血之间，那么，患者的阴液等都已经损伤了，真气也已经虚弱了，那么用透的方法当然要考虑。豆豉虽然有透达的作用，但是它和生地黄结合了以后，就不至于伤正。柳宝诒曾经讲过，到了营血这一阶段，清营息热的新鲜的生地黄是必用之药，如果要加一点疏散的效果，则可与豆豉同用。他也提到这个方法，新鲜的生地黄与豆豉同用。而轻证，则可豆豉与薄荷同用。因此，这个时候还有疏散透达的需求。这是一种透表的治疗方法的另外一种应用方法。这说明在临床上中药的应用的确是非常巧妙的。我们在透邪方面是要特别注意的，我们可用其他药物的配合，既能够达到透邪的要求，但是也不至于伤阴，也不至于伤正。所以，柳宝诒说重的可以与豆豉同用，即黑膏的方法；轻证的时候可以用薄荷叶同豆豉配伍。在临床上对这些方子时间上的掌握，要恰到好处。比如病邪还没有进入营分、血分，即还没有出现营分、血分的症状时，就不适合过早应用该方。因为生地黄是阴润滋腻的，它可以蕴热滞邪，能够影响留邪。但如果营分或血分的证候已经非常明显，那必须不失时机地放手运用，不能犹豫。这个时候我们必须当机立断，在滋阴的基础上加入豆豉来透邪外出，否则邪热灼伤真阴以后，就不适宜再用透达的方法了，透达的机会就完全丧失了，到这个时候治疗就更困难了，所以需要及时使用豆豉以透达。所以，我们说，在时间上面我们必须掌握，过早是不适宜的，因为病邪还没有完全进入营分、血分，生地黄的阴润滋腻是要留邪的；但是如果出现了相应症状，那么必须要及时应用，以免丧失时机。

我们在运用黑膏汤的时候，有这样几个指征。第一，脉要洪数或者弦数。这说明正气有抗邪能力。第二，舌苔要黄糙腻或者灰糙腻。舌苔黄腻甚至是带一点灰的糙更适合。糙腻说明湿热很重，并且津液有一点损伤。若舌边、舌尖露红，说明阴液已经损伤，并且已经进入营分和血分，或者舌苔是焦黄、焦黑、燥裂，舌质是红绛的，这样的舌是外感热病中运用黑膏的一种指征。如果运用适当，两三天的时间就可以完全脱掉糙腻焦燥的舌苔。我们说舌苔焦、干燥，上面都已经燥裂了，或者黄糙腻、灰糙腻的舌苔，灰腻、黄腻的舌苔带一些糙，也就是说带一些干，这样糙腻焦燥的舌苔就会像脱壳一样脱掉，留下一个完全光而红绛的舌质。虽然是个光绛的舌质，但我认为它和病情没什么关系。患者一定会从高热开始，热势逐步减退，或者本来神昏的也变得神志清楚，像这种情况就是正胜邪去，是患者阴液能够恢复的先兆，当然病情也可以很快稳定，病情得到好转。去除这样糙腻焦燥舌苔的时间不会很长，在两三天左右。

我们在治疗的处方运用上面有几味关键药品。一是豆豉和生地黄，是黑膏汤中主要的两味药，一个透邪，一个育阴。在运用黑膏汤的同时，我们也要加一些清营息热、息风化痰的药品，所以，应该兼用天竺黄、陈胆星。这两味药品是能够清热、化痰热的，特别是胆星经过胆汁炮制以后带一些轻微的燥辛。用药之后，大部分有阴的湿邪已经转化成不阴的燥热，就是我们说的湿化燥，燥化热。在这样的情况下，虽然用养阴清热的药品可以退热，但是还剩下少量的、没有转化成热的湿邪需要透达。豆豉的透达在这样的情况下发挥了作用。一方面，我们用生地黄、天竺黄、胆星来清化燥热；另一方面，剩下的邪湿还需要豆豉来透达。所以，无阴的燥热和有阴的湿邪可以被一扫而光。如果没有生地黄润的作用和天竺黄甘寒的作用，那么焦燥的舌苔脱不下来，必须要有滋润清热的药品才能把焦燥糙腻的舌苔化掉。但如果没有豆豉透达的作用，没有胆星苦凉微燥的作用，痰热不清，这种舌苔也是脱不净的。在这几味药的协同作用下，舌苔才能在两三天里像壳一样完全化掉，邪透热清，病情也能完全稳定下来。所以，我觉得黑膏汤的运用是很有特点的，在营分、血分的时候，它起效是不慢的，是很快的、立竿见影的。

我们在运用黑膏汤的时候，根据患者的病情和体质也可以有一些变化。在营分、血分的时候，患者发高烧，神昏，但一点汗也没有，没有汗的时候，可以用黑膏的原方，豆豉、生地黄同用。但是患者有可能在营分、血分的时候也有一些汗（不是大汗），这样的情况下运用豆豉就要有所考虑。因为这时患者的阴液和正气都是耗伤的，我们虽然需要豆豉的透达，但如果过分发汗，对病情也有一定的影响。所以，有汗的时候，豆豉就改为豆卷，豆卷同样可以和生地黄同用。所以，无汗时取豆豉，有汗时取豆卷。另一方面，当患者高热时，可以取生地黄，所以黑膏汤的原方是生地黄。但如果我们看到津液耗伤比较严重，比如舌苔很干的时候，可以不用生地黄而用石斛，不过一定要用新鲜的石斛。所以，豆豉和豆卷，以及生地黄和石斛都可以灵活运用。当然，生地黄和石斛都要用新鲜的。有一些患者内部的湿邪比较重，津液的损伤也比较重，可以生地黄和石斛并用，也就是说，我们可以豆豉、鲜生地黄、鲜石斛同用，也可以豆卷、鲜生地黄、鲜石斛同用。像这类的加减，可以在辨证的时候灵活运用，疗效的确是很好的。

陆九芝《世补斋医书》专门有一篇文章叫《论黑膏不全方》，该文不赞同黑膏的运用，我觉得他的观点失之偏颇。黑膏汤的确有它的实际运用价值，陆九芝完全加以否定是不公允的。但是并非到了营分、血分的时候完全能用黑膏，比如患者汗出很多，我们还是可以在方法上加减或者变化。有些时候已经没有了用黑膏的指征（舌苔要黄腻、灰腻带糙，焦而干燥，脉是洪数或是弦数，说明患者正气尚有抗邪的能力），如果患者的脉是细沉的，这种情况下已经不再适合用黑膏汤了。所以，我认为黑膏汤有很大的运用价值，完全加以否定是一种偏见。

治疗热病的一个中心的思想是：一定要祛除病邪。病邪到达营分、血分的时候，我们希望要透达，要托邪外出，能够外出，总归是好的。我曾经在治疗温病到达营分、血分的时候用过一个方子，是王肯堂《证治准绳》中的一个方子，用生蒲黄和鲜生地黄，再加新鲜的荷叶（温病夏日多见）。该方用来治疗妇科狂躁而神昏。这个方子没有名称，但有记载。在热病到达营分的时候运用这个方子，也可以取得一定的疗效，即，不用豆豉，而用荷叶。用新鲜的生地黄、生蒲黄来达到叶天士所说"凉血散血"的作用。荷叶的作用是透邪外出。这个方子是我临时想到的，提出来给大家参考。《证治准绳》记载该方治疗狂躁而神志昏迷。所以，对营分、血分神志昏迷的患者，我运用过这个方子，而且后来我也在一例急黄（亚急性黄色肝萎缩）导致神志昏迷的患者身上运用了这个方子，救治了患者。根据中药的药物作用，荷叶是一窍通行的，因为它只有一个茎，所以它也有托邪外出的作用。因此，如果需要豆豉的透达，但又需要规避发汗之流弊，也可以试试这个方子。当然，豆卷也可以与荷叶一起用，同样有透邪外出之效。

第四个方子是阳旦汤的加减运用。阳旦汤就是桂枝汤，《伤寒论》太阳篇提到"证象阳旦"。成无己的注解里称，阳旦汤是桂枝汤的别名，所以阳旦汤就是桂枝汤。此处为什么我不称桂枝汤，而称阳旦汤呢？因为在王焘的《外台秘要》里引《古今录验》的方子，即为阳旦汤，但不完全是《伤寒论》里桂枝汤的原方，它是桂枝汤加黄芩。因为我们也是用桂枝汤加黄芩，因此称阳旦汤。临床上，我们称这个方子为"温解疏泄法"，因为里面运用了桂枝、黄芩，温解疏泻，再配合豆豉、苏梗等药物，治疗恶寒发热、脉迟细、舌苔白腻、身寒形痛腹泻而寒邪偏重的病症。

另外，我们也用这个方子（桂枝汤加黄芩）配合附子、细辛，温经散寒，配合两头尖祛瘀导浊。两头尖是老鼠的屎，现在已经取消了这个药。这个方子治疗遗精或者房事以后受凉引起的恶寒发热、四肢不温、少腹阵痛这一类病症。这类疾病，江浙沪一带称为"夹阴伤寒"。这个名称不能说是一个俗称，陶华的《伤寒全生集》里面就提到该病："若脉沉足冷，面赤身热或躁，此盖夹阴伤寒也，急用麻黄附子细辛汤，温经散寒。夫夹阴之证，医者不识，误死者多矣。"陶华提出引起这一病证的原因是"欲事劳伤，肾经虚损，复感寒邪"。《伤寒全生集》是最早提出这个病名的，后来江南的医生多将遗泄以后或者房事以后受凉引起的发热证候称为夹阴伤寒。但是也有很多名医不赞同，比如徐灵胎。他认为，房事以后受寒而发热当称为阴证，不论其兼证如何，医生总是喜欢用参、附、桂、姜之类温热的药品，这是不妥当的。陆九芝先生另外写了一篇文章《夹阴伤寒说》，也不赞成这个说法。他认为很多地方都有"夹阴"这样的讲法，而江浙一带更厉害，而且"夹阴"这样的名称不妥当。如果病机中有发热，当然不是阴证；如果是阴证，必定不发热。所以不应当有这样的名称。

但是我认为这个观点是值得商榷的，因为遗精以后或者房事以后受风寒引起的病例是很多的。这种病例一般是发热恶寒，而轻的仅仅是像一般感冒轻微发烧怕冷，不一定有四肢不温、少腹阵痛这一类病症出现，但也有不少的患者少腹阵阵疼痛、四肢发凉。从临床辨证来讲，要考虑患者少阴的真气是虚弱的，我认为这种患者就是《伤寒论》中所说的太阳与少阴两感同病，所以在辨证的时候，要重视发热和脉沉，这一类病证脉非常沉而且迟。《伤寒论》提道到，"少阴病，始得之，反发热，脉沉者，麻黄附子细辛汤主之"，实际上就属于这一类病证。我认为清代钱璜的《伤寒溯源集》中有一条注解讲得很透彻。他说："察其发热则寒邪在表，诊其脉沉则阴寒在里。"他明确指出了这两点。他认为，发热说明表有寒邪，脉沉说明里有阴寒，表是足太阳膀胱，里是足少阴肾，"肾与膀胱一表一里而为一合"，所以治疗上必须表里兼治。"故以麻黄发太阳之汗，以解其在表之寒邪；以附子温少阴之里，以补其命门之真阳；又以细辛之气温味辛，专走少阴者，以助其辛温发散。三者合用，补散兼施，虽发微汗，无损于阳气矣。"钱璜和陆九芝对"夹阴伤寒"这个名字的观点是针锋相对的。钱璜认为"夹"是夹杂的意思，三阳证中稍微有阴证的表现即可认为是夹阴。"若手足厥冷，而至戴阳，脉沉足冷，而至面青、小腹绞痛，则纯是阴寒极盛之证。"正因为阳证中夹有阴证的表现，方称为"夹阴"。因此"夹阴"是和"纯阴"相区别的。我认为他的看法从实际来说，确为临床常见。可能大家会有这样的疑惑：夹阴伤寒是遗泄、房事以后受寒出现腹部疼痛的症状，为何不用芍药而用黄芩？我们看到仲景的处方中凡是腹痛的都要加芍药。"腹中痛者，去黄芩加芍药"，这与仲景的说法是完全违背的。我的观点是，我们可以看看《备急千金要方》中的一个方子。《备急千金要方》中另外有个方子叫阴旦汤，这两张方子（阳旦和阴旦）基本上都是桂枝汤的变化。阴旦汤是桂枝汤生姜换干姜，同样也加黄芩，治伤寒肢节疼痛、内寒外热、虚烦。张路玉《千金方衍义》说："阴旦者，阴凝开霁之象。病人中气本虚，而伤犯客邪，表虽疼热而内则虚寒，故于桂枝汤中加干姜、黄芩，分治本虚标热，则大气布而胸次廓然，如离照当空，自然阴霾无着矣。"所以，加黄芩也就是反佐的意思。因为患者有恶寒发热，所以有表热。这种病证的主症是发热恶寒、四肢不温、少腹疼痛、脉沉迟，发于遗泄或者房事以后，患者的少阴正气已经虚弱了，下焦有余热，所以，治疗的要求是温里散寒、祛瘀导浊。麻黄附子细辛汤虽然是一张非常好的方子，但其治疗的重点在于温而不是散，所以，我们取桂枝而舍麻黄。腹痛剧烈的时候我们还经常用外治法。比如用麝香一分放在脐中，再将活的白鸽胸腹剖开放在脐上。我在跟前辈临诊的时候，经常遇到这种治法。鸽子一定要活着时当着患者的面剖开，要利用内脏的温热，所以都是不去掉内脏的，将鸽子敷在脐上，用长的布条扎紧，敷 24 小时，一日一换。我们一边用上面的方子，一边用外用的药品，来加强温通理气的作用。为什么不用芍药？是因为顾虑酸收敛邪，因为实际上这种患者还是感受外寒的。黄芩和桂枝拌炒以后，它苦寒的性味得到改善，有反佐、养育实阴的意思。而阴旦汤中也是加黄芩的，是治疗本虚标实的意思。这个方子我们现在运用得比较少了，但是以前经常会遇到这样的病例，也经常采用这个方法。一般来说，采用这个方法后，腹痛在24小时以内会完全停止的。这是第四个方药。

第五个方药是玉雪救苦丹。玉雪救苦丹是成药，见于《良方集腋合璧》。它的适应证十分广泛，可治疗伤寒时行瘟疫，寒热头痛，胸闷髀酸，身热神昏，谵语气逆，痰涎壅塞，一切咽喉急证，小儿痧痘，时疹，急慢惊风，兼治痈疽发背，无名肿毒等证。这个方子是个大方，由四十几味药物组成，看起来比较复杂，分析一下可以分成这几个部分。里面的麻黄、桂枝、荆芥、防风、豆豉、豆卷、柴胡、前胡、牛蒡子、桔梗、浙贝母、秦艽，这些药的作用是发汗解肌、疏风宣肺的，是方子的君药。第二部分是厚朴、苍术、白术、藿香、木香、陈皮、青皮、半夏、甘草、鹅管石、白螺壳，这些药物的作用是燥湿散寒，化痰理气。另外，还有苏合香油、安息香、麝香、冰片，可开窍镇静、驱邪辟浊。这两类药为臣药。第三部分是牛黄、珍珠、寒水石、石膏、血珀、黄连、连翘、赤芍、生大黄、天花粉、辰砂，这类泻火清热、解毒定痉的作为佐药。枳实、枳壳、神曲、大腹皮、麦仁、茯苓、茯苓皮、木通、车前子，这类利水导滞消结的药作为使药。本方一共四十几味药，是一种大的丸药，可开泄疏托。从配伍分析，与其他几个成药比较，该方不像苏合香丸那么温，也没有至宝丹那样偏于镇（它也有镇的作用，但没有至宝丹那么强），也没有安宫牛黄丸、紫雪丹那样偏于凉。所以，它和这些成药有所不同。

从临床来看，玉雪救苦丹的作用是开泄疏托。对于伤寒时邪，湿遏热伏，邪湿很重，热伏于内，热邪不能透达，临床出现高热、无汗、胸闷、烦闷、神昏谵语、脉紧数、舌苔厚腻的患者，玉雪救苦丹是最有效的。对于这种病证，苏合香丸有一点温，恐怕助长热势，但是用安宫牛黄丸、紫雪丹又太凉了，因为患者的湿还很重，太凉会出现凉遏的现象，导致厥痹生成。因此，我觉得在这种情况下玉雪救苦丹是最适合的。湿热比较轻的用半颗或者一颗，重症用到两颗，就能产生疗效。它的疗效体现在"体若燔炭，汗出而散"。患者用药后如果有疗效一定会有大汗出，汗出以后很快就热退神清。我们觉得这个方子对于壮热的人，体质很好的人，"表不开，里已结，湿不化，邪已陷"的人有奇功。它见汗是比较快的。如果运用得当，患者一身畅汗，病邪就已去七八。和其他的成药方对比，也能看出这张方子的一些特殊性。我们可以看到安宫牛黄丸、至宝丹、神犀丹大致相近，处方用药和治疗的原则大致相近，但玉雪救苦丹和这些药品完全不同。它没有羚羊角，不用犀角，清热之药占比较少，原方分量也是比较平均的，所以这张方子清热的力量较弱，偏重于温散。而且本方有许多药品，譬如芳香辟浊的药品，与痧证的方子有些接近，注重于辛开，能够解表，能够通里，能够和中，能够化浊，能够清热，能够开闭，但主要还是辛开。所以，我们对这张方子的看法是，药味是比较多一点，用的药品种很多，寒热温凉都有，但是清热的药比较少，临床用之得当时，确实是有奇效。这张方子，特别是针对中医急诊出现高热的患者，是应当引起重视的。现在我们急诊也需要一些新的剂型，但一些老的剂型，像安宫牛黄丸、至宝丹、紫雪丹这些成药，我们也应该重视。

针对高烧的患者，玉雪救苦丹也可以很好地起效，这是中医的特色。如果对证，这个药品的确是很厉害的，轻者半粒至一粒，重者是两粒，这个药一定是立见功效，没有功效就不可以再用了。所以，我们要很好地掌握该方的适应证。首先，高热无汗，这是最适应的。我的体会是有少量出汗也是可以的。脉象要紧数，或弦数；舌苔要白腻，或者白腻带黄，以白腻苔为主，也可以黄白相间。这都可以考虑用玉雪救苦丹。第二，患者的体质要很壮实。这种患者的痰和湿都是比较重的。第三，病情是在初期，刚刚发病，一两天或两三天。这种患者是最合适的。因为有发散的作用，玉雪救苦丹用于发表宣通闭塞的肌腠，它发表之后能使闭塞的腠理得到宣通，通利疏泄遏阻的湿浊，腠理得到疏通，湿邪得到疏泄，自然患者的邪气能够得到透达。所以我们说，应用玉雪救苦丹时，要抓住体温的情况，要高热；其次是要抓住脉象，紧数、弦数；另一个是要抓住舌苔，舌苔以白腻为主；还有一个是体质，身体要非常结实。应用此方的关键在于出汗，所以是否适用本方的标准在于患者有无出汗，患者无汗是最适合的，而有汗是不适合的，而有效和无效也取决于有汗和无汗。如果患者服药有效，是一定要出汗的，如果不出汗的话也得不到疗效。当然剂量的掌握也需要很慎重。比如，身体非常好，但是邪气非常盛的，体壮邪盛的患者，剂量可以1天用1粒，如间隔2～4个小时，上、下午各半粒；也可以分4次，如上午1/4，隔1个小时，再吃1/4，下午也一样。如果体质比较差，病邪比较轻，每天的剂量可以控制在半粒，可以1天分2次或3次来送服，有时可先用半粒，而后每次增加1/4粒。服用本方，一般都是在 2 粒以内起效，即 2 天内一定要见效。如果用了 2 粒，病情没有得到转机，没有出汗，或者用了以后，湿已经热化了，那么就不是玉雪救苦丹的适应证了，需要改变治疗方法。

如果患者高热有汗，舌头是干而黄燥，舌质红绛，证明已经是化燥了，或者年老体弱、阴虚火旺的体质，这就不是玉雪救苦丹的适应证。在我的长辈临证时，即中华人民共和国成立以前，劳苦大众较多，比如码头工人、车夫，这些患者，受凉比较严重，但是体质都比较好，一般不容易生病，但是他们一生病就是高烧，容易受凉，饮食方面也有失调。对于这种患者，最适宜用玉雪救苦丹。所以，裘老说我的曾叔祖"张聋髶"——张骧云，用这个药得心应手。因为，当时条件比较艰苦，经济负担重，必须要两三天就治好病，不像现在有公费、劳保待遇。这类药一两天见效，也最适合这类患者的症状，但如果体质比较差，就不适宜用了。现在还是需要玉雪救苦丹这类成药的，因为它退热作用比较强，但是需要注意把握剂量。若掌握得当，体质稍差，也没有问题。比如用半粒，或 1/3，小一点也可以取效。

上面 5 个方子，在外感热病临床方面，可以达到"表"和"透"的治疗作用。这 5 个方子都是围绕这个治疗法则的。

三、外感热病证治刍议

我们都知道，伤寒本寒而标热，病邪从肌肤侵袭，病机的传变是依循六经；温病是本热而标寒，病邪从口鼻吸入，病机的传变依循卫气营血和三焦。所以，外感热病寒和温的病原，以及感染的途径有所不同。不过，寒邪外客始于太阳，太阳主一身之肌表；而温邪的上受，从口鼻吸入，首先犯肺，肺主气属卫。不论卫是属寒还是属温，无论从何途径，外邪侵犯人体的规律都是从肌表而入的。伏气感染最初也是由表入里的，只是当时不发病。但是发病时，是从里出表的，因为邪气潜伏在里，伏气的出现必须有新感的引动。所以，我们说"由表而入必由表而出"。所以，病邪没有离开表，治疗仍应当解表。伤寒病邪在三阳时，应该辛温发散；而温病病邪在卫分的时候，应该疏解表邪。治疗外感病，尽管有寒热的不同，温散疏解都是从表来考虑的。病邪已经进入内部，还应该尽可能抓住透达的机会，使病邪由表而出。伤寒到了三阴病，仍然有温经发表的方法。而温病进入气分、营分、血分，或者是伏气内发，依然有清透达邪的方法。所以，治疗外感热病，万变不离其宗的总是引导病邪向外，在表则及时发表，在内部时要透达向外。这是治疗外感热病不变的原则。因此，我们在治疗外感热病时离不开"表"和"透"这两大法宝，"表"和"透"可以囊括外感热病。历代伤寒医家根据伤寒本寒而标热的特点，使用麻黄、桂枝、柴胡、葛根这一类辛温的药品；而温热的一派，根据温病本热而标寒的特点，选用桑菊、银翘这一类辛凉的药品。我们说寒和温的病原是不同的，它的治疗应当有异，这当然是没有错的。但是伤寒可以化热，温病可以化寒，寒热转换传变是很复杂的，很难划分界限。所以，我们必须要知常达变。我们要掌握一般的规律，也要掌握它的变法。在江南地区，气候温暖潮湿，热病较多，而且南方的居民腠理疏松，表不出汗的比较少，即使是高热无汗，用柴胡、葛根已经可以了，不需要用麻黄、桂枝的辛温。如果是无汗，发热而不恶寒，脉浮数，在表的邪气还没有散，治疗的原则就是从表而解散，用温病学派的方子如桑菊、银翘，还是比较凉，有凉遏的风险，所以我们用豆豉，用麻黄水拌制的豆豉，是不偏不倚的。根据患者偏于寒还是偏于热，灵活加上或温或凉的药品而得到的表解药，这就是理想的药品。我们知道，豆豉经过麻黄水的浸制以后，是味苦微温的，苦而不寒，温而不燥，既能解表，也能透达，即使病邪已经进入气分、营血分，同样，可以与清气凉血育阴的方药同用，争取引邪向外透达。葱豉汤、栀子豉汤、黑膏汤这3张方子，是外感热病各个阶段中能够有效达到"表"和"透"效果的3张方子。玉雪救苦丹在运用"表"和"透"，是对"表不开，里已结，湿不化，邪已陷"这种证候的补充疗法。我认为玉雪救苦丹和安宫牛黄丸、紫雪丹、至宝丹的确是不同的，但是确有其长处，可以补充这些丸药不足的地方。有了玉雪救苦丹，我们就多了一个治疗手段。这就是我对外感热病的一些肤浅的看法。

今天我所讲的是家学，是对外感热病临床辨证论治的一些体会，是很肤浅的，只能称为"家技"。这个讲座名为"薪传"，就是薪火相传，就是说继承了自己的家学，但是自己的水平还没有脱离家学的条条框框，所讲的都是家学范畴的内容。张仲景曾在《伤寒论》序中提道："观今之医，不念思求经旨，以演其所知，各承家技，终始顺旧。"他崇尚勤求古训，博采众方。所以，家技是井底之蛙，知识较为狭隘，有局限性，但是也有可取的一面。所谓"医不三世"，有一些经验的积累，也有其可取的地方。

衷心希望通过这次讲座抛砖引玉。

不远千里而来，参加这次讲座的都是中医队伍的同志、同道，希望得到同志的指教，通过全国同志们的讨论，来弥补一家之学的疏漏，谢谢各位。

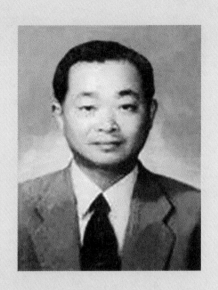

姜春华简介

姜春华（1908—1992），男，字秋实，汉族，江苏南通人，著名中医学家、中医藏象及治则现代科学奠基人，从医60余年，学验俱丰，临床疗效卓著。姜春华先生自幼从父青云公习医，18岁到沪悬壶，复从陆渊雷先生游，20世纪30年代即蜚声医林，曾执教于上海中医专科学校、上海复兴中医专科学校、新中国医学院等，还受聘为《华西医药》《北京中医杂志》《广东医药旬刊》《国医砥柱》等杂志的特约编辑。在此期间，他还写出了《中医生理学》《中医诊断学》和《中医病理学》等教科书，均由北京国医砥柱社出版。1954—1992年，姜春华进入上海第一医学院附属内科医院（现复旦大学附属华山医院）任中医科主任兼第一医学院中医教研室主任；1972年，任上海第一医学院附属中山医院（现复旦大学附属中山医院）中医科主任；1992年3月病逝于上海。在20世纪60年代初，姜春华即提出"辨病与辨证相结合"的主张，治学勤奋，勇于探索，提出"截断扭转"独创性的临床治疗观点，为中医和中西医结合事业做出了可贵的贡献。

著《中医治疗法则概论》《伤寒论识义》《姜春华论医集》《历代中医学家评析》，主编《肾的研究》《活血化瘀研究》《活血化瘀研究新编》等著作。

中医辨证与辨病

内容提要

本文从《内经》《伤寒论》《备急千金要方》《外台秘要》《温疫论》等经典古籍入手，梳理了其中蕴含的辨证与辨病思想，并分析了喻嘉言治疗痢疾的七个医案，指出了辨证论治的重要性，认为"异病同治""同病异治"是辨证论治原理的体现，提出中医辨证要与西医辨病相结合，以更好地促进中医学的发展。

咱们今天也不谈专门的理论，也不谈专门的经验，就是讲讲我们现在面临的问题，讲讲我们该怎么走路这个问题。这个问题，我专门理出了一个提纲，本来估计可以讲三小时，由于没有安排这么长时间，我今天就简单地谈谈"辨证论治与辨病施治"这个问题。

"辨证论治"，也有人叫"辨证施治"。"辨证施治"与"辨证论治"有非常不同的意义。"辨证施治"就是辨证之后直接用药，不用考虑其他事物。证辨清楚了，是肾阳虚还是肾阴虚，就要用相对应的药，不必考虑其他情况，这就叫"辨证施治"。"辨证论治"的"论"字很有意思。"辨证"二字在"论"字前面，说明不仅仅是辨临床上的证，还要辨别病因是七情内伤，还是外感风寒，辨别人体的虚实，辨别环境，辨别病邪的先后。辨别整体的情况之后，选择一个主要的矛盾，就是从众多复杂的矛盾中选择一个主要的矛盾，再决定是从证来治，还是从因来治，还是从人来治，需要考虑到不同的情况，来确定治法的偏重，就是说先抓主要矛盾，先解决主要矛盾，暂时不考虑次要矛盾。比如，一个患者，他是以正虚为主的，那么患病以后，我们就以扶正为主，而暂且搁置病与证。假设症状非常严重，影响到了患者抵御疾病的能力，解决了正虚问题之后，也会对他之前的病症有一定的作用。

所以，"辨证论治"就要找寻它主要的矛盾，而"论治"就是解决这个主要矛盾。于是，这个问题就牵扯到了标本、缓急、先后、内外这些方面。在《黄帝内经》中辨证论治的思想非常浓厚，不管谈什么，辩证法的思想始终贯穿其中，阴阳五行等都包含了辩证法的思想。

一、《内经》的辨证与辨病思想

古代很多中医都需要学习《内经》这本书，认为《内经》这本书的内容很重要。今天我们来谈治疗，仍然可以从《内经》治则的方面来获取经验。张景岳曾经将《内经》分出了治则这一章节，也就是我们讲的治疗法则。下面我引用一些《内经》中的话，来证明《内经》对标本缓急、上下左右、内外等辩证思维的重视，在这些问题中，最重要的一个就是标本问题。

张景岳对"急则治其标，缓则治其本"这句话有看法，认为是"对待为也"，一半对一半。他认为"治病必求于本"，应该是治本为主，同时治本也不是不要治标。《内经》中大部分都是在治本，如果我们把标本兼治的意义延展开，它还不限于这些，而是有更大的意义。标本兼治主要就是一个本、一个标。这个标和本是会变化的。比如，人是本，那么病就是标。从人体内外来讲，就是内为本，外为标。以上下来讲，就是下为本，上为标。以人体与疾病的病因来讲，六气——风寒暑湿燥火是本，经络脏腑是标。再细一点来讲，脏腑是本，经络是标。因此，标本两个字的意义不是固定的。明代吴又可讲黄疸病，黄疸是标，膀胱不利是本；膀胱不利是标，小肠有火是本；小肠有火是标，胃热是本。这就是治本，如此推衍而论，"凡病必求于本"的意义也就很大了。吴又可认为"治黄疸利小便是治标"用大黄、栀子清胃腑之热为治本。这与张仲景"治黄疸不利小便非其治"相反。

梁启超很有学问，著作等身，他曾经讲过，你不知道自己的短处，也不知道自己的长处，就无从补救或者发挥，因此，做任何学问都要知道自己的短处与长处。这一观点在《内经》里面也有很多体现，病不同治疗方法不同，这些都关系到辨证论治，不是见病治病，而是见病穷源、见病追源，见了病要从起源进行治疗，就是要医者反复思考。有的医生就是一张方子开给所有患者，张三来了是这个，李四来了还是这个，套方治病。这不是中医的传统，中医就要讲究辨证论治。

二、《伤寒论》的辨证与辨病思想

《内经》谈的是治疗原则，而具体的辨证论治方法见于《伤寒论》。有人说《伤寒论》是贯彻了《内经》的辨证论治思想，对此我有异议，因为张仲景参考的是伊尹的《汤液经法》，这和医经是两条路线。医经就是《内经》，而张仲景是经方。所以，这个观点有问题。《伤寒论》的序文不是真的，从文字到内容有很多问题，其中除了一些关于营卫学说的内容与医经有关，其他的均无关，六经也不一定是根据《内经》产生，两派是存在差别的。《伤寒论》分六经八纲，对疾病的治疗还需要结合患者的体质，以及宿病问题。《伤寒论》列举了很多这样的例子。比如，咳嗽、哮喘、鼻衄等，脉见微弱就不能发表；此外，在辨证论治思想的引领下，表证也不一定用表药，比如阴虚、阳虚就不能发表。这在《伤寒论》中也有体现。表证可以治里，里证也可以治表。《伤寒论》比较具体，而《内经》就是整体的原则性指导。《伤寒论》中辨证方法是多样的。

那么再谈辨病的问题。辨病就是辨别是哪一种病。辨证是哪一种证，如寒证、热证。《黄帝内经》提及七十多种病，如"风""痿""痹""厥"是总的病证，病名之下还有很多分证。《伤寒论》也提到很多病名，如太阳中风、太阳伤寒、温病等，《金匮要略》的痉病中又分"刚痉""柔痉"。《伤寒论》以辨证为主，《金匮要略》以辨病为主。辨病和辨证会有结合，辨病也辨证，但是张仲景以辨病为主，辨证为辅。

三、《备急千金要方》《外台秘要》的辨证与辨病

《备急千金要方》收集了很多民间的验方与经方。这本书以脏腑辨证为主。这本书很难读，因为方子和病证都很复杂，初学者很难摸到其中的规律，所以，在最开始的时候应该先摸透它的规律，知道相关脏腑的证候，才能知道本脏腑的疾病。有些病，如神经官能症，现代医学没有有效的治疗方法，对其治疗存在很多困难。但实际上，神经官能症是人体内部有问题了。《备急千金要方》能够解决这些病证，但很难解释为何对这些患者使用这些药。张璐的《千金方衍义》，想要解释这个道

理，因为条件有限，他也无法解释。即使是现代科学，也无法阐明神经官能症，大概还要等到病理学、药理学进一步发展，我们才能得到逐步的解释。

《外台秘要》也收集了许多验方。《外台秘要》比较好读，比《备急千金要方》易懂、易用。该书就是按照病、证，逐一介绍的。比如，疟疾、痢疾以常山、草果等治疗；如辨证夹湿热者，热加石膏，寒则用附子，虚则用人参。这些在此书中一目了然。该书条例分清，明晰易懂。这是《外台秘要》的方子，对于我们而言很有用，可以扩大我们的药源。我们用药需要参考经方，有时经方用药不够，则需要后世方，但如《普济方》《圣济总录》，卷帙浩繁，临证难以取舍。相较之下，《外台秘要》记录的每一种疾病，可以让我们很容易发现主要的药有几种，常用的药物有几种，不常用药而偶然用的有哪些，但这也是主要的，因为验方非验不录，该药必定能够治这种病。所以，《外台秘要》比较好读。该书也分门别类地介绍了痢疾，如休息痢、噤口痢、十年八年久而不愈的痢等，对于这些疾病都有一套相应用药。这一套药对我们临床医生而言，可以扩充我们的药源。本草专著难以运用，各位也有这个体会，本草专著明确的是症状，都是两个字一句，三个字一句，什么都是依靠症状，联系起来就不容易记，同时，本草上记载的效果不准确，有的药有效，我们用却无效。因为其中包括了偶然经验，所以参考本草未必有效。《外台秘要》记载多为验方，从中可以筛选治病之法。

四、《温疫论》的辨证与辨病

明代吴又可著《温疫论》，提出一病由一毒导致。他所谓的"戾气"等于现代医学所说的急性传染病的病原。他不承认天地的六气（正常的气候）可以使人患瘟疫。他认为是一种疠气导致瘟疫的，天地之疠气各种各样，种种不同，一种疫毒可以导致一种疫病。因此，他主张一种疫病必能用一种方法来制服。所以，他主张一种病，就要找到一个有针对性的药，不必用君臣加减，不必辨证论治。这是吴又可的主张，有他先进的一面，也有他的缺陷。他提出，一病必定有一毒来治，专门用一毒治这一病。他认为的疫毒，类似于现在的病毒、病菌。他用毒药来治，就好比用抗生素。但用抗生素来对付病，也并非百分之百有效，还有许多不适应的，有许多无效的，因此，还是要辨证来治。还有一个问题：病毒已经侵犯了人体，造成人体的损害。这时就不能再治病毒，而应以治疗损害为主了。心、肝、肺、脾，受病毒的影响而造成了损伤，应该从这方面来考虑治疗，所以，这就不是用一毒可以制服的。吴又可认为急性传染病是一病一毒，其他疾病则未必如此；此外，一毒能治一病，对于已经造成的内脏损害，就不能靠这一病一毒了，而要靠其他的药物来调整人体脏腑。吴又可的观点也有积极的一面，他追求针对性的药来解决问题，这个思想是先进的。假设按照他的思想发展，继续发展，可能中国早就发现现在的抗生素了。此外，细菌学、传染病学的理念，吴又可早就提到了。这是强调一病一方、一病一药的。吴又可是明末崇祯年间人，是在崇祯三年完成这部书的。

五、从喻嘉言治痢疾医案看辨证与辨病

喻嘉言是明代崇祯年间人。他曾经也在京里混过一段时期，后来不受诏谕就回到老家了。明朝亡国以后，他就剃了头发，往来于各地，后来他又把头发留起来，到长沙行医。所以，喻嘉言这几部书，恐怕都是在长沙撰写的。他的治疗特点是强调辨证论治。此处，我举几个他治疗痢疾的医案。他不主张用针对性的治痢药，而主张辨证论治用药。他的医案中，有的用温阳，有的用益气，有表邪则把表邪从阴分提到阳分。他常常提到，只用治痢的药一定是治不好的，也一定会出问题。

第一个病例，赵某，患痢疾，他用四君子汤来治疗。这是我们平常很难想到的，想不到用四君子汤。喻嘉言抓的主要问题，就是患者的脉都是沉而浮，应指模糊的。应指模糊，这个很重要。中医诊脉很有道理。此处诊脉应指模糊，就是重点。因为应指模糊，所以采用四君子汤。喻嘉言采用四君子汤，少加姜蔻（治胃痛胀，稍许用点温）。这个病他没有用治痢的套药，没有用白头翁，没有用黄连、木香、槟榔，这些都没有用，而是用四君子汤治疗。这是超过一般套方医生所能想到的。因为，套方医生他有一套方药。所以，这个病案他就用套外的方药，用四君子汤来治疗。

第二个病例，有一张姓患者，重点是得内伤之脉而夹少阴之邪。喻氏认为，这是夹了少阴肾的脉，治疗就应该一表一里，治表药当中重用人参，治里药当中重用附子。他说若用痢疾门诸药物必危险，因此，这个病例就用人参、附子这些药。这个病例的重点也在少阴之脉，所以，他用了人参、附子。

第三个病例，一周姓患者，面目浮肿，肌肤晦黑，脉沉数有力。这一案例的重点在脉"沉数有力"。喻氏认为，这是阳邪陷入阴分，因而用逆流挽舟的方法，用人参败毒散。同时，他介绍了一位常熟老医生，也用人参败毒散治阳邪陷入阴分，也用逆流挽舟的方法。

第四个病例，患者姓朱，下利无度，一昼夜下一两百次。因为腹泻严重，不能起床，就用草纸垫在屁股下面。喻氏分析此证："一团毒火蕴结在肠胃之内，其势如焚，救焚须在顷刻，若二三日外，肠胃朽腐矣！""其脉弦紧劲急，不为指挠"，其脉，手指碰上去很硬。所以，他用大黄四两（60g）、黄芩二两（30g），水煎，随煎随用。服药后，到第二天，患者脉就比较软和了。之后，他就用养阴的方法。养阴的方法也是中医治疗的一个特色，不管是发热，还是下利，好转以后用养阴药，因为阴已经损失了，用养阴的药可以补充患者的损失。

第五个病例，患者发热，且昏沉不醒，说明该病很严重，其脉"数大空虚"，喻氏用附子理中汤。因为脉数大空虚，尺脉倍加洪盛，所以，用这个方子来进行治疗。一般人生病，初期就见到神经精神症状，就表示很严重，突然说胡话，或者有胡乱的动作，这些都是证据，这就表示疾病严重。

第六个病例，叶某，病痢，噤口发热十数日，呕吐不断，其脉上涌而无根，此乃胃气将绝，非噤口痢也，治惟有温补。于是以理中汤，三日人事大省，不宜轻用痢疾门中套药。

第七个病例如下："病痢疾，初起有表邪未散，而误用参、术固表，使邪气深入；又误服黄连凉解，大黄推荡。治经月余，胃气不运，下利一昼夜百余行，一夕呕出从前黄连药汁三五碗，呕至二三次后，胃与肠遂打为一家，内中幽门、阑门洞开无阻，不但粥饮直出，即人参浓膏才吞入喉，已汩汩从肠奔下。危急之中……以大剂四君子汤，煎调赤石脂、禹余粮二味，连连与服……十余剂全安。"这个方法很好，值得学习。因为单纯用四君子汤，对于患者只能起到扶持正气的作用，不能够治疗下利无度；单纯用赤石脂、禹余粮收涩，没有四君子汤来加强药效，加强人体的能力，那么收涩的药也无效。所以，用补药加收涩的药，标本兼施，这样治疗才能够取得很好的疗效。

参考这几个病例，举一反三，其他的病也可以这样治疗，哮喘患者可以，咳嗽患者也可以，其他下利也可以。所以，采取标本兼治的方法，以标药加强治本之效，加强治本就达到了治标的目的，用治本的目的发挥标药的作用。所以，治痢使用独参汤，也能把邪排除出来；有时治本没有用，治标才有用，于是喻嘉言用赤石脂、禹余粮加四君子汤，也能够控制住下利。所以，标本问题，可以结合起来考虑。过去我们一度受到这些观点的影响：在治标时，不应治本，如治疗哮喘时，我们常常讲"发则治标，平日治本"；还有，治本的药在平日可用，发病时就不应使用。其实不是这样的，根据我的经验，发病顽固，发时只用治标药无用的，也可以加上治本的药，标本同用，效果特别好，不单一病如此，其他病也可以这样用，如治疗外感风寒，可能用补药治愈，但实际上要看具体情况，不可一概而论。

举例喻嘉言，是为了说明我们不要单纯要求一病一药，也要辨证论治。举例吴又可呢，为了说明既要辨证论治，也要找寻一病一药。这两方面可以结合，不要偏废。

六、"异病同治""同病异治"是辨证论治原理的体现

中医有两句话，"同病异治"，"异病同治"，还有两句"同病同治"，"异病异治"。同病异治，临床上见得比较多。异病同治比较少。同病异治，比如今天来了10个哮喘患者。我们可以根据患者的不同情况，开出10张方子，各不相同，有寒有热，有补有攻，等等。10张方子，10个患者各有不同。一个病在不同人身上，可以这样，这主要是根据辨证论治的经验。一个患者身上，也可能同病异治。一个患者发病的时间、环境等因素不同，治疗方法也不同。如有一个哮喘患者是从北京来的，当时北京的气候比较寒，患者受了一点寒，到上海来哮喘大发，根据辨证属于寒，我就用了小青龙汤，一吃哮喘即安。我们不能说根治，不能说痊愈，痊愈是夸大，只能说临时控制了这个病。过年以后，到了春天，感受了一点风温，患者鼻塞流涕、口唇红、舌红、眼睛面颊都红，是热性的表现。患者仍旧吃了去年的小青龙汤，服后无效，找我。我就用桑菊饮、银翘散。那怎么说呢？风温用不到小青龙汤。患者一吃，病情也马上得到控制，喘平了。过了一段时期，患者劳动以后，因为过劳发病，表现为气虚懒言、动作无力，患者还是吃了我的桑菊饮、银翘散，无效，再来找我看。我说你不对了，这既不是风寒，也不是风热，这是中气不足，中气不足应该用补中益气汤。于是乎开了补中益气汤，一吃病就好了。这个患者，发

病的时间不同、因素不同、表现的症状不同，因而用药不同。这是同病异治，一个病的治疗方法各有不同。同病异治可以见于其他各种疾病，痢疾了，腹泻了，都可以此类推。

还有个患者，是用异病同治的方法。我曾经讲过的一个异病同治，用承气汤。这个患者的表现在病理机制上是相同的，可以异病同治。假如病理机制没有共同点，就难以如此治疗。比如我用承气汤的例子，都表现为胃家实，临床表现为大便10多天不通，而面色比较红，眼睛也红，口干，舌苔厚腻，有许多这类症状。一个患者头痛剧烈10多天，而表现为胃家实的症状，中西药都无效，经辨证论治，我就用承气汤，一下以后，头痛马上就好了。还有一个失眠患者，他失眠10多天，整晚睡不着觉，面红目赤，舌苔厚腻，也是阳明腑实证，他恼火得想跳楼自杀。该病辨为阳明腑实，也用承气汤，一下以后，没到夜晚就熟睡了。还有个哮喘患者，发作10多天不停，大便也是10多天不通，他中药、西药（氨茶碱）都用了，也不能控制症状。患者自述平时大便通畅，哮喘就不怎么厉害，那么通便就好了。该患者也是用承气汤一下以后，喘平。还有一个患者，呃逆，成天成夜不停，睡着也不停，也是10多天。这个患者也是大便10多天不通，也是用承气汤一泻即止。这就是古代医案所谓的"覆杯而愈"。不是所有的哮喘，我都用承气汤，也不是所有的呃逆，我都用承气汤，只是恰巧这个病证符合这个病机，就用这个方。我们很难用现代医学解释其原理，因为系统不同。头疼、失眠、哮喘，西医涉及胃肠系统、神经系统、呼吸系统，系统不同，为什么治疗一个点可以缓解病情，目前无法用西医理论解释。事实证明，这样治疗有意义，用中医理论可以解释，因为中医理论不是通过实验室，不是通过病理解剖得到的。这些疾病，可以解释为胃毒上攻导致头痛，降胃毒即可治愈头痛；可以解释为肺与大肠相表里，泻下大肠瘀血后，肺气得降，因此缓解哮喘；呃逆，可以解释为胃热上逆，降胃气即可。头痛、呃逆等，都是这样，都可以解释。失眠也可以解释为胃腑湿热上蒸，上攻于心，心神被扰，因此不得眠。现代医学如何能解释胃毒会上升、会进入心里？这个心是哪个心？是心还是脑？假如说上通于脑，是通过什么通路？胃毒上冲，为什么不能杀菌？所以我认为，道理可以讲，需要讲得自圆其说，讲得通，讲得通才是真正的道理。真正的道理何在？不通，不懂，是不能接受的。现代科学限于条件，不可以解释中医理论，要等到发展以后，中医学的很多问题才能得到解释，但现在为时尚早。

七、中医辨证与西医辨病的结合

晋代张湛有两句话，没有得到人们的重视。他认为：病有外异内同，有外同内异。人们很少注意这两句话。病有内异外同，即外面的症状相同，而里面的病因不同，比如水肿，有肾脏性的、有心源性的、有肺源性的、有营养不良性的。虽然这些疾病发病的原理不同，但我们还是可以辨证论治，用我们的这一套治肿的方法。但古代验方里记载治疗腹水很有效的常用方，往往我们用了无效。无效的原因是，古人治的腹水，可能和我们遇到的不是一种。不知道什么原因而造成的水肿，直接下手去治，那么治疗的效果就不明显。提出这个问题，是因为现在我们应该考虑的就是，许多按照症状来治疗的病，到底是什么因？我曾经碰到几个腹水，一个腹水是腹部结核引起的，一个腹水是腹部肿瘤引起的，一个腹水是腹内化脓引起。这三个腹水，我们都是用利水法，都用治标的方法，不知道患者的病就治疗，效果很差，更难获得治疗效果，所以，要知道造成这些病的因素。所以，张湛提出的这两句话是很有意思的，但后世医家很少注意这个问题，没有发展下去。假如发展下去，我们就要探求"内异"，内部有什么不同。不过中国古代也是限于历史条件、科学条件，其他各方面都没有为中医诊察疾病提供方法、方式。假设能够提供，中医当然能探讨病因，也可以更深入地研究下去。

下面谈谈个人的看法。对这个问题，现在我们要面临现实情况。过去我在综合性医院里看病，不只中医，不是乡下，在大城市里看病，患者所有的检查都差不多，都是完整的一套。过去我们看病，患者手伸上来就是号脉，而现在不是，患者拿一叠的化验单、X线片、心电图这些东西要你看，要你参考。我们还要不要看？还要不要考虑？有的中医回答：我们中医不看这东西。中医不看这些东西，但是患者要看这些东西，所以现在的问题，现实问题是，患者拿来的化验单，如X线片，我们要怎么考虑？

我讲两个例子。有一个患者是教师，讲课讲到1个小时、半个小时，声音就哑了。这个病情找中医看，都说气虚、肺气虚，用党参、黄芪这一类药，吃了无效。无效就找西医看，西医转到神经科，检查是属于神经科的疾病，可是没有治疗方法。查出什么呢？延髓神经压迫症，延髓神经上有一个小肿瘤。若持续发展，将来可能导致呼吸停止、心跳停止。对于这个病，假设不参考现在的西医资料，还是依照气虚来治，患者死了要怪医生给治死的。其实不是我们治死的啊，他是自然死的，因为这个病根本没有治疗办法。假设我们给家属讲清楚了这是什么病，说明我们没办法治疗，患者死而无怨。现在临床上有很多病，都用现代的方法检查，如血液病中的血小板增多、血小板减少、白细胞增多、白细胞减少、白血病。假设现在我们没有实验室检查，凭三个手指头很难摸出是什么病，很难设想用什么方法治疗。我们要用现代医学诊断的方法来做参考。

但是中医原来的一套诊断方法，我说要，不能废除，还要保留。就说病理，参考现在的病理，疾病是怎么产生的，以后怎样发展，经过、预后，就都知道了，但是还是需要中医的病理，需要中医的特色。这些不能丢。中医有用没用？我说它是有用的。它有用在临床上面，它是便于治疗的，好像九连环，一环扣一环，它的病理、生理、药物、治法，都需要联系起来。比如，一个病，风伤卫、寒伤营，这是病理、病因。风能伤卫、寒能伤营，风伤卫见到恶风、自汗，寒伤营见到恶寒、无汗，联系起来，一个是桂枝汤，一个是麻黄汤。这在临床方面有用。还有一个，就是诊断。有一位专家曾经说，中医看见发热，用手摸摸额头，这就可以了。但现在有体温计啊，我们用体温计是不是更准确？我认为，体温计可以用，但是不可以代替中医的诊断方法。因为，中医的诊断是为了便于用药，有其系统性。比如，成无己《伤寒明理论》中提出了《伤寒论》的热型，有即发的，有迟发热，有寒热往来，还有潮热，分别这些热型，体现了古人的伟大。在那个时候是不容易的，所以，成无己有成无己的伟大。还有一点，《伤寒论》里所谓的"淅淅发热""蒸蒸发热""热在皮肤、寒在骨髓"，是有关于治疗的，看患者的发热情况，判断热型，是可以便于用药、治疗。所以，中医的一套诊断方法，还有中医的诊脉，中医的望舌，这些都是中医的精华，不能替代。中医原有的这些东西，现在暂时不能动，等到将来，或许延续了某一部分、去掉某一部分、保留哪些，这要等到将来再看。

所以，现在搞中医，我的主张还是着重于临床，我们要提高中医的疗效。我为什么主张要搞点西医学？搞西医学，现代的东西和中医原有的东西结合起来，可以发展中医。对于许多病，中医从过去不认识到现在认识了，能够摸索出一套治疗经验，这就是中医的发展。现在大家都在谈振兴中医，我们怎么振兴中医？靠几个官不行，靠大官儿提倡不行，要靠本身立得起。本身立得起是很重要的。中医药本身要立得起，要争取疗效，提高疗效，人家不能解决的问题，我们能够解决。现在我们面临这个时代，我们怎么办？这是一个很重要的问题。我今天提出这几个问题供大家思考，也没讲什么东西，耽误各位许多时间。

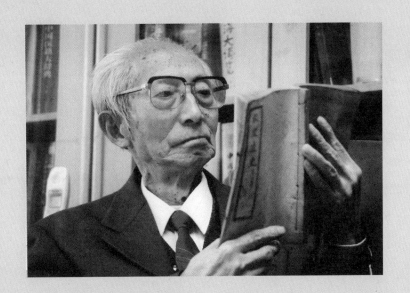

裘沛然简介

    裘沛然（1916—2010），男，原名维龙。7岁入私塾读书，11岁师事姚江学者施叔范先生从学2年；1928—1930年在家自学经史百家之书以及文学、历史和自然科学书籍；1931年只身来到上海，求学于一代医擘丁甘仁先生创办的上海中医学院；在1934年毕业后至1958年先后悬壶于慈溪、宁波、上海，以行医自给。临诊之余，勤研中医学和历史、文学、哲学等。

    先生1958年应聘进入上海中医学院担任教学工作，历任针灸、经络、内经、中医基础理论、各家学说教研室的主任。1980年担任国家科委中医组成员，1981年任卫生部医学科学委员会委员，1984年任上海中医学院专家委员会主任，并为院学术委员会、职称评定委员会的负责人之一。生前为上海中医药大学终身教授，博士生导师，上海文史馆馆员，《辞海》编辑委员会副主编兼中医学科主编，华东师范大学和同济大学兼职教授，安徽中医学院顾问，浙江中医药大学学术顾问，是全国500名老中医药专家学术经验继承工作指导老师。1979年被评为上海市劳动模范，同年担任上海市政协委员，1983年任上海市政协常务委员，1988年兼任上海市政协"医卫体委员会"副主任，1991年享受国务院政府特殊津贴，1993年荣获英国剑桥国际名人传记中心颁发的20世纪成就奖，2008年获上海市医学贡献奖，2009年4月被人力资源和社会保障部、卫生部、国家中医药管理局评为首届"国医大师"。

先生主持编写或主编的著作达40部。其中，《裘沛然选集》获中华中医药学会学术著作奖一等奖，《中国医籍大辞典》获国家辞书一等奖、教育部科技进步奖二等奖。撰写论文30余篇。

谈谈滋阴学说

内容提要

本讲首先从滋阴学说产生的时代背景入手，介绍了刘河间、朱丹溪、李东垣、张景岳等人对"火"的认识及对滋阴学说形成的学术贡献。其次列举了历代滋阴学派的常用滋阴方法，从滋补肾阴的代表方剂开始，依次介绍了滋补肝阴、心阴、脾阴、肺阴等代表方，并介绍了滋补精、血、津液等的代表方剂，为临床阴虚类疾病治疗提供了思路。

今天我讲一讲滋阴学说。滋阴学说是各家学说中的一家，我想谈一谈滋阴学说的来龙去脉。每一家学说的兴起都与多方面有联系，学术的发展有其渊源。其所处的时代背景（当时医学界发生各种不同的事情），对每一家学说的产生都有影响。金元四大家虽然各有不同，但互相联系，各有其特殊的环境，是特定的情况下产生的，所以，我想范围谈得广一些。至于滋阴学说的内容，各位的讲义中已经有了，各位对医学方面研究得很好，并且都有较高的水平，这些自己看看也懂。

一、滋阴学说的产生

我主要想从各家学说产生的角度向各位做些介绍。我最近一段时间工作比较忙，一点没有准备，只是带头做一个中心发言，与大家共同讨论。要想谈滋阴学说，首先要了解各家学说产生的情况，滋阴学说的产生是其他各家之间互相渗入、继承、发展的过程。

学问这东西如同接力跑那样，比如从《内经》开始做，逐步发展下来，不断探索，在继承前人的基础上，在某一方面有所发展。我们谈各家学说首先从《内经》

着手。我们把《内经》这本书作为经典，实际上它是春秋战国、秦汉时期一部各家学说的汇编。当时百家争鸣，各家都在《内经》上撰文，所以《内经》中许多话都各持不同的观点。这本书不是一个人写的，是经过漫长的时期充实起来的。从远的方面来看，各家学说继承了《内经》的部分精髓，是在《内经》的基础上发展起来的。

张子和（张从正）的汗、吐、下三法也是如此。比如张子和的汗法——开鬼门。这里我想谈一谈开鬼门。从字面上看，"鬼门"好像是封建迷信的东西，但是实际上不是迷信。"鬼"字，是鬼神的鬼，古代还写作"魄"字，另外还有个"白"字，古代"鬼""魄""白"这三个字是通用的。当时说鬼门，也可以说魄门，还可以说白门，等同于现在的简体字和繁体字。这几十年里，我们文字的变化很大。那么几千年来的变化，也很大啊！在古代，"开鬼门"这三个字有个演变过程，实际上就是"开白门"。什么是"白门"？"白门"就是汗孔。所以，现在学中医要学医古文，一般的学习，是学不到这些知识的。

这里顺便谈一谈，研究中医学，在古文方面一定要用大功夫，要有点根基。不能以现代的眼光，以现代的概念来衡量过去的字。当然，有些概念还是保留不变的。但是几千年中，语词的变化会很大。因此，我们必须要掌握医古文这一门学问，否则就很难理解中医学本来的含义。这接近于学外语。现代科学方面，你非得懂外语，不精通外文的话，有好书也没办法看。不然翻译译错，你也跟着错。在座的各位都是骨干，将来要中西医结合创造新医学，对于外语，一定要学，对于医古文，也必定要学，这是两个最基础的东西。这是顺便谈到的，我举这个例子是为了说明学习医古文的重要性。

另外，各家学说开始是从《内经》中某一论点引出的，但是在《四库全书》中有一句话，"医之门户分于金元"，即医学上的门户（引领各种派别）开始于金元时期。为什么会在金元时期形成呢？

我想简单向各位介绍一下当时的时代背景。当时主要有几大因素：第一个因素，当时方剂著作大量兴起，出版了大量专门介绍方剂的书。宋代活字印刷术的发明使出版书籍变得方便，但当时出版的书籍大多数都是方书。可以这样说，方书的大量出现是当时医学界的一个特点。这个特点从唐代之后一直到金元时期为止。从现存的唐代的两部书来看，一部是《备急千金要方》，一部是《外台秘要》，已经集了方剂之大成，已经有许许多多的方剂。但这种趋势到宋代（经过唐、宋）更进一步发展。怎样发展呢？有几个群体都在写方书。第一是官府，国家层面主编的著作都是方书。第二是私人医生，写的也是方书。第三是外行、非专业的人。他们本身不是医生，如戏剧家、历史学家、文学家，包括和尚、道士等一些有文化的人士，都在写书。写什么书呢？也写方书。所以，当时在宋代就有近百种方书。比如苏东坡，搞文学的人都有他的方书，可见当时的方书的盛行程度，但现在很多方书遗失了。有多少方呢？我可以再举现存方书的例子，如《太平圣惠方》，是官家书（公家编的书），书中有 16834 张方子。

方剂学的发展也体现了医学的发展。这当然是件好事，因为可以产生很多有效的良方。但事情是一分为二的，方剂大量的发展也让医学界出现了一些问题，造成混乱现象，表现为两种混乱。第一种是方名的混乱，比如单单一个牛黄丸就有 13 张方子，均称为牛黄丸，一个羌活汤有 22 张方子，弄得医生稀里糊涂。当然还有名称相同，但中药成分和分量极不相同的，我不一一举例了。这是方名问题。第二种，也是更重要的，是使用的混乱，是怎样使用方剂的问题。在几万张方子里，一个病种可以有近百张方子，病家无法选择，医生也无法下笔。治疗一个病种的方子有百来张，会造成怎样的问题呢？造成方剂与疾病脱节，理论与实践脱节。没有理论，方子能治什么病？中风、伤寒、头疼、腹痛、腹泻，或者胸痛、胃痛，等等，几十种疾病都可以这样治疗。其中不谈寒热虚实、阴阳表里、脏腑气血。因此，从医生方面来讲，想用方剂也是没法用的。在这种医生无所适从的时代背景下，需要一样东西，要形成一个理论，没有理论就无法选方，要有理论指导，才可以选方。时代要求当时有学问、有丰富临床实践经验的医家，通过钻研理论，在继承古代理论的基础上，再总结自己的临床经验，提出新的医学理论来。

没有理论，方剂泛滥，等于无法使用方剂。我们现在讲理、法、方、药，在当时是非常不注重理法部分的，处于"以药试病"的局面。要改变以药试病的局面，那就需要理论，各家学说就是在这种情况下，通过有学问的医家提出新的理论，这是第一个因素。

第二个因素，若说没有理论，当时却有一个非常盛行的理论。什么理论呢？运气学说。运气学说在宋代非常流行，得到广泛运用。对运气学说，可能有些人比较了解，有些比较生疏。运气学说是怎么一回事呢？我们现在是用公历的，古代一向用农历。这里有转化。第一是简化，六气（风、火、暑、湿、燥、寒）不单单是风，风可以与暑一起参与致病，也可以与寒一起，也可以与火一起，还可以与湿一起，六气可以同时作用在一个人身上引起疾病。简化之外，还有同化，气到最后变成一个气。六气中本来寒与热是相反的，但是根据同化理论，最后什么气都到一个气里，同化到哪儿去了呢？同化到火，转化成火。寒也可以化火，湿也可以化火，燥也可以化火，风也可以化火，所有寒、暑、湿、燥、风都可以转化成火。因此，刘河间认为许许多多的疾病中热病占绝大多数，因为都可以转化、同化。

另外还有一种盛极之火，盛极之火也是从五行学说中来的。热极可以出现寒的症状。本来水是克火的，寒是除热的，但是症状表现到最后极端的阶段可以出现盛极之火，热极表现为寒象。水克火，热除寒，实际上盛极之火是表示热到极点的时候，火亢盛到非常严重的阶段，最后还是归结于火。这时，出现寒象，不要以为是疾病进入了寒证，实际上还是热证。所以，根据刘河间的逻辑，依据他的三化理论，最后为盛极之火，万变不离其宗，六气都可以转化为火的现象。因此，刘河间提出来两个论点：第一个论点，"六气皆可从火化"；第二个论点，"五志过极皆为热甚"。第一点从外感方面考虑，外感方面以六气概念来讲外邪（风、火、暑、湿、燥、寒等）都可以化火，不管什么邪统统变成热性病了。那么内伤呢？五志（喜、怒、思、悲、恐），情志或精神刺激而生病最后也化火了。刘河间的逻辑是，不管外感还是内伤，都可以化火。这里我想提出一个问题，刘河间不讲六气皆可从水化，不讲六气皆可从木化，为何讲六气皆可从火化呢？

我今天就说说"六气皆可从火化"的道理。六气皆可从火化的理论依据主要有五点：第一点，依据五运与两火，五运指金、木、水、火、土，其中金只有一个，木只有一个，水只有一个，土也只有一个，但火有两个，有君火和相火。五运里有两个火，六气里也有两个火。六气中的火是少阴君火，暑（热）是少阳相火，风是厥阴风木，湿是太阴湿土，燥是阳明燥金，寒是太阳寒水。所以六气中别的各有一个，但火有两个。五运也是别的各有一个，火有两个。火可以多于一切，这是他从五运六气理论中得出的结论。

第二点，从生理活动中，刘河间观察到：一个人的生命永远是动的，只要生命存在，人永远在活动，这活动都要靠火。因此，他认为人生命的一切活动都是靠火在维持活动。所以一个人生病，都出在火里。从生理上他观察一个人生命的全过程，动是主要的、是绝对的，静是相对的。因此，他觉得人的火是主要的，动就是阳，阳就是火。这是从生理方面讲。

第三点，从生理与病理转化的角度来说，一个人生理功能混乱，而且又劳累过度，或者情志感伤，这些都是从阳火中化出来的。这是从病理方面观察到的一点。

第四点，从各种共性方面来认识，从各种病证方面进行分析。病机十九条总结了八九十种疾病，其中见火的病有百分之七八十，所以病绝大多数是火。这是第四点的依据。

第五点，从治疗方面得到的经验总结。当时盛行的是《太平惠民和剂局方》，《太平惠民和剂局方》主要用辛香燥热的药，滥用会出问题。轻则病情加重，重则威胁生命。这是他经常看到的现象。从实践方面看到患者用燥热的药，用辛香的药，用伤阴的药后，往往愈后不良。这种愈后不良使他推衍出：假定疾病是属寒的，服用这类药病情应该好转，但是服后加重、愈后不良，说明疾病是火。因火致病再用辛香燥热的药，以火治火，会加重疾病。刘河间当时亲身经历这种情况，观察到许多问题，当时许多医生常用金石的药物、芳香辛燥的药物，造成不良的后果。

总结一下这五点：第一点，根据五运六气，火特别多；第二点，根据对生理现象的观察，活动都属于火；第三点，病理方面致病的缘由都来自火；第四点，根据各种病证的表现进行统计，得出火的病占到百分之七八十；第五点，从临床的各个方面观察，凡是用热药治疗的病，多有不良后果。所以，他最后得出结论：疾病都是火导致。

以后会由别的老师详细介绍刘河间的学说，我今天重点要介绍滋阴学说，但滋阴学派与刘河间有关系。他的结论是这样推理来的，所以刘河间专门用清凉药，辛凉解表、寒凉清里。人们说温病学派是吴有性、叶桂创建的，实际上是不对的。创建温病学派的是刘河间。辛凉解表是刘河间第一个创造的：在外感方面他用辛凉解表、寒凉清里；在内伤方面他提出两句话"三焦无不足，肾脏难得实"。三焦指相火，运气学说中相火属于三焦，相火无不足，火没有不足的。肾脏难得实，肾脏的阴——肾阴，不太容易充实。这就为滋阴学派奠定了理论基础。朱丹溪讲"阳常有余，阴常不足"，就是"三焦无不足，肾脏难得实"。所以，大家知道刘河间是寒凉学派的，实际上他是温病学派的创始者，也是滋阴学说的奠基人。"三焦无不足，肾脏难得实"，这句话很清楚地说明了一个问题，就是"阳常有余，阴常不足"，其后朱丹溪在这一基础上进一步发挥。今天我就谈一个道、一个源，大致上就是这样。我想，如果各位有不同意见，希望大家提出来一起研究研究，有不对的地方，请各位同志指正，好吗？

上面讲了滋阴学说的道、源。众所周知，滋阴学派中朱丹溪是代表人物，实际上奠基人是刘河间。刘河间主火，最后一个结论是火旺水衰，因此，引出朱丹溪的滋阴学说来了。所以，在表面上看，大家互相对立，各家都唱对台戏，事实上不是这么一回事情，事实上他们之间互相渗透，互相补充，各有特点，但是又有内在联系，且这联系很密切。比如，各位熟悉的张子和与朱丹溪这两位医家，他们都继承了刘河间的思想。

张子和对刘河间的继承，从泻热、泻火这条路走下去。从外邪造成的实热、实火着手，所以张子和主张用寒凉吐下，这是从刘河间泻实火方面继承来的。这方面存在一些发展，但是不是互相对立的，各家有许多地方是有共通之处的，而且一脉相承，否则的话中医学就没有系统性了，理论体系也没有了。所以，看问题要看得广一些，特别是各家学说这门课，是一门研究性的学科，知识范围要广一些。

当然每一家所研究的东西比较新，新从广而来，各位同志和西学中的同志具有现代科学知识，我们今后要用现代科学知识来整理中医学的理论。整理有两种方法，一种是临床实践，一种是科学实验，都是不可缺少的，临床实践可以进一步证实这理论是否正确。我们课堂上要弄清概念，弄清理论，弄清治疗方法，进一步要临床实践，实践是检验真理的唯一标准，看看这理论是否靠得住，是否行之有效。临床实践靠得住，那就稳了。再进一步，我们可以搞科学实验。我们在实验室里要进一步做工作，要弄清原理。人体存在很多未知，要用现代的科学方法来研究，但往往医学跟不上现代科学。

中医学的来源有其特点。中医学不是从试管里来的，也不是从动物实验中来的，他是在人的身体上历经几千年的长期的经验积累，并且进一步继承发扬来的。人体里面有很多变化到现在还没说清楚，所以，从这种情况看来，人的身体里未知数很多，我们要进一步发掘传统中医学，为了充实发展现代医学，为了进一步提高我们的医学水平。这讲的是插曲，没有讲到主题，主题讲朱丹溪。

朱丹溪的滋阴学说是有一定的根据的，不是想象出来的。第一点朱丹溪是主动论者。主动论有什么特点呢？朱丹溪这位医家是一个医学理论家，也是一位临床实践家，同时还是位思想家。他与李东垣、张子和、刘河间有所不同，他是一个思想家，他看问题比李、张、刘三家更深远。他有这样一个思想——运动不止、生命不死，用朱丹溪原话："天主生物，故恒于动，人有此生，亦恒于动。其所以恒于动，皆相火之为也。"在朱丹溪的思想中，事物都在不断运动。

中医学中讲阴阳、动静是相对立，一对一。但朱丹溪的思想中"动易而静难"，动是绝对的，静是相对的。这是他的思想，也是他"阳常有余，阴常不足"的主要依据。为什么呢？在动的时候一定要消耗物质，物质可以产生动力，即所谓能量消耗。能量要有来源的。在他的心目中，人消耗的物质只在于其少，不在于其多。类似于现在报纸上的能量危机，石油不够，煤炭不够。在那时他已有了这类思想，就是人动的时候都是消耗物质的，物质就是精血、津液。精血、津液是越消耗越空虚的，而动却是永远无休止的，所以结果是阳偏盛而阴偏亏。

所以朱丹溪常常担心阴不够，阳永远在运动，到不能运动的阶段就是快没有阴了，物质基础没有了，到这种时候运动要停止了。"吉凶悔吝皆生乎动"，这句话是朱丹溪引古代哲学家讲的话，他说：好亦是动（从动而来），坏也是从动而来。所以，动有两个方面。

人的生命永远在动，但是动得好的情况是生理活动，动得坏的情况是病理变化。但是病理方面也是动，所以动分吉与凶。凶意味着坏（病理状况），吉意味着好（正常），这是他关于动有两个方面的分析。朱丹溪在动的方面有一个结论，究竟什么东西会使人动？朱丹溪滋阴学说认为，动主要是相火的作用，这是我根据他的话意译的。引用朱丹溪的原话："其所以恒于动，皆相火之为也。"为什么会动呢？主要依靠相火。在生命活动中，相火能促进各方面产生新陈代谢，发生各种生理上的变化，都是相火起的作用。在病理上发生七情、六淫、气血痰火等等变化，也都是相火起的作用，所以"其所以恒于动，皆相火之为也"。

朱丹溪认为相火是动的根源。当然，现在说起来"相火"是个代名词，相火是什么？我们可以通过临床实践，特别是科学实验的研究进一步来说明它。朱丹溪的学说中，之所以能动，是相火起作用。这里我想与大家一起研究这个问题。大家已经学习过李东垣学说了，张景岳学说可能也讲过了。现在讲的是朱丹溪的相火，三家都谈到相火。我想提一个问题，请大家评论一下各家对相火的看法。

李东垣的看法是：火为元气之贼，火与元气不两立。这是李东垣的相火观。朱丹溪认为相火有两种作用。在好的作用方面，在正常情况下火是生生不息之基，是生命活动最根本的东西，"何贼之有"，什么贼不贼的，根本不是贼。但另一方面，相火也可以成为致病之源，相火很容易动（妄动），到妄动的阶段会伤阴。阴虚则病，阴竭则死。相火可致成病，可致成死。朱丹溪是这么讲的。张景岳则说："邪火可言贼，相火不可言贼也。"

三家对相火的说法完全不一致，这三家各有不同，当然有正确的一面，也有错误的一面。请各位考虑一下这三家究竟哪家讲得对？为什么三家有不同的说法？

三家都是医学名家，对相火却有着截然不同的看法。这里我顺便介绍一下火。我谈个人的看法，对不对请各位大家共同研究。李东垣所谓的火，有时讲阴火，李东垣的阴火就是相火。朱丹溪不讲阴火，只讲相火，他有著名的相火论。朱丹溪立大补阴丸，这张方子的注释中有"下阴火，滋肾水"之论。可见在金元时期，阴火和相火是同义语。朱丹溪在用黄柏、知母时，说泻阴火，那就很清楚了。朱丹溪是讲相火的，他用大补阴丸泻阴火。所以，我们在研究医学时，首先要把概念弄清楚，概念不搞清楚是胡闹。阴火这问题研究了有近一千年吧？很多人还对阴火有疑问，现在可以这样讲：阴火就是相火。

当然对相火的看法，相火方面的治疗，各家是有不同的。但是从它的定义上讲，是相同的。一个观点是，相火不是什么致病之源，相火只有好，没有坏，相火是人身上必不可少的东西。大概同志们有不同的意见，希望大家提出来，大家可以争论一下，这样可以活跃我们的学习氛围。同意这种看法，还是有不同意见，希望大家提出来，要学术上有发展，必须要提倡百家争鸣，大家各抒己见。

人体内应该有两种火：一种是致病的，病理性的火；另一种是生理性的火，是生命活动所必需的火。但是这几方面概念有所不同。概念一定有些具体的东西，概念即概括而形成的一个术语，具有高度的概括性。概念之下还有东西，这东西非常重要。现在我介绍一些不成熟的看法，谈谈具体的概念、具体的内容。概念变化很大，研究一门学问一定要下苦功夫。

水火之阴阳，指命门里面的东西，命门里面的水和火。一般的阴阳理论谈及水火，就参考自然界的现象。火性炎上，水性静下，这是通常的情况。但是，在医学中，特别是对于命门里面的水和火，要理解这个概念：火是不能够炎上的，这火要藏在里面，水也要藏在里面，这个水、火是密封的。命门的水、火，是精水、精火，也就是真阴、真阳，是水火之阴阳。火不是什么邪火，假使这火出来，会导致疾病。在正常情况下，这两样东西藏在命门里，是人的"发动机"。但这"发动机"的本性是内部密封的，水不是润下的，火也不是炎上的。火不能够向上，它是密封的，它在下焦。所谓命门，这是人的生命之根源。

真阴真阳作为根，是不能绝的，根底要厚，枝干、叶子、花自然就会长出来。人体这个"根"，关系到气血津液的盛衰。根基厚，树干、树枝、开花、结果等都能比较好。所以这一问题，从水、火的阴阳方面来讲是应该潜藏的。

我们再补充一个阴阳，脾胃之阴阳。大家都熟悉李东垣的《脾胃论》，知道水谷精微之气向上，而一些浊阴向下。这阴阳适用于脾胃，但不适用于水火。这是先天之本，那是后天之本，所以同是阴阳。这种概念不弄清楚，那么研究中医学时就会感到非常之乱。要把它搞清楚并不容易，但是非搞清楚不可，要深入研究中医学的话，一定要搞清楚。对历代中医各家，我们既要知晓他在某个方面有所发展、建树，也要批判地继承。

比如阴阳概念，要完全弄清楚，实际上是蛮难的，不要说像我这样一知半解的弄不清，就是我介绍过的金元大家也弄不清。朱丹溪把《内经》中"阳道实，阴道虚"的论点作为"阳常有余，阴常不足"的依据。但是《内经》中的这句话完全不是这回事。"阳道实"指六腑，"阴道虚"指五脏。朱丹溪混淆了概念，他没有弄清这概念，认为是阳多出来了。现在看来是个错误。所以，我们对待各家学说也要批判地继承。他误读了原意，我有很多资料可以证明他是错的。

又比如刘河间，他有时也有概念混淆的地方，当然刘河间仍无愧为金元四大家之一。举个例子，《伤寒论》中六经分三阴三阳，六经的概念实际上是很复杂的。六经的概念包括经络、脏腑，经络、脏腑中再分表里、寒热、虚实。六经之三阴三阳（太阳、少阳、阳明，太阴、少明、厥阴）里面的内容，既包括经络的内容，又包括脏腑的内容，还包括表里、寒热、虚实的内容，但刘河间把它简单化了。刘河间提出的六经的阴阳里面没有其他内容，三阴就是里，三阳就是表，没有寒热、虚实的概念，脏腑、经络的概念也是模糊的，所以用表里两个字就可以概括了。那肯定是错误的，少阴病中有寒有热，太阴病中也有虚有实。阳明病也是那样，刘河间的三阳主表，但是阳明病肯定是里。刘河间将三阴三阳作为表里来解释，是混淆了概念。所以我们研究中医学，一定要搞清楚概念，要非常明确。一定要从原始资料着手，看看他究竟说什么。不要从概念到概念，这样笼统而论，非常容易弄错。

"清阳出上窍，浊阴出下窍。"清阳也是阳，李东垣以此分析水火的阳，就不对了，水火的阳是阴病之后阳要闭了，阳是不能出上窍的。所以《内经》中有句话："清气在下，则生飧泄；浊气在上，则生膜胀。"这概念针对"清阳出上窍，浊阴出下窍"，但这不适合水火的概念，也不适用于精气的概念。中医有个特点，因其词汇少，而医学内容非常复杂，仅能用很简单的词汇来表达，于是什么都名为"阴阳"。

李东垣讲的阴阳是后天的阴阳，清气应该上升，浊气应该下降。这与水火的阴阳不能相提并论，它与水火的阴阳是两回事。我想大家共同研究研究这门学问，主要是研究方法问题，这是研究中医要注意的地方，否则的话要弄错的，历代的名家也有弄错的地方。我希望各位在学习研究中引起注意。

张景岳与朱丹溪的概念不同，实际上却没有不同。在名称上，朱丹溪用"相火"一词，而张景岳不以"相火"为名。如果停留在这上面争论，那是词汇上的争论，是没有意义的。

但是有意思的东西还是有的。什么东西有意思呢？在治疗观点上有分歧。在治疗上一样补阴，朱丹溪有两句话："得寒凉则阴易长，得温暖则阴暗消。"同样补肾阴（补真阴），在朱丹溪的理论中当多用寒凉药。朱丹溪治疗持这论点，他的方子中都有知母、黄柏，当然还有其他药配伍，但是离不开知母、黄柏。他一定要用性凉的药，他的指导思想是"得寒凉则阴易长、得温暖则阴暗消"。

就是说要追根溯源，比如这家相火指什么？那家相火指什么？这要弄清楚，弄清楚以后能理解相火既是生命之本，又是致病之源，道理就从中引出来了。

张景岳的相火是讲"命门之火"。命门之火是真阳，真阳这东西可比喻成是人体中最根本的东西，这东西是不可能致病的。所以，张景岳提出致病的火不是相火，致病的火是邪火，他的相火就是"命门之火"。

但是朱丹溪的相火就是"肾"，肾里面包括水和火两个方面，实际上也就包括了肾阴和肾阳，另外，还包括肝、胆、膀胱、三焦、包络。这里许多内脏似是概念性的东西，其实也不是概念性的东西，为何？他把肝的火、胆火、膀胱火、三焦火、包络火都称为相火，这些脏器发生火的症状，在朱丹溪看来都是属于相火。所以，朱丹溪称它为生命之本，本源于肾。这是生命之火。

对包络而言，若热传心包，生命也要终结了，还能称之为生命之本吗？那当然不是生命之本了。三焦火的范围更加大，涉及许许多多火的症状，这肯定也是致病因素。膀胱火可引起淋证、癃闭，现在的说法是尿路感染、肾盂肾炎等疾病，那肯定属于邪火。对邪火，我们要用清热解毒的东西。若胆火上炎，像胆囊炎、胆瘅等疾患，我们要用清胆药，这胆火也是邪火。那肝为何相关呢？肾与肝是水与木的关系，肾水亏了，水不益木，木火上升，就是肝火上升，到肝火上亢时，那火也是病理性的火了。所以，朱丹溪讲的火既是生命之本，又是致病之源。

朱丹溪火的概念中包括这么多脏器，但是张景岳的观点——相火就是命门之火。命门火是真阳，那就不可能有什么"言贼"。命门中真阳这东西不能动，这是人生命的根底，所以概念与朱丹溪不同。所以为何张子和专门用攻下，用清凉、寒凉泻火？张子和心目中的相火就是胆、三焦、肝、包络，都是实邪的火、病理性的火，所以用寒凉。李东垣所认为的火，是要用清的办法，祛除因虚而致的火，所以用些补气的办法。李东垣有个特点，他一面用补气，一面用黄芩、黄连，甚至用黄柏，他认为火要泻掉。李东垣称火为"包络之火"，与朱丹溪的概念不同。

各家相火的概念，从金元开始一直到明清为止，假使想再罗列一些的话，还有许多不同。因为他们所指的内容不同，所以他们得出的结论也就不同。我们掌握了他们各自讲的具体内容，那就不会对争论感到稀奇，因为他们所指的内容不同。刚才有同志讲他们的概念不同，实际上他们所指的内容不同，概念不同这句话笼统了些。现在我把具体的内容列了出来，那问题就迎刃而解了。这里面是有差异的，这差异是不足为奇的。他们所讲的"元气之贼"也好，"元气不可逆"也好，那是火的概念随着时代的变迁而转化。

某一个医家讲的相火指一种东西，从而得出一种结论；另一位医家的相火指另一方面的东西，他得出另一种结论。我们现在研究中医学碰到许多问题，我为何要举这个例子？因为研究医学，不能从概念到概念，从概念到概念要上当的。现在的医学概念跟不上变化，随着时代，随着情况的改变，概念在不断地转变，不断地发展。

我们一定要从概念中看到具体的内容，但也不是最具体的，最具体就涉及病。因为时间关系，我不能再多讲病了。这里我想再讲一个问题，从相火中引出，讲阴阳的问题。再介绍一个概念，阴阳的概念。究竟怎么理解"阳常有余，阴常不足"？朱丹溪讲的"阳常有余"是怎么回事？"阴常不足"是怎么一回事？

对于阴阳的问题，《内经》中有描述，各位都蛮熟悉了，阴阳之所以实用，是由于它是灵活的，不是机械的。它的优点在这里，但是缺点也在这地方。为何缺点也在这里呢？阴阳这两个词汇有许许多多的含义，含义不清楚的话，很难研究中医学，一定要先将阴阳的含义搞清楚。

这方面，我想介绍几个内容。首先是寒热。寒为阴，热为阳，寒热之阴阳不可混淆。寒邪与热邪这两个概念不可混淆的，除寒必热，除热必寒，这概念一定要清楚。比如：寒性的病，用凉药就一定要错的；热性的病，用温药就错了。这方面属于病邪性、病理性的寒热，是不能混淆的。但是生理性的阴阳，比如精气之阴阳不可分。生理方面精为阴、气为阳，这两样东西不能分割，就是说气能生精，精能化气。

二、滋阴方法及其代表方药

下面我谈一些滋阴方法的运用，朱丹溪的理论，教材中有，我就不详细介绍了。我略微补充一些，着重谈一些滋阴方法的运用。

之前介绍的朱丹溪创造的"阳常有余，阴常不足"的理论，是从哪几方面引出来的？第一部分讲到，朱丹溪既是医学家又是思想家，他观察到自然界的现象，空间大、物质小。空间方面来讲，朱丹溪的眼中天是阳，地是阴，天无所不包。"天大也，为阳，而运于地之外；地居天之中，为阴，天之大气举之。"自然界中物质并不多，但空间大。空间就是阳，物质是阴，所以阳多于阴。他将自然界观察到的结论推理到人的身体上，这是一个根据，当然也有些道理。不仅自然界的空间大，物质方面的空间也大得很。比如，将一块铁的空隙都去掉，可以只剩一点点大小，如同一根火柴大小，因为里面是空的。观察自然界，他得出的结论是，空间大而物质小，所以"阳常有余，阴常不足"。

朱丹溪从自然界和人的生长发育规律两个方面来观察，得到"阳常有余，阴常不足"。为什么呢？人自有生命以来，到发育成长，十五六岁至 20 岁左右发育方能够完成。人生下来时阳气是已具备的，人为什么能一点点大起来？人的发育成长，一定要到 20 岁左右才能肩胛宽挺，肌肉丰满。一切的发育，包括生殖机能的发育，到这时才健全，说明孕育生命是很难的。从小喂奶喂食，大量物质供应下去，但是不能够马上完全生长起来，一定要经过十几年的时间，方能发育成熟，说明阴精很难成。但人到了五六十岁以后，妇女经过更年期，男性各种功能也衰退了，特别是到了 70 岁以后，各种衰老的现象全部出来了，头昏健忘、毛发脱落、头发花白、耳鸣眼花等，各种衰老现象都出来了。

朱丹溪分析衰老现象，认为这不是由于阳不足，而是由于阴不足。阳要有阴精为物质基础。中医认为阴精先身而生，具有遗传特性。阴精逐渐减少，阳气功能也逐渐衰退，物质基础逐渐减少，在生命活动中逐渐消耗，每况愈亏，所以人也逐渐衰老。因此，他得出结论，自然规律中阴精难成易亏，阴气培养难，而消耗容易，如一个人发育齐全是困难的，20 岁左右旺盛时期，到五六十岁已经走下坡路了。"阴气难成易亏"就说明"阳常有余，阴常不足"，这是朱丹溪对自然规律进行观察而得到的，这是一方面。

第二方面是后天的因素。后天有种种因素会造成人火旺、阴亏，主要有以下四个因素。

第一点是饮食，朱丹溪反对吃脂肪类厚腻的东西，他主张吃素。他认为厚腻的东西容易生火，容易化痰，容易伤阴。他有一篇著名的《养老论》，主张老年人不宜吃膏粱厚味之物，否则使老年人寿命缩短。朱丹溪《养老论》的学问，对于我们发展老年医学是很有帮助、很有启发的。他认为饮食厚味易生火。

第二点，当时《太平惠民和剂局方》盛行，其中大多是香燥辛烈伤阴之类的药，朱丹溪认为芳辛燥烈的药容易劫阴，所以他写了《局方发挥》。本来当时社会上《太平惠民和剂局方》是非常流行的，病家、医生都把《太平惠民和剂局方》当作宝贝。自从朱丹溪写了《局方发挥》以后，《太平惠民和剂局方》在医界中失去了地位，朱丹溪在这方面是有贡献的。当然《太平惠民和剂局方》也不是一无可取，其中也有好方子，但大多数都是伤阴的方子。

第三点，五性之火各相煽（指情志方面，精神刺激）。五性指喜、怒、思、悲、恐。精神刺激到最后要造成火，哪怕悲伤也如此，不用说怒了。怒发冲冠当然容易上火，就是悲和忧愁长久郁在里面，到最后也要上火。所以五性之志各相煽，五性可以煽动火，情志也是生火的因素。

第四点，朱丹溪认为嗜欲过度易伤肾。他在著作中讲究节欲。

他总结后天方面为四个致病因素：一为饮食厚味，二为辛燥的药物，三为情志刺激，四为嗜欲过度。

根据自然规律，阴气难成易亏。阴常不足了，再加上后天四个因素，阴更加容易亏了。阴亏以后，朱丹溪有相火论，相火易动，相火妄动。当然这相火是打引号的，不是命门之火，命门之火一旦散开来，那阴阳离决，精气乃绝，是非常危险的。这火是由气而生的火，气有余便是火。这些概念容易混淆。

我前面讲的阴阳中提到过水火要密封。朱丹溪讲的相火，一部分是真阳。另一部分，相火妄动的火不是真阳，而是气所化的火，实际上指气有余便是火。

根据中医学可得知：下焦有真阴、真阳，这是真的根。在根上面，往上一些是脾胃。下面等于炉子在烧，上面脾胃火生土做事。人体内生生化化，各种气血津液是从人的脾胃而来，脾胃靠什么？靠下面的真阴、真阳，就是水和火，就是阴密阳封，这要密封的，防湿气的。

当水比较充沛，火比较旺盛，在这个基础上，脾胃的运化功能就正常，脾胃功能运化正常产生气血津液。气血津液滋养全身的经脉、筋骨、肌肉，滋养全身的五脏六腑。人体所需的营养不是从真阴、真阳中产生的，是从脾胃中产生的。所以李东垣讲"脾胃为后天之本"。仔细分析四大家，其实没有矛盾，脾胃滋养元气，在元气的基础上脾胃功能正常了，升降也正常了，那好的东西就散发到全身去。

倘若滥用真阴、真阳，那么真阳到上焦来了，清阳出来了，马上回光返照，时辰到了，人不行了。真阳一定要潜藏的，一定要弄清楚这概念。无论是朱丹溪讲相火也好，李东垣讲阴火也好，各种名称的火实际上都是气所产生的。所以，朱丹溪讲"气有余便是火"，实际上他的相火指气有余造成的火。要弄清楚这概念，不弄清楚会混乱。

气是哪儿产生的呢？气是从脾胃产生的，它的根源在肾。肾里面的水火好，脾胃方面的功能就正常。但气机紊乱以后，或者以上讲的四种因素——饮食厚味、香燥辛烈的药物伤阴、情志刺激、嗜欲过度，这些都能造成气机之上升，火上升。

所以气能生火，气有余便是火，各种各样热性的症状也就出来了。这是朱丹溪讲的一个道理。朱丹溪还有一个道理，其他医家较少提及：火能生郁。气能生火，大家很容易接受。郁火能造成郁证。气有余可使火上炎，火有余也可使气郁。为什么呢？火太多时气机的流行受阻了，气道拥塞，会产生各类郁证。

津液本是有益的，但津液潴留可以变成湿邪。若热重，则形成湿热证；也可以生痰，肠胃不消化可以成食积。所以，朱丹溪有六郁之说，即气郁、湿郁、血郁、热郁、食郁、痰郁。这是朱丹溪的"诸痛皆郁"论，他的治疗与《太平惠民和剂局方》的治疗又有所不同。他治疗擅长用清火药，不管食郁、气郁、痰郁、湿郁等各种郁证，他随症用化痰药、消食药等，并一定加入清火药。他认为由火而产生郁，郁的根源是火，气不但能产生火，火还能产生郁。朱丹溪有张有名的方子——越鞠丸，是治郁证的代表方。

越鞠丸的组成：苍术、香附、川芎、神曲、栀子各等分。上为末，水泛为丸，如绿豆大。1次6～9克，1日2次。功用：理气解郁，宽中除满。

其中，山栀子主要是清火的，这方面朱丹溪的理论主要有：一是阳常有余，阴常不足；二是相火论；三是气有余便是火；四是火有余便成郁。朱丹溪的理论大致如此。

前面理论讲得太多了，最后我想谈些具体的东西。朱丹溪是滋阴学派，主张用滋阴的药，常用知母、黄柏。张景岳非常反对，但实际上并没什么反对，什么相火之争，只是概念之争，内容是一样的，不过是名字不同，没什么大区别。实际上，他们是在治疗上有争论，就是治疗虚火不应该用苦味的药，应该用别的方法。这是张景岳与朱丹溪观点的不同之所在。

上次我没有谈这问题，现在我想就这问题与大家一起来研究一下。朱丹溪，他何尝不知道阳生于阴、阴生于阳这些道理？朱丹溪是一位有名的医家，他为什么要用这些药呢？他用知母、黄柏，看来有他特殊的道理。现在仅仅将知母和黄柏作为泻火的药，看来是不够全面的，对这个问题我想介绍几点。黄柏、知母有几个好处，如补肾一定要用熟地黄和黄柏，因为肾可藏、不可泄。而现在我们只把黄柏作为泻火的药，泻相火。药物方面，我们要打破这些框框、解放一些思想。

古人讲的话，有些对，有些要重新考虑，可能还要通过临床实践、药理研究才能解决问题。"肾虚者，熟地黄、黄柏补之。"这句话很清楚，黄柏不是泻火的药，是补肾的药。当然，我们还应该在药理方面、在实验室再来验证，从各方面再来研究。我通过研究得出黄柏也是补肾的药，黄柏补肾气不足，长骨髓。

这里我请各位看看，特别是药品化验中讲得比较清楚，知母、黄柏并用非为泻火，实乃滋肾阴。一般将知母和黄柏作为泻火药，泻相火与滋阴。但历代许多医家对黄柏、知母别有见解。我们现在认为苦味是指味道苦，从五味来说一般认为，五味入五脏，酸入肝、苦入心、甘入脾、辛入肺、咸入肾。古代只能以这些作为参考。今天现代医学水平已发展到分子水平的阶段了，一些药物得用现代手段再好好研究一下，不能说苦就是燥，苦就是寒，恐怕不是如此简单。所以，对黄柏这个药，我个人在临床上的应用经验是在补阴方面重用黄柏，对黄柏的苦味败胃顾虑得较少。

朱丹溪所用的补阴方子中，知母、黄柏，这两味药可以与四物配在一起，也可以与四君配在一起，也可以在大阴补丸中与熟地黄、龟甲配在一起。但是他用知母、黄柏的思想与我们现在一般医生用黄柏、知母的思想有所不同。历代医家对黄柏、知母的认识与我们现在的认识也不一致。

所以，中医学这东西有学问，我们知识面要广一些、全面些，否则对某种药的认识就会有局限性，局限性比较大。朱丹溪用龟甲、猪脊髓、熟地黄来补阴，这就不用谈了，各位比我还了解。而我提醒大家了解一下知母、黄柏，当然我也不敢讲这个药用来补阴，能有很好的作用。但是我可以提供一些与传统观念不同的东西作为线索，给大家参考。当然中医讲四气五味，但不要被四气五味束缚住。中药不简单，药物的特异性难以确认，仅五种特异性是不够的。药物千差万别，药性是特异性非常强的，所以这方面我谈一下看法。至于究竟哪种方法对，今后大家再通过实践来验证，我仅提供一些素材。

最后，我讲一讲历代滋阴学派的一些滋阴方法。前面都讲理论，比较抽象的东西，现在讲比较具体的内容。

补阴，阴是多方面的。从总的方面来讲，六腑为阳，五脏为阴，但五脏里也有阴阳。我先从五脏补阴谈起，先谈补肾阴。

第一个方法，苦味滋阴法。中医认为苦味能够滋阴，虽然现代还没分析出机理，但中医里面有个理论：苦味能够滋阴。朱丹溪有三张方子。第一张方子是大补丸。这张方子就是黄柏独味药。第二张方子是三补丸。三补丸由黄连、黄柏、黄芩组成，都是清火解毒的药。第三张方子是大补阴丸。大补阴丸由黄柏、知母、龟甲、熟地黄、猪脊髓组成。上述三方中，大补丸不用别的药，就是一味药黄柏。三方代表了补阴中的一种方法——苦味滋阴法。这方面可供各位参考。补阴方面，各位可着手研究一下，用药方面有何道理。补阴的方法很多，能称为补阴学派，当然不止一人。如果将历代各家都举出来，是举不胜举的，在此就省略了。

第二个方法，也是由历代医家创造的，是阳中求阴法，临床上可以直接派上用场的。阳中求阴法是在补阴的药中一定要放些温阳的药，它的理论基础是扶阳则阴自生。这方面张景岳很有研究，有"善补阴者必于阳中求阴，则阴得阳升而泉源不竭"的著名论点，但是此法不是张景岳发明的，《内经》中已经说过。用药方面，刘河间早已说过这问题。第一张方子是地黄饮子，地黄饮子就是阳中求阴法。第二张方子是虎潜丸，朱丹溪也懂的，《丹溪心法》中有此方。第三张方子轮到张景岳了，左归饮与左归丸。许多人以为阳中求阴法是张景岳发明的，实际上不是他发明的，张景岳是对其有所发展。前面刘河间的地黄饮子已经阳中求阴了。到了朱丹溪，其实他的虎潜丸也有滋阴的药。所以，朱丹溪不是不懂，他是懂滋阴法的。到左归丸、左归饮的时候，张景岳进一步发展了滋阴法，这方面张景岳的心得体会更加多点，经验更加丰富些。

第三个方法，滋阴潜阳法。滋阴的同时再要潜阳，潜阳不是用草药来潜，而是用甲类药来潜阳，这种药与补肾药一起用，代表方有三甲复脉汤、大定风珠。这两张方子是治疗温病的，实际上不仅可用于温病，杂病中也可以用。这是滋阴潜阳法。

第四个方法，补精益血法。既补精，又益血，这是指补肾阴方面。

补五脏之阴我都要谈，补肾阴我谈得可能还不够完整，以上我举了四种例子。补肾不是一种方法，补肾的方法很多。比如六味地黄丸，它补肾是三补三泻，这又是一种方法。上面举例说明了四种方法，举一可以反三。

另外，我想介绍一点补脾阴的方法。一般讲脾总是提补脾阳，常称脾阳不振。胃呢，是要补胃阴的。但是脾也有阴的，补脾阴的观点首先是明代医家缪希雍提出来的，他提出补脾阴理论。

我介绍两种补脾阴的方法。一种方法是甘平补阴法。一般而言，脾脏是喜温的，脾喜燥恶湿，所以用温通温阳的药，理中汤是代表方。但是脾阴有特别的一面，甘平补阴法就用于脾阴伤。它有别于阴液亏损的表现——潮热、盗汗、口干舌燥等，其表现不是大便干，而是开始时大便燥，到阴损及阳时大便也溏薄了，就是一面大便溏薄，一面表现为舌质红、阴液减少，表现为胃的不运化。这种情况，我们就认为脾不健运，脾阴不足。这时候我们用药可借鉴叶天士，他在这方面有所创造。一般说起来，大便溏薄时，总归是舌淡苔白、面色㿠白、四肢不太温暖，这是脾阳虚。但是与此相反，脾阴虚的症状经常四肢炽热、口干舌燥，或者舌红少苔，消化不良，大便泄下。一方面见到热燥象，另一方面又大便泄下，这时候较难用药。用寒凉药会加剧泄下，有许多热象又不能用温燥药。这时当用补脾阴的办法。一张代表方就是参苓白术散。在这样的情况下，采用参苓白术散，既能滋养脾阴，又能够止泻，又能够退热，又能够养阴。参苓白术散就是甘平补阴法。既然讲到脾阴，我顺便谈谈胃阴，还有补胃阴的方子。补胃阴与补脾阴的方法就差一个字，平字调成寒字，甘寒补阴法就是补胃阴的。补脾阴要甘平，补胃阴要甘寒，这就是区别。这问题书上是不讲明白的，自己看书也不容易弄清楚，但讲清楚非常简单，补胃阴就是甘寒，补脾阴就是甘平。这是补脾阴的一种方法。

另外还有一种方法，补脾养营法。脾中不单单是脾气和脾阳的问题，还有脾阴的问题，为什么呢？大家对中医基础等各方面都比较熟悉，脾主统血，营卫之气是脾里面产生的，卫气属阳，营气属阴，卫主气，营主血，叫卫气营血。脾里的营气虚，就是脾阴不足。明代医家缪希雍所谓的补脾阴，就是指补脾养营。

用什么办法补脾养营呢？一张代表方就是归脾汤。实际上指补气生血，血是阴，补气生血是养脾阴的第二个方法。上述第一种方法，甘平补阴法是治脾的液，第二种方法是治血。脾里面除了脾阴脾阳之外，还有脾液，还有脾血。所以，脾不统血时用归脾汤，就是这个道理。这是补脾阴方面，我举两个例子。

另外，心阴方面我也举两个例子。补心阴的第一个方法是养血补阴。心主血，心阴不足，反映为血液不足。血液有两方面，一种是阳，一种是阴，所以讲补心血是补阴血。这问题我想说明一下。实际上对血液而言，四物汤这张方子是两阴两阳。地黄、白芍为养阴药；当归与川芎补血行气，是阴中养阳的药。地黄、白芍补肾益阴、滋阴养血；当归与川芎是阴中有阳，补血兼行气的。这儿我所讲的药主要从养血补阴、补阴血的角度来考虑，补心阴就是用养血滋阴的办法。在这儿我介绍两张代表方：一张叫柏子养心汤；另一张天王补心丹。柏子养心汤、天王补心丹，这两张方子属于养血补阴的方子。

补心阴还有一个方法，心火容易上炎，所以补心阴的药应与清火的药同用，即清心养阴法，清心就是清心火，也有两张代表方：一张是朱砂安神丸，另一张是酸枣仁汤。

这两个方法都是补心阴的，一个是在有火的情况下用清心养阴的办法，一个是没有火的情况下用养血补阴的办法。同为补心阴，但要区别不同的情况。这是补阴方面的第三点。

下面我要讲补肝阴方面。补肝阴的第一个方法是补阴调气法。肝主疏泄，补阴后还要调气。如果肝气不舒畅、肝气抑郁就要生病。既要补阴，又要调气，用什么方子？用一贯煎，它是既补阴又调气的代表方。一贯煎既是补阴的药，同时又调气。这张方子常用于慢性胃病，患病日久，胃阴受伤，肝阴也受伤，身体里面表现出痛、闷、僵等情况，另外一方面表现出阴伤，舌红少津、潮热、口干咽燥。这种情况我们就用一贯煎，既补阴又调气。一贯煎调气而不伤阴，滋阴又调气。

倘若风邪上传，补肝阴的同时应息风，这种方法临床上运用得较多，肾衰，甚至某些心脏病都可采用这方法。补肝阴息风，我也举张代表方——珍珠母丸。

另外，肝藏血，肝与血的关系密切，肝开窍于目。中医常把肝与血联系在一起，因此还有一个办法——补肝养血法，既补肝又养血。补肝即补肝阴，养血即益阴。补肝养血法的代表方是七宝美髯丹。

这是补肝方面，当然补肝阴的办法不止这些。今天仅仅是举些例子，各位可以从各方面，多打开些思路。

中医方面治疗的方法很多，而医生治疗的效果好不好，一方面靠诊断，另一方面靠办法多。往往这个办法不灵，我还有第二套方法，第二套不灵，还有第三、第四套。这倒不是以药试病，而是要多熟悉、多掌握些方法，以便到了临床能驾轻就熟。

前面肾谈了，心谈了，脾谈了，肝谈了，还有一个肺没有谈，下面谈谈肺。补肺阴我也介绍三种方法。

第一个方法是养肺补阴法。一面起养肺作用，一面起补阴作用，一张代表方叫五味天冬丸。这张方子养肺补阴的效果很好，这是第一个方法。

第二个方法是益气补阴法。肺主气，肺主一身之气。对于气阴并亏的病证，应该在补肺阴的同时考虑到补气，补气应该因不同的情况有所不同。患者在气阴并亏的情况下，要采用益气补阴法，代表方子有生脉散。生脉散现在应用还是蛮多的，肺心病也在用，冠心病也在用。肺气、肺阴不足引起的气喘都可以用这个方子。过去不太注意麦冬的作用，现代药理上的研究又发现麦冬有新的作用，看来益气补阴的办法还是很有道理的。

第三个方法是肺为娇脏，容易被火所伤，所以补肺往往与清肺相结合，叫泻火补阴法。有些病由燥邪或肺里的温邪引起，这容易直接引起化燥伤阴。风邪为六淫之首，善行而数变，很容易变化。寒邪也可以化热。肺中容易产生火，所以泻火补阴也是常用的方法，一张代表方子是养阴清肺汤。一样补肺阴，在没有火时，采用五味天冬丸直接养肺补阴；在气虚的情况下采用生脉散气阴双补；有火时采用养阴清肺汤补阴清火。所以，补肺阴的方法多得很。

上面我讲了五脏，五脏中仅举了些例子，各位还可以进一步在文献和历代医家的医案中查到其他更好的方法。这是补五脏的阴。

另外我想再介绍几点。所谓阴是什么，阴不外乎精、血、津、液。人体需要营养物质，营养性的物质包括精、血、津、液，这些都属于阴的范围。对于这四个不同的物质，我们有四种不同的补法，而且方法还不局限于四种。

我举补精的两个例子。补精有两张代表方，一张是斑龙丸，另一张是龟鹿二仙胶。谈到精——人体中的元阴、元阳，那么问题来了，这就是阴中有阳，阳中有阴，以精气论阴阳则阴阳不可分。所以补精的药中必配补气的药，也必然有补阳的药。这里面生生化化，精化气，气化精，单单用一样或两样药不行的。补精的药中一定要用温药，所以斑龙丸和龟鹿二仙胶里面都有鹿角的，除了龟甲外都有鹿角，还有枸杞子、人参等补阳的药。但用阳药的目的是以阳化阴，用阳药化生阴精，阳生阴长，这精是要靠阳生的。所以，补精的药中都有阳药的。这是补精的特点。

补血又不同了。补血的方法一种是直接补血，代表方是四物汤。虽然四物汤里都是入血分的药，但这里面也有些区别。古人的方子配伍得非常精，四物汤中有两阳两阴，两样药静止的，两样药静中有动的。水的东西要流动，补的东西，也有生化的过程。如果凝固了不可能补得上，补的东西一定是活的。所以这里面熟地黄、白芍是偏阴的药，当归和川芎是阴中有阳，补里面气分的，所以四物汤的配伍蛮精的。这是用入血分兼行气的药。另外还有一种方法是补气生血法，代表方是当归补血汤。这张方子补血，又是另一条路子，补血以补气为主，黄芪的用量远远超过当归，目标补血但重用补气药，这也是辩证法的思想。气能生血，气旺了血就旺，这是补血的一种方法。这些方法适用于不同的情况。仅仅是血亏，那我们可用四物汤来补血。血亏兼气虚的，或者是在大失血的时候，这时一方面要补气，一方面要生血，那就采取重用黄芪来补血，甚至不只用黄芪，还可用人参。重用黄芪的方法可触类旁通，用人参也有补气生血的作用。

我们学方是次要的，主要是学法。方子将来自己也能创造，方子不稀奇，主要是方中要有法。

另外，谈一谈补津。补津比较简单，补津的代表方是沙参麦冬汤，另外也可以用功能差不多的补肺汤或益胃汤取代。补津主要用于肺和胃，比如，胃阴不足和肺阴不足，其不足主要指津。沙参麦冬汤、补肺汤和益胃汤，都是养肺阴和养胃阴的药，实际上都是生津的药。

下面讲补液。津液这两样东西，平时常常一起讲。一般人笼统地把津液归为阴，其实是有区别的，津属于阳，液属于阴。补液药与补津药既有联系又有区别。补液的方我举增液汤，它不用沙参，而是用玄参、生地黄来补液。

精、血、津、液与阴以及与内脏的关系，我谈一下。精代表肾，这不是水谷之精，主要指肾。血牵涉到三脏，津牵涉到四脏。关于液，温病到后期时须甘寒救阴。比如张锡纯擅用养阴透汗法，运用甘寒之品峻补真阴，济阴必应其阳，使汗出而愈。甘寒救阴就指液的阶段，用阿胶鸡子黄汤、三甲复脉汤。这时治阴就是治液了。所以，精、血、津、液属于中医主要的治疗范围，当然还不止这些。精、血、津、液对内脏的支配各有区别。

前面补阴谈了补五脏之阴，又对精、血、津、液略微做些介绍。最后，我想介绍阴虚发表、通大便两个方面。

阴虚的人如何发表呢？对于阴虚无汗的人，我介绍一张阴虚发表的方子，叫加减葳蕤汤。阴虚的人阴气阴液都虚，汗为津液所化，因而津液不足时汗不易出表。这种情况下，可用加减葳蕤汤。当然一般情况不需要，辛温解表、辛凉解表往往都可用。但在津液不足又须发表时，就用加减葳蕤汤。这是阴虚发表方面。

还有攻下方面的问题。有种大便不通的情况，是津液减少导致的，特别是老年性便秘。这种患者要用养阴通便法，举张代表方叫益血润肠丸。通便不一定要用大黄、芒硝，也不一定要用郁李仁、番泻叶。阴虚造成的便秘，或者由于便秘而使阴很虚的情况，可用益血润肠丸。

还有一种内火很重，阴很虚，介绍一张方子，可以养阴清里，这张方子是玉女煎。

以上，我略微举了些例子，仅供各位参考。方子并不局限于我所讲的，还有许多方子。在滋阴方面，从朱丹溪的苦味滋阴以后，历代许多医家在滋阴方面都有所创造、有所发明。古代医家的滋阴方法很多，我讲的内容有许许多多都是历代医家发明的，其名字也是举不胜举。但总的来讲，滋阴学说的奠基人是刘河间，代表人物是朱丹溪。刘、朱之后历代医家在滋阴方面发展甚多。我介绍的滋阴学说仅供各位参考，有不对的地方，请大家多多指教。

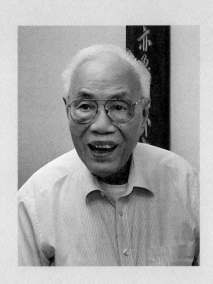

颜德馨简介

　　颜德馨（1920—2017），男，出生于江苏，祖籍山东。上海市第十人民医院（原上海铁道中心医院）教授、主任医师。全国著名中医理论家、中医临床学家、首届国医大师。颜老系先贤复圣颜渊之后裔，自幼从父江南名中医颜亦鲁学医，复入上海中医学院深造，毕业后悬壶于沪上，屡起沉疴，不坠家声。

　　1989 年荣获全国铁路先进个人光荣称号。1990 年经人事部、卫生部、国家中医药管理局确认为全国首届名老中医药专家学术经验继承工作指导老师。1991 年起享受国务院政府特殊津贴待遇。1994 年，获英国剑桥大学世界名人成就贡献奖及美国名人传记学会 20 世纪成就奖。1995 年获首届"上海市名中医"称号。上海市卫生局还拍摄《岐黄一杰——颜德馨传记》电视片，记录了颜老为中医事业做出的辉煌成就。1999 年荣获上海市医学荣誉奖。颜老慷慨解囊，捐献 20 万元设"颜德馨中医药人才奖励基金"，充分反映了颜老对发展中医药事业的无限执着和对人才培养的无私奉献。

颜老编辑发表学术论文200余篇，出版书籍有《餐芝轩医集》《活血化瘀疗法临床实践》《医方囊秘》《气血与长寿》《中国历代中医抗衰老秘要》《颜德馨医艺荟萃》《颜德馨诊治疑难病秘笈》《中华名中医治病囊秘·颜德馨卷》等。颜老亦是全国高等中医药教材建设顾问委员会委员。曾获多项科技成果奖。

第一讲　谈谈叶天士学派

内容提要

本讲从叶天士的生平和学医经历入手，分析了叶天士在温病学说继承与创新中的地位与作用，如卫气营血辨证，辨汗、痦、疹、斑，提出三时伏气温病，总结分析了叶天士在杂病诊治中的经验，如息风法、分消法、用药的升降动静、善用血肉有情之品，以及苍术、石斛、黄连连用等，较为全面地梳理了叶天士的学术内涵和学术贡献。

与叶天士老先生相关的内容比较多，涉及面也比较广，我谈得可能不太透彻，与同志们一起学习、交流、提高。

一、叶天士对温病学说的继承与发展

叶天士，名桂，字天士，号香岩，是清代康熙五年（1666年）到乾隆十年（1745年）这一阶段的人。这个时候正是清代最繁盛的时代，也是对外扩张比较厉害的时代。西域战事频繁，清代平定各方面的叛乱，是事戎（从事战争）的阶段。文学方面，清代是中国历史上最兴旺的时期，编纂了《四库全书》等。中国的文化发展在这段时期也较为兴盛。

叶天士出生于江苏吴县（现江苏省苏州市），这是苏州旁边的一个小地方。吴县当时非常兴旺，是江南水乡。有人说叶天士是安徽人，而且举出许多依据，但按照以前的说法，我还是称他为吴县人。他的祖父叶时、父亲叶朝采都是中医，精通医术，尤其以儿科闻名。他14岁时父亲去世，此时他本人还没有很好地学过中医，仅学了一两年。后来，他跟父亲一位姓朱的弟子学医，这位医生在中医医学史上是非常重要的人物，他对叶天士影响非常大。

同志们知道，现在常有人说我是什么学派的。学派就是学术流派，王派以王旭高为代表人物，叶天士是时方家的领军人物。大家知道，在四五十年前，中医学当中，时方家和经方家的斗争是十分激烈的。

这里我要谈谈温病以及杂病的继承，并且把杂病方面的情况简单地与同志们提一提。首先要谈的是叶天士在温病方面突出的地方。叶天士本身也善于治疗杂病，但是因为他治疗温病更好，掩盖了他在杂病上的造诣。叶天士治疗温病的方法更好，为什么更好呢？因为在温病方面，他不但能够继承以前医家的各种经验，而且自己有所发展，有所创造。我们看一看温病学说在继承方面的几个问题。

首先，温病到底是不是叶天士第一个提出的？并不是的。我们知道《内经》中提到的伤寒就有温病，后来仲景也提到过："太阳病，发热而渴，不恶寒者为温病。若发汗已，身灼热者，名风温。"如此看来，很早就有了温病，不过对它的概念和病情的发展阶段等情况叙述得比较模糊。经过各个朝代之后，金元四大家的刘河间对温病有所涉猎。到了明代，吴又可更是发展了温病。到叶天士，温病发展得更好。我们不能够说"温病从口鼻而入"是吴又可独创，叶天士把它拿了过来的。实际上这并不是吴又可第一个说的，这也是古人的观点。

同志们晓得的，温病中最主要的症状是发热、口渴、咳嗽，这些仲景都提到过。刚刚我说到太阳病，发热而渴，两个症状都有了，麻黄汤当中也有咳。仲景先生提到的太阳病，虽然没有分析温病，但是对伤寒、中风的症状有过分析，最主要的是《伤寒论》中提到的症状与后面叶天士提到的症状基本上相同。

但叶天士对怕冷的认识有了变化，一个是恶寒、怕风，一个是微恶寒、似寒、但热不寒。同志们晓得的，麻黄汤中有喘："太阳病，头痛发热，身疼腰痛，骨节疼痛，恶风，无汗而喘者，麻黄汤主之。"虽是太阳病，实际已经有咳了。《伤寒论》第6条中提到了渴，也提到了恶寒、恶风，不过叶天士把寒变化为似寒、但热不寒和微恶寒，把病情描述得更细致，但不能说这全是叶天士的发明。

叶天士对温病的继承是有一定道理的。比如他继承了喻嘉言的三焦理论，用在温病中，再比如，他提到刘河间的辛凉解表法。《伤寒论》当中有吗？我个人的看法是有的。栀子豉汤、葛根芩连汤怎么不能称为"辛凉发表"呢？葛根本身辛平，栀子和豆豉就是发表的。叶天士把豆豉作为一个主药，这些的根本都在《伤寒论》

中，所以把《伤寒论》和温病绝对割裂分开，这是后世巧立门户而已。实际上，叶天士对这几点不过是发展了一下，继承下来，但是他后面的发展更加大。同志们，我想一步一步提。

第一点，我想给同志们提的是他对温病传变的发展。他提到了顺传和逆传。顺传，太阳病可以传到阳明，也可以传到少阳，这样顺传下去。不过有人说这是足六经，温病是手六经。症状有何不同？温病当中不用白虎汤？不用承气汤？不用桃仁承气汤？不用抵当汤？那么什么场合用呢？用叶天士自己的话讲最为明确。他认为温病十六种和伤寒十六种只是发展了许多症状而已。他没有巧立门户，但后人拿他巧立了门户。

我们现在读《伤寒论》主要学上篇，太阳病篇，最重要的是第182条："问曰：阳明病，外证云何？答曰：身热，汗自出，不恶寒，反恶热也。"此条最复杂，但却是最有价值的东西，因为是在这条当中把它们分出来的（由一个症状分出来的），比如伤寒中的麻黄汤，就能分出许多情况来。

昨天在报纸上看到，方子有几亿张，存在计算机系统中，这仅仅是关于治疗病的。这就麻烦了，人的大脑怎么记得住几亿张方子呢？加减和变化呀！你换掉一味也是一张方子，对吧？其中这味药分量加重点，那味药分量减轻点也是一种变化。《伤寒论》当中也是这样变化的。

温病，叶天士说得很清楚，十六种症状之外，其他都是传变症状。也就是说，伤寒、温病都是从十六症状中分出来的。他提到湿温、伤寒、温病、风温，都是这样变化出来的，不是伤寒归伤寒，温病归温病，叶天士没有这样提。至于顺传、逆传方面，同志们知道，"温邪上受，首先犯肺，逆传心包"。这个逆传，大家认为是叶天士的发明，可是《伤寒论》当中没有逆传吗？本来似寒非寒、但热不寒、微寒、发热、口渴、咳嗽，一下子出现神昏、谵语，不是逆传吗？同志们，不要把伤寒和温病全部割裂。叶天士对传变问题是有发展的。顺传，他说得蛮明白。

叶天士认为，"温邪上受，首先犯肺，逆传心包。肺主气属卫，心主血属营。辨营卫气血虽与伤寒同，若论治法，则与伤寒大异也"。可见，寒温最大的分别就在治法当中。他没说"辨营卫气血与伤寒不同"，他没讲过这句话。他说辨营卫气血虽与伤寒同，这个"虽"可以拿掉的，如果后面的治法也相同的话，可拿掉"虽"，就是把"虽与伤寒同"变成"辨营卫气血与伤寒同"。这说明顺传、逆传也是叶天士的一个发展，不是创造，是继承下来并且发展的。

谈到温病，叶天士将温病的范围更加扩大。比如，《伤寒论》中提到了风温。叶天士不仅提到风温，还补充了湿温、风温夹湿，甚至还有暑温。他把温邪分为风温、湿温、暑温。湿温是他本身立足点中的一个发展。实际上《内经》中也提到过湿温，不过叶天士明确了症状表现。暑温呢？就是温当中加暑、加火。所以讲到暑温，第一张方子是白虎汤。它体现了温邪热变最速，这是温邪的特点。假使伤寒来个热变最速，是不可能的，因为是寒邪。所以，叶天士对这个病的认识更清楚了。他认为这种发热的现象和伤寒中风发热的现象有所不同。不同在于变化快，能迅速变化到热。同志们知道，这是阳邪，暑温、风温当然热变最速。但湿温不一定热变最速。湿温是阴秽之气，它就是停在一个地方，常常停留在中焦。所以说叶天士的《温热论》是根据前人发展的，并不是创造。

我们想一想风温，学过温病的都知道：风温用辛凉轻剂、辛凉平剂，用银翘散、桑菊饮；湿温中三仁汤是主方；暑温用白虎汤，是辛凉重剂。从风温到暑温，阳邪更重了，热变更快，所以一下子跳过了辛凉轻剂、平剂，用了辛凉重剂来治疗暑温。"在卫汗之可也，到气才可清气。"那么暑温怎么一下子到白虎汤证了呢？有人说白虎汤本身有石膏，可以透发的，向上透的，但是还是属于重剂，吴鞠通是这么认定的。白虎汤里有石膏、知母、粳米、甘草，甘凉中带着一点点辛。但银翘散当中有荆芥，透发的力道更足。这说明什么呢？说明暑温的病证更进一步了，所以不要把它绝对地割裂开。我个人的看法是，在这个方面，他提出"在卫汗之可也，到气才可清气，入营犹可透热转气"，就是说，到营分了还可以转气。

拿《伤寒论》说，我认为它在这方面有缺点。《伤寒论》讲到厥阴篇，同志们读得糊里糊涂，我也读得糊里糊涂。抓什么主方好呢？有的说乌梅丸，有的说当归四逆汤。什么都想抓，抓到后来，抓到卫分去了。《伤寒论》在这个方面存在一个缺陷，几千年下来大家对这个问题都有点想法，很少有同志能把厥阴篇解释清楚。大家都想讲太阳篇，因为太阳篇讲起来条理非常清晰，而且分析起来听着蛮有味道，而到厥阴篇呢，听的人也没劲，讲的人也讲不清楚。这是它的缺点。

对比，叶天士进行了研究并且有所发现。我简单地提一下，同志们可以看出，《伤寒论》中太阳病篇，也是由卫分证开头的，当中的中风（桂枝汤证）是附带的。桂枝汤这张方子，同志们不要把它当作治伤寒的。桂枝汤是治杂病（内科、妇科）

的好方子，是调和营卫的，所以太阳中风根本不是桂枝汤的重点。

温病的卫分相当于伤寒的太阳与阳明之间。太阳病篇中提出了葛根芩连汤，主要是协热下利，协热也是有发热的。他提到发热，但是没有提到出汗。大家知道葛根芩连汤没有提到无汗还是有汗，但协热是明确的。

对于协热下利，有两种解释，有人说是热利，有人说是发热而利，我同意发热而利。葛根汤本身可治项背强直。怎么知道葛根对太阳病、阳明病解肌好的呢？同志们，"太阳之为病，脉浮，头项强痛而恶寒"。项背强痛比头项强痛还要更进一步。这说明葛根本身可以用于卫分，就在太阳、阳明之间。

那么同志们看，温病从卫分到气分之间有一个转换。对于"转换"的解释很多，但有一个解释比较普遍，就是说自己可以"抖一抖"，出身汗，病就好了。临床上有的，我遇到过。有的人发寒热，会"抖一抖"。发疟疾也有一会儿热一会儿冷的症状，与这不同。但是有一种单单发热，突然怕冷，怕冷之后发热，发热之后冷势没过，人"抖一抖"，就好了。

少阳也有这种症状，寒热往来。《温热论》中，叶天士讲此为"转疟之机括"。同志们，少阳是什么地方？少阳为开合之枢，开合的门枢转动不利就寒热往来。"转疟之机括"，疟疾本身也是寒热往来，可以转疟，说明转换和转疟还在少阳。但是叶天士说要养卫，养卫分的卫，可以拔邪而出。"在卫汗之可也"，辛凉开肺便是汗剂，非如伤寒之用麻桂辛温也。

叶天士讲到阳明阶段的时候，说"到气才可清气"。不过清气中也有区别，有甘寒清气，有苦寒清气。苦寒清气不是叶天士的发明。同志们，泻心汤难道不是苦寒的吗？大黄黄连泻心汤肯定是苦寒的，大黄、黄连、黄芩三个都是苦寒药。大黄本身一定泻下吗？不一定的。大黄以清热为主，大黄加芒硝是寒泻，生用大黄也是寒泻。假使单用大黄，多不用于泻下。用过大黄的都知道，它有攻积导滞、清热泻火、凉血解毒、逐瘀通经的作用。

大黄苦寒，清热为主，在太阳病中"心下痞，按之濡，其脉关上浮者，大黄黄连泻心汤主之"。叶天士所说的"到气才可清气"，实际也是在张仲景太阳病篇的范围内，没有根本的变化，只不过叶天士有所发展，苦寒药更多一些，甘寒药更多一些。但是叶天士不用承气汤吗？用的，叶天士用承气汤的。有人讲叶天士只会清、轻。上次我在讲杂病的时候就讲过：叶天士在杂病方面，不是清、轻，他重药用得蛮多的，所以前人的话应该打问号。

叶天士的成就大，是成功的医家，的确有他独到之处。我个人的看法是，他比王旭高水平高，有独到的地方。他在可以用承气汤的地方，是用的。但是从这里开始，叶天士做了发展。我们知道，太阳、阳明、少阳，而后是太阴。太阴也是气分，但是太阴的气分是虚寒，要用点补法。调整是调整机关。因为是寒邪，要用温阳的方法，不是热变最速。但是在这方面，少阴病篇提出一张黄连阿胶汤，养阴的，这远远不够。

这在温病当中得到了发展。叶天士提出"入营犹可透热转气"。有人说就是用黑膏汤。黑膏汤当中有什么呢？有豆豉、生地黄等。豆豉在这里用得非常巧妙。同志们知道，这个豆豉用得相当有道理。入卫分葱豉汤，入气分栀子豉汤加减，入营分黑膏汤，豆豉也可用。血分可用吗？也可用。同志们，我介绍一张方子叫神犀丹。里面有豆豉、犀角尖，方子功用是清热开窍、凉血解毒。同志们知道，紫雪丹当中有寒水石、石膏，至宝丹当中有党参、人参，神犀丹当中有一味豆豉。所以病入营血也可以用豆豉，这说明豆豉往外透的力道较强。

温病中营分病的治疗发展得很多，有滋阴潜阳的方法，有养阴的方法。养阴药有很多，不单单是一味阿胶。大家知道仲景先生养阴的药特别少，且都药性滋腻。他后来实在没办法了，所以只有人参白虎汤，创不出养生白虎汤。医学的发展受限于时代，受限于地理，医学进步也要天时、地利、人和。

我一再讲，病情有上升的时候，也有下降的时候。恰巧赶在风头上升的时候，过去看病，药用上去，病情毫无改善。那么，换到另一个医生的时候，疾病风头在下降，用一点点药就见效了，再加上吹捧，就有了某医生大有道理的讲法。实际是病情在下降。平心而论，是前面的医生用足了药，后阶段的医生只需要四两拨千斤，稍有治疗就见效了。这对前面的医生而言，很是可惜。

刚才讲到叶天士对营分证的治疗有所发展。到血分证，叶天士提出："入血就恐耗血动血，直须凉血散血。"不过他停留在字面上，也没提出什么好的方子。我个人的看法，叶天士发展得还不够。

你们看"就恐耗血动血"，提到"恐"字，说明他已经遇到过了，吃到过苦头，晓得耗血动血的严重性，可能在他手里死掉过几个患者，甚至于死得挺多。所以他说恐，他怕了。同志们，所以我们看文章应该仔细推敲。从他的语言中可以看出，他就是从这里面得出的经验，因此特别小心，但是越是小心，办法越少。凉血散血的办法不多，他提到了赤芍、牡丹皮、生地黄、阿胶。大剂量的抵当汤之类的，他不敢用在卫气营血的血分中。这说明卫、气、营、血是伤寒的一个发展过程。在营血分方面，叶天士有了少许的发明，其中也有许多由经验教训得到的积累，这是第一点。

第二点，叶天士提到的几个重点，到现在已经没了一部分，但是有一部分至今还是非常有价值。

叶天士的汗、瘖、疹、斑，尤其瘖前人提得极少，他也提了斑，这样看来，这是创新，他对这个方面说明得很多。同志们看一看，卫、气、营、血恰好对应汗、瘖、疹、斑，最初的划分就是这样的。"在卫汗之可也"，辛凉开肺便是汗剂。所以，同志们不可以上他当的，"到气才可清气"，为什么这么说呢？原文中大概的意思是卫之后方言气，营之后方言血，"在卫汗之可也，到气才可清气"，这"清"当中也有透。为何用瘖来讲透的意思呢？万一汗不出来，白瘖就会发出来。年纪大点的可能都遇到过，患者有一股味道。以前我们总是走上前闻一闻，湿温伤寒只要闻味道就行了。当时我也糊里糊涂，先生说是伤寒就是伤寒了，现在理解了，就是汗酸臭。

我在曙光医院治过三个湿温患者，全部用中药，两例成功一例失败，不过失败的人没死，后来仍旧治好了。这股味道仍旧靠闻，我一闻像湿温伤寒，验出来证实就是湿温伤寒。这种情况下汗发不出，白瘖就发出来。

白瘖发出来，要像痧子一样。最好头、面、胸都发出来，不要从四肢出来，而胸口一点都没有，这样不行。白瘖要水晶瘖，水晶亮得不得了，透发有力，元气足，就透出来了。透出来之后，它慢慢地再隐下去，热度也跟随瘖下去了。万一瘖出来后热度不退，瘖隐下去，那要入营分，要昏迷了，类似于痧子压进去要变肺炎了，要气急气喘。这个瘖呢，现在已经没有价值了，因为现代医学已经解决了它。但疹和斑非常有价值，至今仍有价值。

现在杂病当中也有疹和斑，很常见。斑，是一片一片的；疹，是一点一点的。这种现象在温热病中多见，在营分、血分阶段会出现疹、斑。叶天士说，斑不能生得太密集，越密集，说明病情越重。他说斑的颜色不能发黑，事实也是如此。疹当中的问题，他也提到了，说是在营分，但实际上是在气、营之间。所以他说"入营犹可透热转气"，这表示疹在气、营两者之间。所以，同志们，这说明叶天士对卫、气、营、血和汗、痦、疹、斑的认识，有他的创新。

第三点，叶天士提到三时伏气。外感与伏气的关系比较密切。同志们都学过温病，所以我简单介绍一下。《内经》有"冬伤于寒，春必病温""夏伤于暑，秋必痎疟"之论，这说明什么？说明这就是伏气。

伏气由什么引动呢？是由外感引动伏气。有人说伏气可以单独发病，我想这种情况较少，总是有点诱因的，我们应该注重外感引动伏气。两感也有这样的意思。《伤寒论》当中一感，感染到阳经的，是新感。一般而言，刚发病的病症多在三阳经，病情较轻浅；感染到阴经的是伏邪，如果不积极治疗就会深入体内，进入三阴经，使病情加重。

同志们都晓得透法，温病当中讲，透是像剥茧抽丝一样，蚕丝得一根一根地抽，蚕茧得一层一层地剥，形容分析事物极为细致，而且一步一步很有层次，弄不干净的，要一层一层地透。临床上有吗？过去有，现在少见。

对于伏邪，既然是抽茧剥丝，肯定要向外透，把邪透清，伏邪可以往外透出来，所以，往往好之再发，发之再好。我们过去遇到过温病周期最长的，要8周。一般前两个星期是上升的最高峰，这段时间病情最严重。到第三个星期以后，病情处于下风了。3周之后看病就是调理了。调理的末尾阶段，关照家属要当心。患者一般都晓得这阶段是家属的责任了，与医生没有大的关系了。护理时，把被子拉出来抖的时候，要注意不让患者着凉。这是受时代限制的，那时相关的医书没有写，只有治法。若再感染邪气，一不小心马上就复发。这就是叶天士讲的伏气。

家属再怎么注意也容易复发，就是没有除尽体内的病邪，药力可能不足，所以有人就批评了，对叶天士也有批评。有人讲叶天士提到卫、气、营、血，既然知道卫之后到气，气之后到营，营之后到血，为什么不在卫分阶段就把病邪杀掉？不要让它传到气。为什么由它传到气？由着伏气从浅入深一层一层传进来，为什么不把伏气在卫的阶段就杀断？当时提得蛮厉害的一个人，是做官的。他对医学特别有好感，我跟着我叔叔到他家去过，我们去出过诊的。他们不是吃你的药，而是吃你的方子。同志们不要奇怪，事实如此。因为他本人懂医，他要看你这张方子写得好不好。他觉得好，才敢给自己的小孩吃。如果你八纲辨证和理、法、方、药讲不通，他也不给家人吃。所以我与叔叔上他家出诊时，准备工作做得很充分。这位老先生当时提出来，为何叶天士不能够把它截断掉？而一定要任它传、传、传？传之后再透、透、透。不可以在第一步就解决问题吗？他的思想有一定警示作用。为什么任凭病邪传、传、传，然后被动地透、透、透呢？现在也有人提出，并仍在争辩。这两大派至今仍在辩论，这也是值得大家研究的。

第四点，我想谈谈方子的灵活运用，这是临床上治疗杂病最主要的一点，应该注重三个方面：刚柔、升降、归经。这三个方面，是中医学处方用药中最为重要的。现在的方子非常不重视这三点。

现在用药都不讲究了，但是叶天士对这三个方面非常重视。比如升麻是升药，柴胡是升药，黄芪是升药，当归是升药。我们用这个药，要知道它是阴药还是阳药，是刚药还是柔药，是升药还是降药，是沉药还是浮药。现在不太讲究这个问题，但过去是很重视的。

用药与五脏六腑的特质也有关系。脾胃喜动，因为脾胃为后天之本；肾要守，因为肾主骨生髓，为藏精之所；肝是将军之官，是刚性的。相对而言，脾胃用药要柔和一点，脾胃病要养。所以，我们对刚柔、升降、沉浮要有一个正确的认识。以药为例，附子、干姜到底是刚还是柔？我个人的看法是刚药。又比如，柴胡是哪类药？刚柔、升降、动静如何？柴胡应是柔的，能升能降，静的。刚脏应该用柔药去治疗，如果升得太过，应该用降的方法去治疗。假使我们遇到过于静的，要使其动一下。有许多方子，都用熟地黄、阿胶、龟甲、何首乌，这派都是甘的、滋阴的，最后加一味药，加一味陈皮。许多人认为，这张方子的药很好，加陈皮反而不好了。其实陈皮用得最好，陈皮使得它们流动起来，上面都是阴药，而特地加一味温药。同志们晓得酸枣仁汤，里面的酸枣仁、知母、甘草、茯苓基本都是降药，最后一味川芎有升提之效。

现在很少看到这类方子，我们自己也不太能够开出这样的方子。这类方子古人开得特别多，而我们现在见得特别少。叶天士非常重视这点。

翻翻医案，我发现叶天士常常用三味药：半夏、陈皮、茯苓。最简单的三味药，也就是二陈汤，能化痰、和中、止呕，还可以开胃。我在临床上用，的确可以开胃。痰湿内阻，胃口不好，一用半夏就化掉痰湿，胃口就好了。但是为什么少用甘草？因为用甘草会胸闷，所以叶天士经常用半夏、茯苓、陈皮而不用甘草。叶天士非常注重以胃气为本，注重脾胃。叶天士与张景岳的区别在于：张景岳注重先天，注重肾与命门，视其为先天之本；叶天士更重视脾胃。

谈到叶天士用虫类药，但其中的鳖甲是谁最先用的？是张仲景。同志们不能只知道三甲复脉汤中有鳖甲，也要知道鳖甲在其他的方中是以活血化瘀为主的，如鳖甲煎丸。在治肝病中，鳖甲非常好，中医用得也很多，就是用于活血化瘀。这说明叶天士在气、血、津、液方面也有一定的成就。

此外，对后世的影响，要谈到对叶派医生的影响，叶天士对我们的影响仍很大。这中间要分两点：一点是真正受到叶天士影响，而有真才实学的。这一类的代表，包括吴鞠通、丁甘仁，还有一位是我的伯祖，他们都是长寿的。这些都是比较正规的，而且有一系列的临床学说。为何影响如此大？比如张聿青先生治疗湿温非常好，他用的方法大部分都是叶天士老先生的，但是当中也有发展，不能够认为聿青先生治疗湿温是完全照搬叶天士的方法。丁甘仁老先生治疗温病的方法也是在叶天士的基础上发展的。这一派属于近代叶派中比较正统的一派。

还有一派，有叶派的名义，但是无叶派的知识。什么是有名义、没知识呢？有些人名义上说"我是叶派的子弟，我崇拜叶天士"，但用的都是轻、清这类方法，而根本不了解叶天士对杂病的治疗方法也非常好。叶天士治疗温病，不是丢掉伤寒，而这一派认为温病是温病，伤寒是伤寒。他们觉得叶天士只会用桑叶、菊花、薄荷、连翘、金银花这一类，或者用些石斛、沙参，却不会用其他温药、重药。这是对叶天士先生的误解。

二、学习和应用叶天士理论的体会

下面我想谈一谈我个人的体会，谈谈我在临床上是如何学习和运用叶天士老先生好的方法和经验的，我只学了一点皮毛而已。

第一点，息风法。我学医时学《伤寒论》都是要背的。"太阳之为病，脉浮、头项强痛而恶寒。""太阳病，项背强几几，无汗恶风，葛根汤主之。"头项强痛是强直，与痉挛差不多。同志们知道，痉有点像动风。我起初认为葛根治疗动风有效。那时刚刚从学校毕业，临床实践发现，葛根治疗动风毫无作用。今后同志们可以注意一下，在别的地方能否发现葛根治疗"痉"的案例。有人认为葛根沿阳明上升可以到颠顶，治疗头项强痛比较好。但是根据我的经验，葛根治"痉"的效力是远远不够的。

但是用了叶天士老先生的息风法，息风效果明显，不仅头项强痛，而且手抖动、抽筋，都有改善。叶天士老先生的息风法就是用羚羊角的，效果非常好。

过去我刚开业时，与我叔叔一起出诊，用羚羊角治"痉"获得了效果。现在我看肝病的时候，时常遇到抽风，例如手抖动、震颤、头痛等，以及类似摆不平、坐不定的样子，这类我们在临床上看到的现象，用羚羊角这一类息风的方法都见到了效果。

这种方法，中医学理论中讲得很明确。正如叶天士老先生所讲的"阳化内风"。简单的一句话，揭示了肝阳与肝风同源的关系，所以用羚羊角有效。对于肝阳引动肝风的病，葛根的治疗效果不佳。葛根用在哪儿有效呢？用在葛根芩连汤中是有效果的。患者腹泻时用葛根来升清，效果更好。所以，葛根，我们不用于解肌，不用于治"痉"。中药书认为葛根可以解肌，但临床用下来，葛根解肌效果不显著，治"痉"效果更不显著，但是在治疗腹泻或者发热伴腹泻时，葛根有效。

所以我个人的体会是：息风方面，叶天士老先生的确有一套方法。我们翻翻叶老先生之前的几本专著，息风的方法的确是少的。这是第一点。

第二点，"通阳不在温，而在利小便"。这句话在临床上非常重要。我们通阳的时候一定要想办法，用什么呢？通阳一定要用温药，可以用附子，但不能用干姜。为什么呢？干姜温是温的，但不通，用附子既通，又温，这是最好的。

但是温病是热变最快的疾病，如果我们用附子，又会出现问题。万一见红了怎么办？叶天士已经提出，"通阳不在温，而在利小便"，"救阴不在血，而在津与汗"。

同志们，这一点我在临床上体会很深。"通阳不在温，而在利小便"——对阳气衰微不振的，要温阳、通阳，使得阳气再升发起来。因为阳微就会湿盛，湿壅滞的时候阳气会散去，这时候要把阳气重新升发起来，重建自己的能力。这时候医生用药就要权衡利弊了。

要想办法让湿流动起来。湿为什么不容易流动呢？因为湿为黏腻之邪。用什么方法让湿流动？利小便。可能有同志会反问我一句：理气不能使湿流动吗？理气是使湿流动的一个方法，利小便也是一个方法。因为利小便使湿从小便而走。所以有句话："治湿不利小便，非其治也。"这句话看似非常简单，但是在整个中医学理论中来看，这是一个非常重要的理论。

我们在临床上，需要想办法把湿祛除的时候，要用温药，用香燥的药，能够推动湿的理气药基本上都是香燥的，比如陈皮、砂仁、藿香、香附，全是香燥的。那么这时候可能伤阴。同志们要记住，如果不想伤阴，那么这时候就可以利小便。但是利小便不可以用重药，只要让它通畅。

有一些病，小便很清，不一定好。假使这个人有肾脏病或痰湿，你问问他晨起第一次小便怎么样。如果他说很清，非常清，那么他的肾功能不太好。第一次小便如果偏黄，这在肝病中很多见。如果患者说"我小便黄"，我认为没问题，这是湿浊排泄的一条路。如果黄得严重，再附带眼睛黄，那是出现黄疸了。现在有指标可以帮助我们，化验出来是黄疸，那就更加确定了。如果患者是一般的黄，那湿浊还能排出。最怕患者感觉很不舒服，但小便却非常清，这样预后不佳。为什么呢？他不能够排掉湿浊，湿邪不能往下走，而是停留在体内，肯定有问题。

不论肾脏病，还是肝病，都是如此。所以有"治湿不利小便，非其治也"的说法。但是，我们再要反过来考虑一下利湿过度，也有问题，会伤阴。因为有时候你想利湿，可是将津液一起排掉了。这一点也很常见。例如对于肚子里有腹水的患者，抽掉点腹水，结果蛋白也被去掉了。很多病到末期的时候，用药经常不能祛除病邪，反而会伤害正气。有时候，是祛除了一点邪，但伤及的正更多，甚至可能导致死亡。

叶天士赞同"治湿不利小便，非其治也"，那么利小便用什么药呢？他没有用大剂量车前子之类的药，因为车前子利小便的力量比较厉害，叶天士是用薏苡仁、茯苓、滑石，是用这类药。同志们看一看，这说明什么呢？说明在温病阶段，我们更要当心伤阴。所以他又提出"救阴不在血，而在津与汗"。汗出得太多，人会萎靡得厉害，甚至于亡阳，所以讲"救阴不在血，而在津与汗"，不一定要用养血药，因为绝对是来不及的。如果用熟地黄、阿胶这类药去救阴，是来不及的，这类药只适合每天一点点加进去。

中医学有一整套理论，各家只是整套理论中的冰山一角，就是，有些东西，适合零零碎碎地放进去。比如一个人饿了两三天，一下子给他吃两大碗饭，加蛋和肉，容易暴食而亡。如果先给他喝点汤，慢慢下去，第二次再加一点，他就会逐渐恢复过来。这是中医学理论的一部分。所以用滋腻之品来补血，要放在冬天，一点点加进去，而在真正救阴的时候，在于津与汗。

对于津，叶天士也没有什么好的方法，他就是用点石斛、沙参，一般名叫三鲜汤。但是我翻书找不到三鲜汤，我的先生也没有给我们讲过这里面用了哪些药。但是现在方便了，现代医学可以通过补液的方法，直接起到补充津液的作用。所以，在温病的后期阶段，我们绝对不可以发汗，你们有看到过温病后期用发汗药的吗？

第三点，升降动静问题。同志们，看看这四个字——升、降、动、静，叶老先生经常提到，在临床中考虑药物升降动静非常关键。我体会到他的观点，是我在川沙县（现上海市浦东新区）下乡的时候，治疗一个习惯性便秘的人。同志们不要认为习惯性便秘没什么稀奇的，她跑了上海十几家医院，并且都是大医院。到什么阶段了呢？到后来，她要隔天灌肠才能排出大便，而且她觉得隔天灌肠也只有下面一段舒服，中部一段仍然不舒服。这是怎么形成的呢？因为在下乡的时候，她嫌弃公厕太脏，于是忍、忍、忍，忍成了便秘。我就用了叶天士讲的方法。因为要给同志们谈谈体会，所以稍微整理了一下，回忆了一下。

这个女孩22岁，她读书的时候去下乡，得这病已经2年了，用了诸多中药，承气汤、增液承气汤、增液汤、黄龙汤，一点效果都没有。我正巧在杨泾镇旁边的一个大队里，她来了。我听是习惯性便秘，认为这病很简单。但是她一讲，拿出来一大沓方子，我也很吃惊。一开始用药，病情毫无进展，她仍旧灌肠。第二次来看，仍旧如此。后来怎么办呢？我用到大约20味药，当中有升有降、有动有静。同志们知道，大便在里面本身是处于静的状态，平时是静的状态，而肠道本身应该蠕动的，现在不蠕动，所以不能排便，一定要灌肠才行，隔天灌肠很痛苦。我前面两次用药都无效，第三次我认真翻了书，看了看，它静我就用动的方法，大剂量用动药，全部用动药。比如温药中的动药用附子，后来觉得附子力量不够，想不出办法了，就将生姜、干姜一起用，生姜是动的。泻下药中，我用大黄、芒硝、枳实、厚朴，全部用了，而且分量相当重。用润的药，增液汤放进去，生地黄、沙参、麦冬、石斛全放进去。润的药，也可以流动，黏性药中生地黄流动性比熟地黄大，这里全是流动药。到后来她说，稍微舒服点，但是舒服得不多，能排便了，但仍旧要隔三差五地灌肠。我让她不要灌肠了，但是我的药，用到第5天，她才第一次排出大便，而且排便后，她身体非常不舒服。到最后我想到了，是升降的问题，我用的都是降药、动药，要加一味升麻，奇怪的是，一加升麻就有效果了。然后我不调整药方了，吃7剂，再7剂，一直吃了2个月痊愈了。

这说明了一个问题，静的病要用动的方法治疗，但是全部用降药不行，应该用升药来调和。不要认为我讲不出理由：拳头打出去了，你是打得很厉害了，想打得更重一点呢，还是要退一步，再打一拳更好一点。同志们想一想，这好像打仗一样，假如你往后退一退，再一下子冲上去，更有力。

这就说明了中医学升降动静的方法。当然叶天士老先生升降动静的方法非常多，我只学到了一点点。这个患者看好了，她之前用了几百元没看好，我这边只不过用了几十元就看好了。所以叶天士老先生的学说中，有很多内容，值得好好学习。

第四点，苍术、石斛、黄连同用的问题。听过我讲肝炎、黄疸的同志们一定知道，有三种药我经常用，就是苍术、石斛、黄连。19世纪60年代初期，我这样用药，有人把"不学无术"套在我身上，因为他们认为根本说不通，用苍术祛燥，再用石斛养阴，又用黄连清热。这算什么方子？没有听说过，怎么会用出这样的方子！实际上，我也是从张仲景、叶天士那儿学来的，不是我自己的。因为我看的病还不够多，经验往往是通过许多教训总结出来的。一个医生通过大量的实践会得出好的经验，畏畏缩缩，样样小心谨慎，遇到事情是不行的，是没有什么大作为的。

这治法是从张仲景、叶天士那儿学来的。叶天士老先生经常把石斛和燥、辛的药一起用。有一张方子，就是石斛开在前面，后面是半夏等药。石斛、半夏，同志们想想看，石斛养阴，半夏性燥，难道他不懂吗？我不懂可以的，叶老先生不会不懂。那么到底从哪儿来的？从张仲景那儿来的，从泻心汤中来的。泻心汤中有黄连，有干姜，有人参，有甘草。由于这张方子是张仲景开的，大家没有异议。张仲景的泻心汤，是名方。如果是我颜德馨开的话，事情就大了，就不是名方了。

同志们想一想用清热药，用温阳药，又要用补药，这张方子是不是差得一塌糊涂？实际上，这个就像石斛，那个就像半夏、干姜、黄连。这儿的黄连、黄芩、半夏、干姜、人参、甘草，不是一样的方法吗？因为是寒邪导致的病，所以张仲景用人参。最初，张仲景在河南辗转，用药范围非常有限，到后来呢，他的用药范围广了，养阴的方法多了，就用人参、甘草，和养阴的方法一样，所以叶天士老先生将石斛、半夏同用，是有效的。我们现在回想，19世纪60年代初的时候，有一派人认为肝炎要用补药，用桂、术来保肝；另有一派都用清热化湿的药。现在看起来，清热化湿药对甲型肝炎有一定的效果，在谷丙转氨酶增长的时候有一定的效果。

刚刚一位医生拿给我一本书，正巧是我刚才背的，我刚刚背错了顺序，当是"热病救阴犹易，通阳最难。救阴不在血，而在津与汗。通阳不在温，而在利小便"。这当中有一个区别，给同志们讲讲。这里说若只是湿重，通阳最难。为何我说"卫阳犹易，救阴最难"呢？这在杂病中常见，在温病中也要注意。杂病中适用第一句"卫阳犹易"；在风温、冬温、春温这些阶段，则是"救阴最难"。叶天士老先生这句话用在湿温中是很恰当的。"救阴犹易，通阳最难"这句话，最重要的是引出后面一句"通阳不在温，而在利小便"。就是说湿胜阳微，重点在"湿"上。

我背错了一句，正巧那位医生拿书给我看，非常好。我谈不上教，也是学习。我自以为自己背得蛮熟的，这里背错了，刚刚给我看了。如果不给我看，可能我下一次还要背错。因为在临床上遇到杂病，卫阳犹易，救阴最难，这种经历给我留下了深刻的印象。

另外，我想接下去谈一谈刚刚有位同志问我的问题：白虎汤加葛根可以用来解肌吗？可以的，用葛根解肌是可以的。但是在我的临床中，效果并不怎么显著。又有人问：在哪种情况下可以用白虎汤加桂枝？白虎加桂枝汤就是用于温疟，外面有寒，里面有热，用白虎汤加桂枝。温疟也是温病当中的一种，里面热，外面寒就用白虎汤加桂枝。

第五点，血肉有情之品。我在叶老先生那儿体会到的是如何用血肉有情之品。我在临床上看到一位脊髓空洞症患者。患者痿软严重，看外表人很苍白，舌质淡，人很焦虑，总觉得不舒服。这在我们中医学来说，是奇经八脉的问题。我们遇到的许多问题，比如胎、产、经、带的问题，男子疝气、遗精这类问题，都牵涉奇经八脉。对这位患者的治疗，我用了龟甲、鹿角等。根据叶老先生的学说，牵涉到奇经八脉的问题，用龟甲、鹿角比较好，当然在杂病中也提到了，这些药用下去，改善了，没有完全好。用龟甲、鹿角、阿胶、熟地黄、菟丝子、肉苁蓉、何首乌这类药，都是补肝肾的。因为我认为病在下焦，脊髓与肝肾有关系，而用这类药效果好。

同志们不要认为我们用温补肝肾的药，奇经八脉的药，这中间的作用一定是补，其实不一定是补，而是调理，是将其调理到恢复阶段。对这位患者的治疗，我也得到了叶老先生的指引。比如何首乌、熟地黄、枸杞子这些药都是补肝肾的，龟甲、鹿角、阿胶这一类药是入奇经八脉的药。补药在中医学中范围很广，不一定党参是补药，鹿角、阿胶也是补药，调理得好就是补。这些是调补肝肾的药，我用的这些药对脊髓空洞症有改善作用。我在这个病例中学到了这一点。

第六点，我想提一下支气管扩张（简称支扩）这个病。同志们知道支扩这个病经常咯血，人消瘦，吐出来的痰是一层一层的，上面一层水光，当中一层痰，下面的越来越浓稠，患者舌质红，照理，支扩在我们中医学来说像肺痿，或许就是咳嗽伤阴的阶段。但是在叶老先生的看法中，他用什么呢？用养肺胃阴的方法。当时，我除了用甜杏仁、川贝母这类药，还用了叶天士老先生养肺胃阴的方法来治疗支扩。养肺胃阴用什么呢？肺用沙参，胃用石斛，这是叶老先生常用的两个药。那为什么不用熟地黄、麦冬这类药，而是专用既养肺胃阴又清轻的这类药？麦冬也是养肺的，为何不用？熟地黄可以养肾阴，生地黄可以养胃阴，这类药我都不用。不用养胃阴的生地黄，也不用养肺阴的麦冬，而用了石斛、沙参。因为叶老先生的养肺胃阴的方法比较好。

为什么经过治疗，支扩病情基本稳定，到后来能不咯血呢？同志们知道，支扩后期，患者咯血现象时发时续，而且人一点一点消瘦下去，严重的还有发热、低热等表现。我们中医学认为这种现象是肺胃阴虚，且与痰浊关系较大。假使用滋腻之品，有碍化痰浊。一面用化痰浊的药，一面加滋腻的药去养阴，这不合适。因为滋腻的药妨碍化痰浊，像生地黄是黏的，鲜地黄比较好一点，麦冬黏性比沙参大得多，石斛就比较好。所以我用了叶天士老先生的方法来养肺胃阴，把温病的方法推到支扩里来用。我的一位患者吃了药之后，舌头红改善了，舌苔腻也改善了。舌苔腻的患者用化痰药，若不影响食欲，这是最好的。假使支扩患者食欲很差，热度上来，血时发时停，进行性的咯血次数增多，预后就不怎么好了。这个患者稳定下来了，当然也不能说是痊愈，但也是基本痊愈。

所以叶老先生的方子、方法有很多，比如我在肝病中用到了鳖甲来治肝硬化。最近市面上鳖甲非常少，让肝病和肿瘤患者用光了，药非常少，现在不怎么能买到。甲鱼本身是高蛋白的，但是鳖甲纹路非常多，是搜络的。叶老先生讲气在经，血在络，用鳖甲，取其活血的意思。所以同志们要知道《温热论》的方法不一定只能用在温病，还可以用在杂病上，杂病的方法也可以用到温病上。像治肝病用鳖甲，效果就比较好。鳖甲治高球蛋白血症效果也比较好，可以使球蛋白下降，但不是说完全下降。那么活血是不是可以用丹参或者桃仁、红花？这些药不及鳖甲，我试了很多次，效果不如鳖甲。我也说不清楚原因，只找出两点：一点，仲景先生的鳖甲煎丸是有效的；再一点是叶天士老先生说的气经、血络，鳖甲可以起到搜络的作用，可以在络脉里面通血。

现在讲起来，鳖甲可能对门静脉高压有改善作用。在临床上我们的确遇到用鳖甲之后球蛋白下降的，百分之三十几的可以降到百分之二十几，百分之二十几的可以下降到恢复阶段的值，但是效果不是百分之百。这说明，气经血络，就是气是经，血是络。

第七点，我想提一下分消法的问题。分消法，我从开业的时候用到现在了，我觉得这个方法是很好的，就是上宣、中化、下渗。方法有很多，杏、朴、苓（杏仁、厚朴、茯苓）不过是一种方法，用前胡、麻黄宣肺止咳也是一种宣法，同志们不要认为这不是宣。麻杏石甘汤，麻黄、杏仁可以宣，石膏清。假使我们学到分消法，从杏、朴、苓化出来，能有很多变化。

我们可以用一派宣的药，其中不一定有化的药，用清或消也可以。总之一句话，对湿浊可以上宣、中化、下渗。但是疾病没有这样简单，往往不只是湿浊，中间可以有湿热蕴阻。治疗时下渗是一个方法，上宣是一个方法，当中还可加苦的药去清，可以加燥的药去化，也可以一起用。但是归根结底，我们要把整个邪分为小部分除掉。既然是一个大部队，你吃不掉它，那么把它分割成一小股一小股的，就比较容易吃掉。这就是分消法。我们不能把分消法局限在杏、朴、苓，单单杏、朴、苓，这是叶天士老先生的时代。我们应该在他的基础上有所发展，想办法发展。

我举两个例子，一个是湿阻，同志们知道，这个病只用杏、朴、苓就好了，但是你不一定局限在厚朴、茯苓，有时候根据具体病情，可以改用苍术、木香。为什么要改成苍术、木香呢？如果你遇到了腹泻加湿阻，可以用吗？可以用的。吃坏了再加湿阻怎么不可以用呢？这种中医学也叫湿阻，但是大便溏泻，本身有胃肠道疾病，再加上湿阻，又腹泻，如果你只知道杏、朴、苓，因为某医生讲过湿阻用杏、朴、苓很有效，或者藿朴夏苓汤有效，那么不一定能保证疗效。

还有一个例子，有位患者血沉值特别高，高到一百多，身体很不舒服，骨头酸痛，舌苔腻，小便黄。这与分消法有关系吗？有的。祛风药当中有一类是祛风湿的，所以我用了秦艽；因为舌苔腻带点黄，又加了黄芩、厚朴；下面加点丹参。对中下，我用了叶天士老先生的方法；对外面，我用了秦艽、牛膝这些祛风湿的药。我用秦艽的量非常大，秦艽一般用9g，我用15～18g，量比较大。这位患者一吃秦艽，血沉马上下来了。对中、下，我用的完全是叶老先生的方法。但是宣法，发生变化了。我们不要只知道藿香是宣，杏仁是宣，麻黄是宣，要知道秦艽也是宣啊。秦艽祛风、外透，所以这个"宣"是外达、外透的意思。再有一点，我想与同志们讨论的是，秦艽配牛膝是不是对血沉很好？为什么呢？我在临床遇到很多次了。有一位患者，是我们这儿一位医生的爱人介绍给我看的。这位患者病情严重，血沉一快，人不行了，一吃这张方子的药，血沉马上下来，非常灵验，但是他用别的药就无效。对于这个方子，我研究认为，就是这两味药比较好：秦艽和牛膝。根据这个案例，一方面谈谈宣法，另一方面，请同志们一起研究，这两个药是不是在某一方面和血沉有关系？这位患者把这张方子仔细地藏好，不让改动。血沉一快，就用这付药。但是我说不清有效的原因。

第八点，我想提一下叶天士老先生说的十六种症状。

1.伤寒

伤寒者，冬时触冒寒邪而病即发者也。其症头项痛，腰脊强，发热恶寒，不烦躁，无汗，脉来浮紧而涩。若在冬时霜降后及春分前，宜用麻黄汤。

2.伤风

伤风者，感冒风邪也。其症头痛，身热，恶风，自汗，烦躁，脉来浮缓，宜桂枝汤。脉紧而涩，无汗恶寒者，伤寒也。紧为恶寒，涩为无汗。然寒伤营属阴，阴主闭藏，是以无汗，故用麻黄轻扬以发表。浮缓，恶风者，伤风也。浮为伤风，缓为自汗，故用桂枝甘温以解肌。

3.伤寒见风

伤寒见风者，其人初感于寒，续中于风是也。外症寒多热少，不烦躁，脉当浮而紧，今反浮而缓者，此伤寒而见风脉，乃营卫并伤之症也。

4.伤风见寒

伤风见寒者，其人先中于风，而重感于寒者是也。外症恶风，发热，烦躁，脉当浮而缓，今反浮而紧者，此伤风而见寒脉，亦营卫并伤之症，俱用大青龙汤，或九味羌活汤加减治之。

5. 湿

病有伤湿，有中湿，有风湿。伤湿者，湿伤太阳膀胱经者是也。中湿者，湿中太阴脾经或肾经者是也。风湿者，或先伤于湿，后伤于风，风湿相搏而为病者是也。盖东南卑下之地，水多聚焉，居其处多湿，或中风雨雾露，是名中湿，此脾经与肾经受病也。其症一身尽疲，发热身黄，脉沉而缓，治宜燥胜可也。或素有湿，又中于风，是为风湿。其症肢体疼痛，难以转侧，脉沉而涩，治宜微表以祛其风，行燥以祛其湿。大抵治湿之法，咸用羌防以胜之，二术以燥之，苓泽以渗之，或用附子以温之，看所夹风寒湿热之有无及上下微甚以治之，切不可大发汗。汗之则风气祛而湿气存。又不可下，下之则额上汗出微喘而死矣。

6. 湿温

湿温者，其人素伤于湿，又中于暑者也。其症两胫逆冷，腹满多汗，头目痛，或妄言，切不可发汗。发汗则使人不能言，耳聋，不知痛处，身青，面色变，名曰重暍。重暍宜白虎汤加苍术，祛暑燥湿故也。

7. 风温

风温者，其人素伤于风，复伤于热，风热相搏故也。其症四肢不收，头疼身热，常自汗出，治在少阴、厥阴。仲景曰：汗出身热者为风温，治宜辛凉，疏风解热为主，切不可汗，汗之则发谵语。又不下，下之则小便难。更不可温针，温针则耳聋而难言矣。湿温汗之名重暍，风温汗之多致死，但取小汗，清解表里为佳。

8. 冬温温毒

冬温者，冬感温气而成，即时行之气也。何者？冬令恶寒而反温热，人触冒之，名曰冬温。冬温之病，与伤寒大异。以温则气泄，是失其闭藏之令矣，故古人用补中益气带表药以治之。温毒者，或冬令严寒，触冒寒邪，待天气暄热而发。或伤寒之热未已，再遇温热，变为温毒。温毒为病最重也，治宜寒凉大解其热。若邪热日深，毒气不泄，发为瘾疹斑斓与时气发斑，其病尤重。或升麻葛根汤，或化斑汤治之。

9. 中暍

中暍者，夏月所得热病也，与伤寒相类，与热病相同。其症身热大渴，自汗烦躁，不甚恶寒，身体疼痛者是也。盖中暍者，热伤太阳经。中暑者，热伤心脾经也。虽与伤寒相似，切不可作伤寒治之。然手足虽冷，脉息虽虚，又不可用热，宜清心利小便，或用清暑之药可也。

《活人书》曰：夏日有四症，伤寒伤风，脉症互见。中暑热病，疑似难明。然脉紧恶寒，谓之伤寒。脉缓恶风，谓之伤风。脉盛壮热，谓之热病。脉虚身热，谓之伤暑。医者可不明辨？又有饥饱劳役之症，以致肌肤燥热，大渴引饮，面红目赤，脉洪而虚，重按全无者，此血虚发热也。症类白虎，惟脉不长，实为异耳。误服白虎汤者必死，故东垣用当归补血汤治之。嗟乎！中暑果类伤寒矣。殊不知有类中暑者，可不慎欤？

10. 温病

温病者，冬时感冒寒邪，不即时而病，藏于肌肉之中，至春温暖而发者是也。其症发热而渴，不恶寒者，为温病也。或用升麻葛根汤，或用葛根解肌汤。大抵治温病之法，无正汗之理，此怫郁之热，自内达外，无表证明矣，宜辛平之剂发散之。

11. 热病

热病者，冬伤于寒不即发，至春又不发，郁而至夏发者是也。其病身热头痛，烦渴，不恶寒，脉洪而盛。盖因夏月时热两盛，治宜苦辛寒，清解为主。寒邪郁久化热，经曰：热病者伤寒之类也。故主苦辛寒法以救之。

温病热病，其脉洪大有力，此阳症见阳脉也，可治。若脉来沉微细小，此阳症见阴脉也，必死。经曰：温病攘攘大热，脉小足冷者死。

12. 晚发

晚发者，清明后夏至前而发者是也。其症身热头疼，或恶风恶寒，或有汗无汗，或烦躁，脉来洪数。亦由冬时感寒所致，比之温热二症稍轻耳。不宜峻剂，宜清解邪热，通用栀子升麻汤加减治之。

13. 痉病

痉病者，太阳经伤风、重感寒湿而致也。又曰：大发湿家汗，则成痉。其症头项强直，身热恶寒，摇头噤口，背反张者是也。

外症发热恶寒，与伤寒相似，但其脉沉迟弦细，两目圆张，而项背反张强硬，如发痫之状。当视其有汗、无汗，以分刚痉、柔痉。若无汗恶寒，名刚痉，宜葛根汤；有汗不恶寒，名柔痉，桂枝加葛根汤。如汗下太过，重亡津液，以致筋脉失养，不柔和而变痉者，又宜补养气血为主。更有产后或金疮，一切去血过多之症，皆能成痉，亦当补养为先。

此则似痉而非痉者，岂可一例而用风药误之？

14. 温疟

温疟者，由伤寒之热未已，再感于寒，变为温疟，或过经坏病，变为温疟。而寒热羁留者，皆因寒热相搏而成。治宜散寒解热为主，并用加减小柴胡汤。如热多倍加柴胡，寒多倍加桂枝，而或柴胡、葛根散其寒，石膏、知母解其热也。

15. 时行

时行者，谓春应暖而反寒，夏应热而反凉，秋应凉而反热，冬应寒而反温是也。盖四时不正乖戾之气，流行其间而有其气，是以一岁之中，长幼之病相似，此则时行之气也。其外症有类伤寒，治宜解散，并用升麻葛根汤。然时行犹外入之感冒，而瘟疫乃内出之邪毒也。

16. 寒疫

寒疫者，非时感冒之暴寒，亦时行之气也。伤寒例曰：从春分以后，至秋分节前，天有暴寒，皆时行寒疫也。其症憎寒恶风，头痛身热，或用消风百解散，或用六神通解散加减。大抵此病与温病及暑病相似，但治理有殊耳。然温暑之热，自内而出，寒疫之邪，寒抑阳气，乃外感者也，故治宜解表。若温暑，又兼表里者也。

除了以上十六种之外，其余发狂、谵语、郑声、结胸、痞满等症，皆系十六种正病传变所致。

叶天士老先生讲了，真正说起来，伤寒不过是十六种症状中比较正式的一个名字。他把伤寒、温病并在一起了，比如伤寒见风、伤寒当中夹风、伤风当中夹寒、湿、湿温、风温、冬温温毒。

热病、晚发（一般在热病后面，发得晚，夏秋之间多见）、痉病、温疟、时行（时行病就是每个季节都可能有）、寒疫多见于冷天。那么反过来，叶天士说这十六种情况的症状比较多见，而且，之后的结胸证、谵语、神昏以及各种厥的现象，或者有葛根芩连汤的症状，都在上述的症状里，都由开头的病因发展而来，温病也是如此，一年四季不过就是这十六种病因。这十六种病因当中再发展开。比如，温疟，严重的时候，也可以产生白虎汤证，或者可以兼白虎加桂枝汤证；又比如，冬温可以见银翘散证，严重的还可以见到紫雪丹的症状。

叶天士的意思是疾病初期就是这些现象，一年四季就是这些现象。一年四季之外发现的症状，都是从上述的症状中发展出来。正像《伤寒论》里面所描述的，说来说去还是以《伤寒论》为基础的。《伤寒论》认为，伤寒太阳病基本上就这些方子，其他都是在这几张方子中变化的，或者误诊出问题了，或者不该用泻药而用了泻药，导致疾病，或者病本身变化了。我觉得叶天士的思想是非常正确的。因为我们现在学习，随意地学方子、学方法，学得再多也没有用，主要要学"证"和"变"。"证"就是这些东西，"变"是说不完的，你只能学一点是一点。我们现在也在学，看一个病也是学习，学到了"变"用什么办法好。这一点，我认为叶天士先生是非常值得我们重视的。

第二讲　谈谈王旭高学说

内容提要

本讲从王旭高的个人经历和师承影响入手，分别介绍了王旭高对温病、杂病的独到见解，逐一剖析了王旭高的治肝方法，提出了作者的观点，最后分析了王旭高学说对后世的影响，并实事求是地对王旭高本人的学术观点进行了评价。

王旭高离开世间已有一百多年了，传下来的著作并不多，最主要的有治肝的方法和一部医案。因此，我们应该综合各方面的情况对王旭高加以了解。为什么呢？首先，既然要了解王旭高的学说，一定要对他本人怎么学医以及他行医的时代背景有所了解，同时也要了解他到底跟了哪几位老师。老师指的是王旭高自己心里佩服的老师以及他跟随的老师。这方面我们应该熟悉并了解，否则就是在空谈王旭高治肝的方法，或者空谈王旭高对叶天士的崇拜。这样的话，我们对王旭高的了解还是不够。

当然，拿我本人来讲，王旭高的书看得比较少，而且对他的医案研究也不够深入。因此，我只能够谈谈对王旭高学说的一点体会。

我大约从以下几个方面与同志们谈一谈王旭高：王旭高本人的出身以及他学医的情况；王旭高从医期间所处的时代背景；王旭高的师承，比如在学医过程中，他所崇拜的老师对他思维方面的影响；王旭高对温病的见解。众所周知，王旭高非常崇拜叶天士，他也受到了同时代王孟英的影响。意思是，譬如我本人正在行医，有同龄或比我高十岁、低十岁的医生一起行医，互相影响。而王孟英是王旭高同时代的医家，擅长治温病。我还想谈一谈王旭高对杂病的见解以及王旭高在杂病方面最有学术影响的一点，即王旭高的治肝方法。当然，他的方法也不是百分之百正确。

我对王旭高了解得可能不够透彻，这里就结合我对他的书籍、医案的学习，与大家谈谈心中的感悟。我想谈一谈王旭高学说对一百多年的后世到底有没有影响，有什么影响，为什么后世多有推崇王旭高的名医，这肯定有一定的道理。最后，我想谈一谈我读了王旭高先生各方面著作以后的体会。总的来说，今天讲的题目是《谈谈王旭高学说》。不足之处请同志们、基础部各家学说教研组给予指正。

一、王旭高的经历和师承影响

王旭高，又名王泰林（1798—1862）。一般大家都不知道王泰林，只知道王旭高，但是不要忘记王旭高和王泰林是同一个人。

清代十二代皇帝努尔哈赤、皇太极、顺治、康熙、雍正、乾隆、嘉庆、道光、咸丰、同治、光绪、宣统，咸丰时期已经逐渐走下坡路了，同治之后，清政府腐败得更厉害了。王旭高出生及行医的那段时期，是嘉庆、道光时期，属于清代比较太平的时代。王旭高是在这个时期出生，也是在这个时期成人、行医的。他是江苏无锡人，也是江南水乡人。

王旭高的医术，是跟着他娘舅学的。他的娘舅叫作高秉钧，字锦庭，号心得，为清代太学生，后弃儒从医，为"心得派"中医外科名医。王旭高 12 岁起跟着娘舅学医。他受娘舅影响，从医时先做疡科。有很多中医先从事外科，出名后转向内科，这一点在中国医药史上很常见。为什么呢？俗语说：万事开头难。而外科容易出名。医生出名之后马上转向内科，可以提高身价。当时内科医生地位高，外科医生地位低，针灸更低，这是时代背景造成的。王旭高也是如此，他在外科一出名，就马上转向内科。他撰写了好几本书，但是大部分遗失了。有一部叫《西溪书屋夜话录》，是他最有名的著作。《西溪书屋夜话录》很像一本笔记，但在其中谈了很多中医理论，也谈了许多医药相关的观点。很可惜，现在只剩下一篇治肝病，大部分都遗失了。所以研究王旭高先生，要注意到他的著作《西溪书屋夜话录》中有一篇论肝病及一部医案。这是旭高先生学医的时期。

在行医阶段，王旭高受清代名医叶天士影响很大。叶天士是江苏苏州人（古代称苏州为吴县），王孟英是浙江杭州人（古代称杭州为钱塘）。而王旭高是江苏无锡人，说明他当时是在无锡受到影响的。我们知道，那时交通非常不方便，南方的医生很少受到北方的影响，一般受江南的影响比较大。康乾时期有名医叶天士，同时代有名医王孟英。因此，人们认为他们对王旭高的影响最大，这与他所处的地方、时代、时间都有关系。而且叶天士确有影响力，是位名医，有树立一家学说的基础，当然王旭高要学习他了。

现在，我们来看看王旭高学医时期的时代背景到底如何。那时候，太平天国还没有出现，江南是一片水乡，是非常繁荣的地方。当时人大约分三种：大部分家境比较困难，有些甚至不能维持生计，比如靠做小生意度日的、给人推车的；一部分是富商、大户生意人；还有一部分是达官贵人。我们要知道，医生很容易接触九流三教，因为所有患者他都要看，没有一个医生说他只看穷人，或者只看富人。当时是旭高先生从疡科转入内科成为名医的阶段，肯定有达官贵人、富商大户来寻他看病，因此，他的方子受到限制。

有许多非常好的名医，他们开始的确非常有成就，但在他们名声上升的时候，学识反而在下降，为什么呢？因为他们怕了，作为名中医，名气有了，地位有了，就怕出了差错使名声跌下来，这是很有关系的。所以我研究旭高先生的医案，就发现有许多受抑制的地方，说得好听是抑制，说得不好听叫"摆摆平"，生怕闯祸。

我记得我的先伯父不敢用柴胡，为什么呢？因为用柴胡害他敲掉两块牌子。刚开始学医的一两年，我听到这个故事觉得没有道理，柴胡一般用三钱（9克）没有问题，怎么会敲掉两块牌子呢？

但我现在想想，是有点道理的，王旭高有名的时候是疡科，疡科之后转向内科，而看病的人也从凡夫俗子转向富商大户、达官贵人。有些富家女子非常娇气，与我们这些男子是不同的，她们吃些稍微重点的药，就不行了，而且她们是很矜贵的，这种人有社会势力，所以敲掉两块牌子和这有关系。旭高先生也是在意的，因此，到后期他的处方非常受限。

有时候看似很好的东西，实际大有问题。我们应该学习他，但不能被他受限之处所束缚。否则就只能够看到他的优点，不能够看到他的弱点了。

所以说，旭高先生在行医做疡科时很有见地。我举一个王旭高用经络学说来看疡科病的例子，可以发现他对疡科是有研究的。

旭高先生写了很多相关病例，他在《王旭高医案》的最后一篇外疡门记录了几十个案例，比如："对口生疽，足跟发疔，此二处皆属太阳膀胱之络，湿热内聚，风热外侵，勿得轻视。"

医案很简单，但是它符合中医太阳膀胱经的理论。因为太阳膀胱经有湿热内聚，风热外侵，因此，你看他的药方：羌活、防风、连翘、归尾、萆薢、乳香、没药、土贝母、金银花、甘草、桑枝。甘草、萆薢都往下焦走；乳香能活血止痛，是外科的止痛药；并用羌活、防风散风；金银花、连翘清热解毒。这样一张方子用到了散风、清热、解毒、活血、渗湿这些方法，说明旭高对外科有他独特的见解和经验。他除了膏药、药粉这些外科常用的剂型治病之外，又用内服汤药来治疗。

一般的中医外科医生，比如眼科医生、针灸医生、伤科医生，多是用本门的方法。譬如伤科就用手法，眼科就抹点眼药，能开张好一些的内科方子的外科医生比较少，这现象一直存在于中医领域里。但是，旭高先生有内科基础，因此，他会用经络学说来说明外科问题。此处我只不过举了一个例子，在旭高先生几十年的医案中，往往会用经络学说治疗外疡。

我再读一张医案给同志们听听："足大趾属厥阴肝经，太阴脾经由此起。今足大趾干烂，乃肝经血枯，脾经湿热也。延及数月，防成脱疽。兼上唇麻木，亦脾虚风动，殊非易治。"药方：萆薢、当归、牛膝、枸杞子、薏苡仁、丹参、川断、茯苓、桑枝。

这两个医案说明旭高先生对经络学说的运用不是个例，他在很多医案中都提到用经络学说来治疗疡科病。因此，鉴于旭高先生的学医情况以及所处的时代背景，我们就可以理解为什么他在疡科转内科，成为名医之后，在行医上转向了比较压抑的状态。

这些内容可以说明旭高先生是一个时医，同时也是一个儒医。真正的一个时代的时医，是为官宦服务的，而旭高先生本身读书的经历帮助他从外科转为内科。他的文章的确写得比较好，有一定的功力。在我个人看来，时代背景造成了旭高先生的行医形象。

我想谈谈王旭高的师承。当时旭高先生除了跟他娘舅学医之外，还受到了很多医家的影响。我看过《王旭高医案》，在我的印象当中，他是受张仲景影响的，也受到了叶天士的影响。这个想法的根据是什么呢？

同志们知道旭高先生有个观点："疸而腹满者难治，姑与分消。"这一观点源自张仲景所著《金匮要略》。一两千年以后，旭高先生碰到黄疸病，觉得棘手时，这句话马上脱口而出——"疸而腹满者难治"。从这里可以看出，他很熟悉张仲景的学说，不是贸贸然地运用。

同志们，真正的名医不是虚有其名的。他转到内科阶段，一定是对各家学说都非常熟悉，能够融会贯通。假使手里只有几张方子，拿出来应付应付，这只能称为庸医，会贻误病情。能够留芳于世的名医，一定是能够将古人的各派学说与自己的实践结合，得出自己独到的见解。

旭高先生相信张仲景，但是他没有因此反对叶天士，当时相信张仲景，反对叶天士的人很多。到了民国时期，这样的人还是很多，就连我们上一辈的老师也有这种想法，不然就是大逆不道。如曹颖甫老师，这人非常爱国，最后被日本人杀死。我差了一两个学期，没有听到他的课。他脾气耿直得要命，说伤寒就一定是伤寒，没啥可变通的，要变一定是不行的。有些人抓住张仲景的方子不变化，因为他伤寒的方子很出名。这种见解在民国初年还是很多的，在1949年后的中医学院里，这种思潮还存在。但为什么一百多年之前的旭高先生非常崇拜张仲景，也非常崇拜叶天士呢？等一会儿我要举例说明。

为什么这样崇拜？说明在学术上，旭高先生只要有利于治病，他就不去纠结属于哪个流派；而不利于治病的，他自有独到的见解。

对于这个问题，我认为六味地黄丸的发展可以解释一二。大家都知道六味地黄丸补肾，是很平常的方剂，用它补肾阴、补肝肾都是不会错的。这个方子源自《金匮要略》，方名为崔氏八味丸。后北宋著名医学家钱乙在八味丸的基础上，去桂枝、附子两味药，改创为六味地黄丸。六味地黄丸流传千年而经久不衰，被誉为"补阴之祖方"。《王旭高医书六种》中，旭高先生对此注解为："酸苦甘辛咸淡比，六味之名以此。曰地黄者，重补肾也。"说明王旭高各方面的医书都看了不少，也就是说历史上有建树的医学家对他都有影响。

当时王孟英在钱塘，王旭高在无锡，他们时代相同，但王孟英反对用柴胡。王孟英受到叶天士影响，而更加进一步发展，认为柴胡不好用。王旭高老先生最后如何做呢？他在治肝方面不用柴胡，在治杂病方面用柴胡。王旭高先生可能受到王孟英的影响。这是使用柴胡的问题。

因此，我们可以知道王旭高不但受到叶天士、王孟英的影响，还受到各家流派的影响。王旭高先生也非常重视柴胡问题，但又很重视实际疗效。这说明他不局限于一家，我举一个例子给同志们听听。

叶天士是温病学派代表人物之一，他将温病从伤寒中独立出来。但叶天士并不反对《伤寒论》，他对《伤寒论》也是非常重视的。而后世学温病的一些人却有些自我束缚，他们认为《伤寒论》的方剂不能用于温病。好像温病学中只有银翘散、桑菊饮、三仁汤，没有其他的一样。温病学派的这种观点是错的，温病中白虎汤、栀子豉汤等都是可用的。

同志们看一看，栀子豉汤，它的用药体现了几种思想。其中没用大黄，温病学派认为不能泻得太早，要防泻，泻得太早是不行的，要闯祸的。这说明《伤寒论》的方子也可用于温病。这张方子是《伤寒论》的方子，又是温病中非常热门的方子。在温病中栀子豉汤是主要的方子，在伤寒里也用它。心烦懊憹者，可以栀子豉汤为主。这说明王旭高在温病中也用《伤寒论》的方子，但对大黄和柴胡的使用则慎之又慎。

这是我个人的体会，从王旭高的医案中可以看出，他对《伤寒论》及温病有独到的见解。他认为张仲景有他的优点，叶天士也是。刚刚举的案例说明旭高先生时常将《伤寒论》的方子用到温病，他没有将伤寒和温病分割。在前面讲的医案里可以看到，温病的处方也有伤寒的影子。比如栀子豉汤，根据患者的实际情况，温病和伤寒可以同用。温病用栀子豉汤，伤寒对于栀子豉汤也非常重视。大黄和芒硝是承气汤中的主药，而《伤寒论》里这样的处方，温病学派一般会认为要小心使用，一不当心容易泻得太厉害。

旭高先生将伤寒和温病学说融会贯通，而不是把伤寒、温病绝对地割裂开来。他认为应该用的药就要用，《伤寒论》里好的处方可以用于温病，当然温病学说中好的处方也可以用于伤寒，关键是如何用。这是旭高先生的特点，也是优点。不像一些医生，他们认为几张伤寒方自成一家，也有医生认为几张温病方也自成一家，这种想法是不可取的。旭高先生正是在这样的情况下，逐渐形成了自己的医风。

二、王旭高对温病学说的见解

接下来我谈谈王旭高先生对温病的见解，他到底是怎么看待温病的？刚刚我提到了：第一点，王旭高认为伤寒与温病的方子可以通用，不是完全分裂的，这一观点很正确；第二点，他在瘟疫方面有独到见解，并受到吴又可、叶天士等治疗瘟疫的熏陶和影响。

王旭高整理编写了关于温病方面的《温疫明辨歌诀》《吴又可温疫论歌括》《薛氏湿热论歌诀》等，对叶天士的《温热论》也颇有心得。由于王旭高很崇拜叶天士，他通过对其温病医案的大量阅读和研究，从中总结出"对耗血、动血以凉血为主"等治则。此外，他以卫气营血辨证论治为体系，从叶天士老先生那儿总结出治疗湿热类温病的三焦治法。这说明在温病的治疗方面，叶天士对旭高先生的影响是很大的。

下面，我想与同志们探讨一下叶天士的温病思想，叶氏奥妙的医术包含在其中，特别是叶天士的《温热论》，是非常有名的。下面是叶天士《温热论》节选：

> 温邪上受，首先犯肺，逆传心包。肺主气属卫，心主血属营，辨营卫气血虽与伤寒同，若论治法，则与伤寒大异也。
>
> 盖伤寒之邪，留恋在表，然后化热入里，温邪则热变最速，未传心包，邪尚在肺，肺主气，其合皮毛，故云在表。在表初用辛凉轻剂，夹风则加入薄荷、牛蒡之属，夹湿加芦根、滑石之流。或透风于热外，或渗湿于热下，不与热相搏，势必孤矣。
>
> 再论气病有不传血分，而邪留三焦，亦如伤寒中少阳病也。彼则和解表里之半，此则分消上下之势，随证变法，如近时杏、朴、苓等类，或如温胆汤之走泄。因其仍在气分，犹可望其战汗之门户，转疟之机括。
>
> 再论三焦不得从外解，必致成里结。里结于何？在阳明胃与肠也。亦须用下法，不可以气血之分，就不可下也。但伤寒邪热在里，劫烁津液，下之宜猛；此多湿邪内搏，下之宜轻。伤寒大便溏为邪已尽，不可再下；湿温病大便溏为邪未尽，必大便硬，慎不可再攻也，以粪燥为无湿矣。

以上可知叶天士以卫气营血辨证论治为体系，治疗湿热类温病用"三焦治法"，也可知叶天士是不反对《伤寒论》的。叶天士治温病的方法，基本包含在《温热论》中。至于王旭高先生对温病学说的见解，根据他的医案以及根据他对温病的治法和分类，各个方面都有建树。他的学说完全是以叶天士《温热论》中的理论为基础，进一步提高、完善的，所以其中有很多叶派内容。正像我前面讲的，王旭高既不把伤寒和温病分割开来，又在温病中有独特见解，对温疫也有自己的看法。

三、王旭高对杂病的见解

下面谈谈王旭高对杂病的见解。杂病的范围更广，比温病范围更广。温病可以用卫气营血学说，也可以用三焦辨证学说来概括，但是杂病的范围就无法以一概之了。

我在这里挑几个大题目给同志们讲一讲。前面提到"疸而腹满"，王旭高觉得没有办法，有难度。但是在黄疸中遇到萎黄，没有力气而有黄疸，说明有湿毒在里面，虚而有湿毒，他当时选择用伐木丸来治疗。这张方子，我也给同志们介绍一下。医案如下：

黄　面黄无力，能食气急，脱力伤脾之证也。用张三丰伐木丸。

皂矾一两（15g）（泥土包固，置糠火中，煨一日夜，取出，候冷，矾色已红，去泥土净），苍术一两（15g）（米泔浸，切，炒），厚朴五钱（15g），制半夏一两（15g），陈皮二两（30g）（盐水炒），茯苓一两（15g），炙甘草五钱（15g），共研细末，用大枣肉煎烂为丸。每服二钱（6g），开水送。饮酒者酒下。此方颇效。

这说明他不是仅仅被前辈学术成果局限的，他也有所扩展。比如碰到黄疸患者，他在仲景先生的黄疸治法上也加以延伸。

再提一个案例，痰饮，也是大病。旭高先生并不是用了养阴药、清热药就不敢用泻药了。痰饮当中的寒饮发痛，他用甘遂、芫花、大戟，也是用这个方法。医案如下：

秦　悬饮踞于胁下，疼痛，呕吐清水，用仲景法。

芫花、甘遂、大戟、吴茱萸、白芥子各二钱（6g），将河水两大碗，入上药五味，煎至浓汁一碗，去渣，然后入大枣五十枚，煮烂，俟干。每朝食大枣五枚。

黄疸病用枣，现在痰饮病也用枣。同志们，我们要知道，很多病处于慢性阶段时，就可以用这种方法，不是一定要煎药汤的。有的人连续吃两百多剂，同志们试想一下，坚持下来不容易。我有一次生病，三四十剂药吃下来，就觉得心里烦得很。将心比心，两百多剂实在非常多了。有时我们到肝炎病房，有的患者自我介绍说："我吃了二百多剂药，病好了。"来看病的人要吃两百多剂药的话，他思想上一定很有顾虑的，两百多剂药，就要吃上七八个月，而且要一天不缺。

在过去，我们前辈留下了许多方法，不一定要吃煎剂。旭高先生的办法就蛮多的，比如他将药汁收到枣子里面，让患者吃，或用枣肉和药粉做丸剂。这种方法，在旭高先生的两张方子里一再提到，所以我也给同志们提一下。说明王旭高先生对杂病的见解，比较广泛。

但是有一个缺点，就是我开头讲到的，他从外科转到内科之后，开药方有约束。他文章写得很好，理论讲得很多，但这里面存在一些矛盾，同志们可以探讨。既然讲到名医的学说，等于研究文学家的文章。我们可以看到，他有优点，也有缺点。我觉得旭高先生从外科转到内科之后，他有顾虑，以至于方子开得太胆小。医案如下：

赵　血不养心，则心悸少寐。胃有寒饮，则呕吐清水。虚火燥金，则咽痛。肝木乘中，则腹胀。此时调剂，最难熨帖（这时候要摆平很难，像熨斗熨烫那样，是烫不平的）。盖补养心血之药，多嫌其滞（补养心血的药，大多易滞，比如麦冬等，这一类都比较黏的）；清降虚火之药，又恐其滋（清降虚火的药也要防黏滋）；欲除胃寒，虑其温燥劫液（要想除掉胃寒，用温的较好，但又恐怕伤胃津劫液）；欲平肝木，恐其克伐耗气（假使要平肝火，但又恐怕克伐得太厉害）。今仿胡洽居士（南北朝刘宋名医）法，专治其胃。以胃为气血之乡，土为万物之母，一举而三善备焉（有许多他处理不了的病情，他就以脾胃为主，保护胃总不错的）。请试服之。

还有什么别的方法吗？我看应该有的。王旭高用的方法，一个是减少矛盾，另一个是互相摆平。互相摆平在一定的情况下是可以的，比如人虚弱得特别厉害，所谓正虚邪实得厉害，此时这方法是可用的。但在一般的情况下，他也来用所谓的摆平，说明他是要讨好，不要冒进，这个是不太妥当的。

文章虽好，但疗效不怎样。想摆平，但摆不平的时候，他后面又讲"以胃为气血之乡，土为万物之母"，下面一句，"一举而三善备焉"，反映了他的思想。这样子的举动有几方面的摆平，我在想他自己也是有矛盾的，因为摆平有时要出问题。所以我们看到调理方要思考，不能够被调理方限制了。假使你局限于调理方，是不行的，如果你永远只抄抄方子，这儿摆平，那儿摆平，但是有许多情况，全部摆平是不可能的。

那么我把方子写在下面，这里面的药可以记一下，其中药用得非常精妙：党参、冬术、茯苓、半夏、酸枣仁、扁豆、陈皮、怀山药、秫米。

这些都不是很贵的药，主要是调理脾胃，不吃也没有关系。他将这种调脾胃的药放在主要位置了，而他的学生也效仿，但是我觉得不是最佳的，同志们可以讨论一下。

其中还有一段："血不养心，则心悸少寐。胃有寒饮，则呕吐清水。虚火燥金，则咽痛。肝木乘中，则腹胀。"这前面都是理论。随后他解释原因：因为有寒饮，因为血不养心，因为有虚火，因为肝木乘中等，难以把握用药了。为何难以把握？"盖补养心血之药，多嫌其滞；清降虚火之药，又恐其滋；欲除胃寒，虑其温燥劫液；欲平肝木，恐其克伐耗气。"因此，没办法，只能学胡洽专治其胃。下面一句话是多出来的："请试服之。"意思是，你试着服服看，说明其实他是没有把握的，医生看病而没把握，这不应该。

旭高先生在当时的历史背景下选用调理方是情有可原的，但是我们看到调理方要加以分析，不能受其局限。

前面讲了旭高先生的调理方：党参、冬术、茯苓、半夏、酸枣仁、扁豆、陈皮、怀山药、秫米。其中半夏、陈皮、茯苓是叶天士的老法子。同志们翻翻看叶天士医案就知道，他将半夏、陈皮、茯苓作为拿手的药材用。不要认为半夏、陈皮、茯苓仅仅是化痰的，它可以开胃，又可和脾胃。方子用冬术而不用白术，是因为冬术是白术经过特别炮制后制成的，冬术燥而不伤阴。

同志们看一看，有扁豆、怀山药，再看一看，又有党参、白术、茯苓，这是张六神汤（陈无择六神散）。我的体会是，我认为这张方子开得极好。怎么个好法呢？参、术、苓，加扁豆、怀山药组成六神汤，可以补脾气，补脾胃，有半夏、陈皮、茯苓又可祛痰浊。怎么会产生痰浊的？脾胃运化不好会产生痰浊。半夏、陈皮、茯苓既能化痰，又帮助脾胃运化，所以叶天士用半夏、陈皮、茯苓开胃口。半夏和秫米可以和胃而安眠，再加酸枣仁。

这张方子开得好，一共才九味药。但从另一角度讲，这张方子很是平和，没有突出的地方，是摆摆平的。

同志们，我们学他是应该的，但是假使看病时能抓住一个可以突破一关的契机，我们一定要冲一冲。现在对这个问题，我们中医界正巧也处在展开辩论的阶段。最近姜春华老医生在北京的一本杂志上发表了一篇关于温病的见解。他提出的也是这个问题，是不是到此算数了？是不是能动动脑筋再往前推进一步？如果我们真的做不好就用胡洽居士法，以保护脾胃为主，所以权衡轻重非常要紧。

由上可知，王旭高对温病是崇尚叶天士和王孟英的，并受其影响。讲到杂病方面，他是比较广泛的。在温病方面，他最大的特点就是不单单用叶天士的温病方子，也用了《伤寒论》的许多方子。他融合《伤寒论》和《温热论》为一家来治疗温病，这一点是王旭高治疗温病的特长。而杂病方面，他是取了各家之长，但是终究不能摆脱张仲景的理论框架，他还是受张仲景的影响最大。

四、王旭高的治肝法

王旭高先生对后世影响最大的就是治肝法则。后世有些人搞错了，说王旭高有治肝八法，认为他治肝有八种法子，这是错误的。据我不成熟的统计，他的治肝方法有20～21种，不能叫"治肝八法"。现在大家讲惯了，有些医生脱口而出就是"治肝八法"。他们说我是研究肝病的，对王旭高先生的"治肝八法"肯定熟悉，我当时就愣住了，因为那时我对旭高先生还没有研究。后来，我翻了书发现其实旭高先生治肝有20～21种治法。我查出来，旭高先生在治肝法中大概提了六个方面：第一方面，他提到肝气；第二方面，提到肝风；第三方面，提到肝火；第四方面，他提到了几个治法，像镇肝、补肝一类；第五方面，他提到搜肝；第六方面，提到补肝气、补肝阳。这内容对后世影响非常大，并且至今有争议，我本人对其治法也有些看法的——他说可以补肝气、补肝阳，我没有这个本事。同志们，肝气、肝阳能补吗？补肝阴、补肝血大家都知道，但是可补肝气、补肝阳，这可能又是旭高先生的独创，等一会儿提出来大家再共同商量。

六方面中的第一方面是治肝气八法，因此，当时许多医生随口说治肝八法，其实是指治肝气的八种方法，治肝风又有好几法，治肝火又有好几法，汇总一共20～21法。为什么加最后一法呢？因为它内容较多，难以分类，实际是20法，所以我们只能说是王旭高治肝法则。

六个方面实际归纳起来大概是两个方面：一个方面，是治肝气、肝风、肝火以及其他治疗肝气、肝风、肝火的方法，合并成一种；另一个方面，就是补肝的方法。

我们先谈第一方面——肝气。

同志们知道的，调理肝气我们一般用逍遥散、四逆散、柴胡疏肝散。但是王旭高观点当中有特别的一点：他不用柴胡。上次我提到，旭高先生可能受叶天士及同时代王孟英的影响，不用柴胡。

我们看一看，他对肝气到底用了哪几种方法？他是如何解释的？他认为治疗肝气：一是疏肝，一是通络，一是柔肝，一是泻肝，一是抑肝，一是缓肝，一是泻肝和胃，还有培土泻木法。

假使肝郁，气郁之后生火，这时候我们用的第一个方法是疏肝，首选刚才提到的逍遥散、柴胡疏肝散、四逆散，这些方里面都用到了柴胡。但是王旭高用香附、青皮来疏肝。可以吗？可以的。青皮本身也疏肝。王旭高就是不用柴胡。

假使疏肝没有达到效果，患者有刺痛情况，他就用通络，即第二个方法。假使一般的胁痛，用了疏肝的方法不解决问题，并且患者嘴唇稍微有些暗紫，面孔稍暗黑，这时我们知道，要加些活血药，比如当归、桃仁、旋覆花等。王旭高先生提出来，而我也认为可以这样使用，就是一面是疏肝，没有解决气的问题，可加用当归、桃仁、旋覆花、广郁金等。

总的讲，治肝气，旭高先生第一个是疏肝（疏通）。换句话讲，疏通肝气不能解决问题就活血。这两种方法很普通，大家都会用的。

接下来他谈柔肝。我希望同志们之后读旭高先生原著时要注意这一点：他的一些药有时候可以用于此治法，也可以用于其他治法，要注意，不要被他弄混淆。像柔肝法，不看旭高先生的书也知道，白芍肯定是柔肝的，女贞子也可以柔肝。但在他这儿有点分别：他把白芍放在缓肝里面。旭高先生讲，白芍与甘草同用可缓肝。因为"伤寒脉浮，自汗出，小便数，心烦微恶寒，脚挛急"，可与芍药甘草汤。

那么临床上到底怎么样呢？在痛的时候，无法解决问题时，用芍药甘草汤的确比较好，但此时没有伤阴的症状。若伤肝阴、肝血的话，就要柔肝。柔肝，他用当归、枸杞子这类药。所以接下来我们要讲到柔肝与养肝、补肝相同，现在先提一下，当归、枸杞子、牛膝、女贞子这类是柔肝的药。

肝失去濡养而胁痛，用疏肝的药不解决问题，用活血的药不解决问题，这时我们要记得，这种肝痛属于肝本身失去濡养，临床上可能舌质见点红，这种情况我们就用柔肝的方法，用当归、枸杞子、牛膝、女贞子这类药。这在临床上很常见，说明肝不仅仅要疏，还要养。为什么我提出养肝、补肝呢？其实养肝、补肝与柔肝的药差不多，不要被他20种方法搞晕。现在同志们听得感觉零碎，等会儿我来归纳。

王旭高治肝的方法实际上一共可归纳为10种，肝气、肝风、肝火全包括在其中。同志们一定在想，特别是对中医学的肝病方面研究较深的同志要问：怎么没提到肝阳呢？肝气、肝风、肝火都提了，肝阳怎么不提？接下去会提到的。

假使我们碰到两种情况，一种情况，肝气上冲犯心而发生厥的现象。厥有寒厥、热厥。手脚冷，同时患者又发生胁痛、眼睛模糊、眩晕这种现象，就是因肝气犯心而厥，可以用泻肝的方法，比如用黄连、吴茱萸、川楝子这类泻肝的方法。川楝子本身可疏肝，但是旭高先生把它放在泻肝里面。我再提另外一种的情况，假使肝本身侵犯到中焦胃而有反酸、胁痛的现象，我们可以用泻肝和胃法，用左金丸，再加点半夏、陈皮、瓦楞子等药。实际上治心、治胃用的方法，一种是用黄连、吴茱萸，另一种用黄连、吴茱萸加治胃的药。前者比较少见，后者非常多见，泻肝和胃的方法非常多见。所以将泻肝用在肝气上犯心而发生厥的现象上，是极少的。

假使说我们发现肝犯到了肺，即肝气上犯于肺，发生气急、气喘这种现象，我们就要用苏梗、青皮、杏仁一类。王旭高认为是抑肝。我一面解释，一面再理一理，介绍清金抑木的方法。假使说肝火大引起吐血，这时候我们可用黛蛤散，青黛可以抑木（抑肝），清金可用蛤壳。这说明旭高先生认为"抑"应用苏梗、杏仁之类，这是他的讲法，就是不要让气上冲于肺。我们用的清金抑木法，是已经发生了吐血现象，用清金的办法来抑木。这里讲的抑肝，指肝气上犯于肺而发生气喘、气急等，用苏梗、杏仁、桑白皮这类药。

同样的情况，培土泻木（肝）就是讲肝可以犯脾土，而脾土虚了，肝气也可以妄动，它们是互相影响的。培土用六君子汤，其中多用白术和茯苓，至于参，要稍微考虑考虑，甘草容易闷。六君子汤也有其搭配的。泻木可用吴茱萸、白芍。

旭高先生提到疏肝、通络；痛得厉害时可以用白芍、甘草缓肝；柔肝用补的当归、枸杞子、牛膝、女贞子；泻肝用黄连、吴茱萸；泻肝和胃用黄连、吴茱萸加点护胃的药；抑肝就用苏梗、杏仁、桑白皮这些药；培土泻木用六君子汤加吴茱萸、白芍、木香。肝气大约就是这几种治法。

我们可以用疏肝的方法。对于疏肝的方法，王旭高不用柴胡，用青皮、香附，这是第一。

第二，万一疏肝理气法不解决问题，就要用活血药，当归、桃仁、新绛、旋覆花。旋覆花本身是活血的。有张旋覆花汤，用于胸胁之间痛，可以活血。

假使说痛得不能缓解，我们可以用芍药甘草汤来缓解它。

假使由于肝本身失去濡养而痛，我们应该用当归、枸杞子这类药来养肝柔肝。

如果肝气上犯于心，我们可以用左金丸，即黄连、吴茱萸，再可加川楝子来抑制肝气，使其下降。

假使肝气上犯于肺，这时候我们可以用桑白皮、苏梗、杏仁来抑制肝气，使其下降，而平喘、平定气急。

如果肝气侵犯于中焦的胃，发生反酸的现象，我们可以用左金丸来泻肝降逆，再加些和胃的药。

如果肝气乘脾，脘腹胀痛，就用六君子汤加吴茱萸、白芍、木香。

王旭高认为肝气大约这么几种：痛的方面，一面要疏肝，一面要活血，一面要养肝、缓痛；肝气还会上犯于心、上犯于肺，当中可以侵犯脾胃，大概这么几个方面。如果肝气侵犯脾发生腹泻，我们有一张叫作痛泻要方的方子，用芍药缓肝，防风、陈皮、白术健脾，可以用这张方子。他提到以上八种，后世人顺口讲"治肝八法"，其实是混淆了。"治肝八法"就是指治肝气八法，仅仅是治肝的方法之一，算是比较多的方法。

第二方面，王旭高提到了肝风，他把肝阳合并在肝风中。我们一般将肝阳与肝风分开，但是王旭高用肝风包括了肝阳。我解释一下肝风为什么包括肝阳。王旭高认为肝阳是肝风的前奏，即肝阳起来时肝风还没有动；但只要有动风，肝阳总是带上来的，所以肝阳包括在肝风里面。总结一下他治肝风一共有六点，先讲前五点。

第一个他提出息风和阳。你们知道他用什么药吗？我们最著名的一张方子——天麻钩藤饮，天麻、石决明、钩藤。但是王旭高不将天麻放在里面，他用石决明、钩藤、牡丹皮，不放天麻，这与我们的习惯用法有些不同，今后可以研究发掘，看看里面到底有什么讲究？

天麻钩藤饮组成：天麻9g，钩藤12g（后下），山栀9g，生石决明18g（先煎），黄芩9g，川牛膝12g，杜仲9g，益母草9g，桑寄生9g，夜交藤9g，朱茯神9g。

王旭高认为天麻是搜肝的，在第五方面我们会提到。我们现在知道天麻比较贵，主要治头晕，平肝作用也很好。但是他不写平肝，他叫凉肝，息风和阳。同志们不要被他的用词迷惑了，凉肝、清肝、息肝、缓肝、养肝、补肝、柔肝，这么多，让人困惑。现在大家就这么听听，等会儿我会分析归纳成大约十种，临床上可以派用处，实际上十种差不多了。

这儿王旭高讲凉肝，实际上用什么呢？用石决明、钩藤、白蒺藜。这样的用法我们称为平肝。有人会说，这里旭高先生称为凉肝，那我们写平肝错吗？不错，平肝是对的。他后面也提到平肝，也用白蒺藜、钩藤，还有川楝子、橘叶。因此，凉肝和平肝我们可以合并，统称平肝。下面他还会提到镇肝，实际上是平肝里面多加些重镇的药。多加些什么呢？龙齿、磁石这类药。我们不要被他搞晕。王旭高有优点，但是优点当中有缺点，就是容易使人混淆。

下面他用息风潜阳，他称为滋肝。"滋肝"一词我们可以不用。息风潜阳加什么？石决明、钩藤、白蒺藜之外，再加牡蛎、女贞子、玄参这类药，叫息风潜阳。因为肝风动起来了（肝阳开始之后，肝风就来了），那么先试着用石决明、菊花压制，若压不住的话，就说明肝阳、肝火往上升，下面要用有潜阳作用的药。我们知道，不但牡蛎，龟甲本身也是潜阳的，但是他没有用到龟甲。我提一下，意在不要被他的药所局限，只会用牡蛎、女贞子。这就说明，第一个方法不行，就用第二个方法，这是他的优点所在。

"缓肝"一词，不要听他的，不然又要混淆。他本人写的东西经印刷、遗失、复得，可能在这些过程中受各种因素的影响，使流传下来的不一定全部是王旭高本人的，或许是有人加上去的。这种缓肝，叫培土宁风。他用的药一面是培土，一面用息风的方法。其中有白芍、甘草，但是白芍、甘草起缓解作用，是次要药物。他这儿主要用健脾药，用白术、茯苓等培土健脾药。他讲的"宁风"中的"风"，就是风动，由于脾土本身不健，因此风上来了（风动了）。假使说脾土本身好，肝风是不会动的。

下面与"暖土以御寒风"关系很大，"风虚头重眩"本身是脾土虚寒了，他用什么呢？用《近效》白术附子汤，组成：白术 6g，附子 10g（炮，去皮），甘草 3g（炙），生姜 4.5g，大枣 6 枚。

本方不仅是培土，而且又用温药，所以这里温中用白术附子汤。有人提到附子理中汤，也是可用的。为什么这儿用培土宁风、暖土御寒风法？当时有这么句话

"土安则火自理"，后世又有人提出"阳和则虚火自熄"。风的动，与肝阳、肝火有关系，肝气先郁而后成火，阳动之后再有风起。这说明"阳和则虚火自熄"与"土安则火自理"的意思是相同的，主要就是说我们要用温中的药，用温中的药可以定虚火。换句话说，热象应该用平肝息风，寒象应该用补脾温脾，这与他在虚火方面还用了温肝，实际是一样的。他有20个治肝方法，死记硬背的话会晕得一塌糊涂，温肝、补肝（补中）、培土宁风，实际是一条路。开始是健脾息风，接下来温脾暖土来御外风息内风，温肝本身就可以熄火。实际是一个寒，一个热，这是旭高先生比较有创造性的一点。

风是动的，比如手抖的帕金森病，我们一般用羚羊角，这是不错的，用平肝息风药天麻、石决明、钩藤等辅助。我们不要忘记，假使患者舌质淡，有怕冷的感觉，再加上有腹泻，有泄泻的现象，再加上有动风的现象，脉搏没有一点力道，这时我们不要忘记培土宁风法，不要忘记暖土御寒风法，不要忘记温肝法。

养肝，养肝药往往是当归、枸杞子、何首乌、牛膝这类药。他认为肝风之大，是肝本身不得其养，所以用养肝来息风。同志们知道的，养血，血本身充足了，风可以自己息的。所以养血、养阴都可以息风的，这就是养肝的方面。

我们可以分析。平肝和息风是连在一起的，平肝息风接下来是潜阳。平肝息风潜阳这方法，即所谓息风和阳、息风潜阳，这是他用的名称。再有一条是培土暖土，先培土后暖土。培土当中，可以用白术、茯苓等，暖土当中，我们可以加附子，这是第二。第三是养肝，养肝当中，可用养肝阴的药、养肝血的药。当归养肝血；枸杞子、女贞子养肝阴，又可以息风。

息风有两种，这是有创造性的，其他人提得很少。有人提出"土厚则火自敛"，就是说脾土本身好了，火自己会消下去。同样的，这理论与旭高先生的相同。这是第二方面。

第三方面——治肝火，王旭高谈到六点：清肝、泻肝、泻子、补母、清金制木、化肝。同志们不要过分在意清、凉、泻、养、柔这类字眼，我起先也被他搞得蛮糊涂的，各位可能也听得有些糊涂，怎么缓肝有两个，一会儿柔，一会儿养，一会儿清，一会儿啥的。所以接下来我一定要归纳一下。

我们只要知道，他治肝气当中几个方法是比较好的，肝火当中有一个发明是比较好的。肝火当中清肝用什么？用牡丹皮、山栀之类。这个同志们也知道，他用的东西大家都会用的。火大了，眼睛有些红，嘴巴里有点口疮，鼻子干，这种情景是肝火往上，可以用些清泻的药，再加些清透的药，如桑叶、杭菊等。

泻肝，假使患者火很大，里面肝火旺得不得了，我们应该用龙胆泻肝汤，这是同志们要知道的。我们碰到眼睛红得特别厉害时，鼻子出血厉害时，用龙胆泻肝汤。

再讲泻子，泻子法中用了黄连、甘草。同志们知道泻子泻什么吗？肝本身是木，火是子。肝本身是木，木的母是水，木的子是火，泻子即泻心，用黄连、甘草。王旭高说："一法曰：泻子。如肝火实者，兼泻心，如甘草、黄连，乃实则泻其子。"后世有人批评他，单单一味黄连可以泻掉心火吗？太少了吧？太少了！有人就提出了，可以用三黄，黄连、黄芩、黄柏。黄连是泻子，黄芩、黄柏帮助它，甚至还可用大黄。

补母当中用六味地黄丸、大补阴丸之类，补肾水、补肾阴。他认为火盛得厉害的时候，前面三种都是用泻或清的方法，这是对实证的治法，而对于虚证应该补母。

这里面有几个问题。

第一个问题：暖土以御寒风用附子理中汤，这适用于有腹泻、怕冷这种感觉，舌质淡，都用温的药来治疗寒病。

附子理中汤组成：人参、白术、干姜（炮）、附子（炮，去皮脐）各二钱（6g），炙甘草一钱（3g）。上作一服，水二盏，生姜五片，煎至一盏，食前服。如血少加当归一钱（3g），同煎服。

功用：补虚回阳，温中散寒。

那么寒象怎么又有肝风动的现象呢？下部腹泻、上部牙齿痛，临床上很常见。我碰到一个患者鼻子出血，下部腹泻。这鼻子出血，用过各种各样的止血药都不好，我用简单的四君子汤加三分（0.9g）龙胆草，就好了。这个患者鼻子出血看了好多家医院，中药、西药都吃过了，都没治好，用四君子汤加益智仁，再加三分龙胆草，就是根据一个理论——土安则火自敛——而来的。患者腹泻，每天要腹泻2～3次，都是溏薄的，但是有一个症状是鼻子出血不停。同志们，中医抓症状，这就是关键。单单一派寒象，大家都会治。若患者全部是热象，我全用凉药。我用龙胆草的原因在于寒当中夹热，既有虚又有实。那么医生在用药方面，在用药剂量方面，用药中对单独一味药的选择，都很重要。我刚才用三分龙胆草，分量很轻很轻。党参、白术、茯苓、甘草都用一般剂量，治好了这患者。我用三分龙胆草，他吃过一般剂量龙胆草的，但没好。

可以见到的现象还有一种：脸很烫，面孔很红。一般人看到面孔很红，会说，你身体很好，但我们中医不是这样认为，中医看到面孔很红不认为就是身体好。有些同志跑进锅炉间马上面孔很红，跑出来就舒服了，另有些人跑进去没有大的反应。面孔很红就好吗？面孔很红不好，容易动虚火。

这一点同志们现在都明白的。我们中医学中的戴阳，面如脂涂（面孔红得像胭脂涂在上面），这种是马上就要死的，这也是下面寒证，上面热证、假热。在病重、急、危的时候，突然见戴阳，很危险，马上要出问题的。这一点我解释一下，虚火可以见到这种现象，不过书本上没有提过。但是这点旭高先生不会错，这点是很普通的情况。

下面腹泻，上面牙齿痛，是很常见的。特别看一下，老年人上面牙齿痛，下面还在腹泻，脚也冰冷，这种上热下寒症状也是一个需要研究的主题。

第二个问题，培土泻木，刚刚一位医生提问的，怎么会有肝气呢？因为肝气本身容易克脾土，相反脾土虚了之后，肝气更易妄动，同志们，这是相对的。

现在提到一个主题就是，肝火门中的清金制木。刚刚提到的抑肝用苏梗、杏仁、桑白皮，这个治肝气犯肺，产生气喘气急的现象。但是万一已经发现肝气犯肺而咯血了，我们可用清金而制木。这个"制"和"抑"，让我分开解释倒是蛮难的。"抑"和"制"都是压下去，我们现在临床上就叫清金制木。重点在哪里？重点是遇到这类情况要辨证。

刚刚提到了化肝，同志们将来可以看到一张方子叫化肝煎。化是消化的化，用山栀子、三皮（青皮、陈皮、牡丹皮）等，旭高先生不用柴胡。你不要上当，他用的字眼很多。他专门用"化"字，这个化肝，是清泻肝，再带些疏肝，方法很好。但是他提出一面可以清肝，一面可以疏肝，他提出如果肝火旺，并且肝火旺加郁结（肝经之郁火旺），要用化肝的方法。

第四方面，王旭高提到治肝的几个方法：温、补、镇、敛。

温肝，我们要知道吴茱萸、肉桂可以入肝。我们治肝用牡丹皮、山栀子、黄芩，这些药用起来令人安心，这些都是入肝的。另外，不要忘记可以用吴茱萸、肉桂这些药来温肝。温肝，这一点是旭高先生比较重视的。他在培土泻木中提到了吴茱萸，但是他提到暖土御寒风里面用白术、附子，这实际上是补中，非治肝。他提到温肝用吴茱萸、肉桂，我们知道，肝是喜欢阴的。大家要注意，治疗肝病，用豆蔻、山栀子、白芍、当归、枸杞子、玄参、天麻、钩藤、石决明这类药，大家一看，这张方子蛮好的。治疗肝病，用吴茱萸、肉桂，大家一看，这方不行。现在有人讲苍术可以治疗肝病，我个人不敢苟同。

补肝方面，他用菟丝子、枸杞子、制何首乌、山茱萸等，我认为也可以用当归、牛膝等。这在肝气、肝风、肝火三方面没有区别。他说，万一用了这些药，肝气、肝风、肝火仍不好，那么可以用养肝、补肝、柔肝的方法。这些补肝药在肝气、肝风、肝火中都可用。

镇肝方面他用什么呢？用龙骨、磁石、石决明等重镇的药。换句话说，平肝（天麻、钩藤等）不够的话，再加上重镇的药，必要时可加龙齿。这种镇肝方法用于肝阳比较多、肝气比较少的情况。同志们知道的，肝气的主要症状是痛；肝阳的主要症状是头昏；肝火的主要症状是目赤；肝风的主要症状是抽搐，再严重的话可以出现昏仆、失语、角弓反张等现象。

敛肝，敛指收敛，可用白芍、乌梅、木瓜等，也没什么特别的。

他认为这三个方法（补肝、镇肝、敛肝），肝气、肝风、肝火都可用。我认为这三个方法有重复，不过镇肝当中提到了磁石、龙齿，这是比较好的一点。

第五方面，这里面有王旭高的一个发明——搜肝，又叫搜风。他是放在肝风里讲的。临床可能碰到外风引动内风的患者，同志们要知道肝病不一定都是胁痛的，也有中风，中风是外风引动内风的，里面要平肝，外面要收火，应该用羌活附子汤。这个羌活附子汤出自《东垣试效方》。

羌治附子汤组成：麻黄 0.9g（不去根节），黑附子 0.9g，羌活 1.5g，苍术 1.5g，防风 0.6g，黄芪 3g，甘草 0.6g，升麻 0.6g，白芷 0.9g，白僵蚕 0.9g，黄柏 0.9g。

功用：回真阳，降阴火，温散寒邪。

同志们知道小中风的症状吗？就是患者嘴巴歪斜。这种情况下我们就可以用羌活附子汤，或者可以用牵正散"牵正"歪斜。这个方法是旭高先生应用在肝病中的，这也是相对重要的一个知识点。这是外风与内风的问题，就是说用白附子和僵蚕祛外风，而用天麻祛内风。这一点说明旭高先生比较擅长搜肝这方面。

以上大家可以明确他总体谈的几点，没有什么大问题。

第六方面，对于他提出的观点，我有自己的看法。补肝阴、补肝血这些大家都懂：补肝阴用生地黄、白芍、枸杞子、女贞子，补肝血用当归、川芎等。大家知道用些生地黄可以两面补，既可补肝阴，又可补肝血，这是没有问题的。

但是他提出补肝阳、补肝气。补肝气当中他提出用天麻，对于这一点我没有体会。他说补肝气用天麻、白术、细辛。大家都知道半夏白术天麻汤是治肝风引起脾胃不和，有痰浊，这种情况用最合适。就是说，肝气、肝阳，夹肝风、夹痰饮的病，用半夏白术天麻汤最好。但是他认为细辛也可以补肝气，我认为这个仅作参考，我本人体会很少。

补肝阳当中他提出用川椒、肉桂。在我的体会中，川椒、肉桂中用肉桂最好，就是刚刚我提到的吴茱萸、附子和肉桂，尤其是吴茱萸和肉桂，可以提高肝本身的"阳"。至于温肝当中，我没有用川椒的经验，天麻能补肝气的经验我也没有。但是用肉桂和吴茱萸，我在临床上的的确确是用这些药温肝的，温肝是有这种方法的。不要说过去怎么样之类的话，就说慢性肝病中有痛的，用吴茱萸、肉桂可以解决，但是要属于寒痛、寒湿一类，这是可以的。

当然我们中医学的肝病范围非常广泛，可以包括中风和其他各种各样的肝病，我们下一次再谈，上面提到的这些我们仅作为参考，今后是不是还有发展我也不清楚。

同志们想一想，这六方面包含了二十多种治肝方法，如果不算第四、第六方面提到的治肝补肝法，那么第一个八种，第二个六种，第三个六种，一共二十种，而且里面有重复的内容。比如，泻肝与泻肝和胃，柔肝与养肝，这些都是差不多的。我们学起来是有些模糊的，但概括起来，我总结为十种方法与同志们商讨，大概有以下这些内容。

第一个，疏肝，同志们知道肝气中谈到疏肝，后面还提到了散肝，用什么治疗呢？用逍遥散，实在讲疏肝、散肝是一样的，不过他不用柴胡，他用香附，这是一样的，又何必区别散肝、疏肝呢？

第二个，柔肝、养肝、补肝、滋肝，都用何首乌、生地黄、枸杞子、当归、牛膝这类药，都是这类药，我们是不是可以加一点其他药呢？可以的，加女贞子。这些药都能柔肝、养肝、补肝、滋肝，作用都一样的。

第三个，缓肝用白芍、甘草，敛肝也用白芍、甘草。白芍是可以敛肝的，因为性味是酸性的，有收敛作用。

第四个，泻肝当中用黄连、吴茱萸。泻肝和泻肝和胃这两个方法都用黄连、吴茱萸。

第五个，抑肝方面他比较特别，用苏梗、杏仁、桑白皮。

第六个，清肝当中用牡丹皮、山栀子、羚羊角、黄芩、竹叶、连翘、夏枯草，化肝也用牡丹皮、山栀子。不过化肝，他用牡丹皮、山栀加上青皮、陈皮，就是加上一些理气的方法。

第七个，镇肝全都用石决明、钩藤、蒺藜，不过镇肝用药重一点，会加上磁石和龙齿。

第八个，平肝用石决明、钩藤、蒺藜，搜肝则用天麻、僵蚕、白附子。

第九个，泻肝用龙胆泻肝汤、泻青丸、当归龙荟丸之类的。

第十个，温肝我们可用吴茱萸、肉桂，甚至可以用附子、川椒。

这样一分析，思路就清晰了。那么我们最多再加点什么药呢？加点潜阳的方法，加些牡蛎、龟甲；加点培土的方法，四君子汤培土息风。

所以这些药同志们大致一看，可以清清楚楚地归纳为十种类别。疏肝散肝，王旭高用逍遥散，但不用柴胡，用青皮、香附这类药；柔肝、养肝用的都是养阴的药，何首乌、枸杞子、生地黄这类药；缓肝、敛肝用白芍、甘草；泻肝用吴茱萸、黄连；抑肝用苏梗、杏仁、桑白皮；清肝、化肝用牡丹皮、山栀子，再加青皮、陈皮，也可合逍遥散；平肝用石决明、钩藤、蒺藜；搜肝就是用天麻、僵蚕、白附子；镇肝用石决明、钩藤、蒺藜，此外加上龙齿、磁石；泻肝我们用龙胆泻肝汤，重一点的用芦荟、当归龙荟丸之类的；温肝我们可用吴茱萸、肉桂，甚至可以用附子、川椒。此外，潜阳可加牡蛎，培土可用四君子汤，暖土可加附子理中汤。

这十种方法差不多包括了旭高先生的二十多种方法。还有一种是补肝，补肝要特别提出来，为什么呢？因为要补肝气、补肝阳。假如是补肝阴、补肝血，是在归纳的十种之中的，而补肝气、补肝阳需要重点圈出来，同志们要单独记忆。

王旭高治肝方法听上去是二十多种，归纳起来大致有六个方面，而实际可以概括成十种，再加上特别的一种，其中我觉得好的是搜肝与温肝，至于补肝气、补肝阳，大家需要专门看情况研究到底有没有效果。

五、王旭高学说对后世的影响

王旭高去世到现在已经有一百多年了，这一百多年中出现了许多名家。比如有一位名家，他在温病学说中根本没有受王旭高的影响，而且他对湿温证是特别有研究的。叶天士、薛生白也仅带给他一点点影响，同志们知道，他就是张聿青先生。这位医生在温病治疗方法中比王旭高更胜一筹，有胆、有识、有力量，是不简单的。

王旭高先生在温病方面对他的影响不大。而对一般人的影响，王旭高不是在温病方面，主要是在治肝方面，大家公认旭高先生在治肝中有独到的一面。有许多人，尤其我们这一代和上一辈中，为什么如此钦佩旭高先生呢？主要出自一本《柳选四家医案》。清代著名医家尤在泾在此书中，但他的医案写得简明扼要，医家似乎不太愿意看。其实尤在泾的东西非常好，人们因不习惯看而抬高旭高先生的学说，又因王旭高在治肝方法中有独创而更加抬高他。

治肝，同志们，不仅是现代概念的肝病，忧忧郁郁的郁证也是肝病，有的轻度的肠胃道疾病，中医也认为是肝气犯胃，也与肝有关。因为这些因素，旭高先生治肝方法，对我们的上一辈和我们这一代影响很大。就拿我的先伯父讲，他也受到了影响；对于我们第一任院长程门雪先生，也产生了很大的影响。

但是他对唐容川、对张聿青一点影响都没有。我看过唐容川的书，他根本没有提到王旭高的学说，而张聿青先生的书也没有受到影响。清代名医医案当中，旭高先生之后的名医受到他影响的很少。而在民国时期，他的影响反而大。这可能与当时的社会环境有关。因为外来的因素，我们中国的社会和经济趋向于半殖民的地位。这期间，富商大户更趋于集中，而当时的许多名医也比较多地转向治肝，所以旭高先生的地位更加高了。我认为，他真正对后世的影响，除了肝病之外，影响不大。

六、对王旭高治肝法的个人体会

下面我想专门谈谈我对肝病的看法，不仅是现代概念上的肝病，还包括中风、肝阳上亢等，都在里面。

上面谈了王旭高学说当中，对后世比较有影响的二十多种治肝的方法，有肝气八种治法，肝风六种治法，肝火六种治法，其他四种治法，如第四方面的后三种对肝气、肝风、肝火，都可以根据患者的症状来进行治疗，最后他提到了补肝（补肝气、补肝血、补肝阴、补肝阳），这个问题我前面已经提过了，它对后世影响比较大，但是这里面的具体内容，还是要与同志们一起商量的：到底是不是可以补肝气？是不是可以补肝阳？还是温了脾之后就对肝阳有所帮助？这值得考虑和掂量。

至于从王旭高学说对后世整体的影响来看，在杂病、伤寒、温病方面，他不及张聿青先生的影响大。但是到了民国的时候，因为他有治肝的原则，他的影响范围逐渐扩大，这与当时的时代背景有一定的关系。所以，旭高先生的学说，在治肝法则方面对后世影响较大，而在其他方面影响不大。

今天要谈的是治肝法则和我本人对治肝法则的体会。王旭高先生的治肝法则是不是只治肝病？是不是包括西医学的肝病？是不是还包括其他的病？这些是我们今天要讨论的第一个方面。第二个方面是要提到旭高先生总的学说，就我本人看来，他的优点在什么地方？他的弱点在什么地方？谈谈我本人的两个看法。

先谈第一个方面，我们知道治肝法则里二十多种方法，我们把它们归纳成十种，我再把十种方法写一写。关键是，临床上如何将这十种方法用于治疗？

我本人的看法中，比如疏肝的问题，在旭高先生的看法中，如果病证单单是肝痛，由滞和郁而引起的肝痛，用疏肝的方法比较好。但是临床上没有这样简单，疏肝的方法可以用于肝病，也可以用于胃和胆的疾病，用疏肝的方法止痛仅是一种，缓肝也可以治疗肝痛，泻肝也可以治疗肝痛，温肝也可以治疗肝痛，清肝也可以治疗肝痛。我们这样举例，就是说：肝痛，中医学所谓的胁痛，有这么多方法治疗，它们之间有什么分别吗？是有区分的。

初起的胁痛（本身肝痛，以前不痛，现在刚开始），我们应该用疏肝的方法。旭高先生是用香附、青皮这一类药，但是我们可以用逍遥散，里面有柴胡。旭高先生的缺点是他用疏肝法、散肝法等不用柴胡，但是我们可以用柴胡。

但是如果痛已经持续较久了，而且有刺痛感，痛起来像针刺一样，这种情况我们仅疏肝解决不了问题，要进一步注意血了，病证从气转向血了，我们就可以开始用通络的方法了。

但是肝时而痛，时而不痛，对于这种，西医学认为，要考虑是否胆囊出现问题。但是我们中医总归讲这是胁痛，这时候我们可以用清肝的方法，用丹栀逍遥丸这类清肝的方法。

万一我们碰到有种痉挛，痛得很厉害，在肝胆区域。对于这种胁痛，可以用缓肝的方法，常用芍药甘草汤。假使说我们见到"白面瘫"，痛得躺在床上，东西也吃不下，痛的时间比较长，而且是隐隐地痛，我们可以加点吴茱萸、肉桂来温肝。

万一碰到已经持续很长时间的痛，不是一般的痛，患者痛一阵，缓解一阵，反反复复已经好几年了，这种情况临床上较多，我们可以用柔肝的方法。这是中医学和西医学讲的肝痛，包括西医学中的慢性肝病等。肝气自郁于本经，两胁气胀或肝痛者，应该用柔肝的方法。同志们这一点是比较明确的，当肝气胀甚，疏之更甚者，当柔肝。用些什么呢？当归、枸杞子、何首乌、牛膝、柏子仁，它们皆入肝经，为养肝之品。同志们还可加酸枣仁等，酸枣仁酸入肝经，能养肝、宁心、安神。总的目的是以柔肝等方法来养肝。

这是肝胆痛，就是中医讲的胁痛。所以中医治胁痛不单单是疏肝，我们知道疏肝的方法不仅可以用于肝病，还可以治疗郁证，而且可以用于治肝犯胃气的病。疏肝治胁痛不过是一个方面，就是气滞的胁痛可用疏肝法。假使进一步，血瘀的胁痛就不用疏肝法了，应该用什么呢？血瘀的胁痛常用当归、桃仁这一类药。假使痉挛痛，蜷缩起来痛得厉害，要用热水捂一捂，让痛稍微散开点，觉得舒服点，松动点，这种情况我们可用白芍、甘草。如果痛得"白面瘫"的话，我们就用温肝的方法。所以肝痛、胆痛都属于胁痛，不论右面还是左面，我们中医学同样用药。不过根据临床经验，左面的痛比右面的痛少，而部位一般右面的痛偏上一些，左面的痛偏下一些。

现在临床上看到左面的痛多数结肠左曲有问题，消化道毛病比较多。脾脏病引起的胁痛很严重。胃引起的胁痛一般只偏上一点点，极少极少。临床上，在结肠左曲处这个地方经常会出问题，谈不上是胁痛，但是患者非常不舒服。这种情况王旭高的办法用上去不太有效。

右面的胁痛，可以用疏肝、温肝、通络、柔肝等方法，可以根据刚刚讲的方法来治疗。在结肠左曲处引起的胁痛往往属于消化不良的问题，你用疏肝、养肝、活血、温肝都不能解决问题，一定要用消化药比较好，要消食。这情况在疏肝、理气、活血法当中加些什么呢？加点鸡内金、麦芽比较好。

我们的治肝法则，在中医学的肝病治法中仅仅是一个方面。旭高先生提到，肝气疏通最为重要，有疏肝理气法、疏肝通络法等八个治法。肝风症状严重者会出现手抖，严重者会角弓反张、痉挛抽筋。这时候我们用疏肝法等都不能够解决问题，而要用到镇肝，镇肝把平肝也包括在内了。镇肝法轻的一般用石决明、钩藤、蒺藜，重些的可加龙齿、磁石。但王旭高没有提到用天麻，我个人认为天麻也应该用。

镇肝方法不灵，旭高先生提到潜阳，可以用潜阳的方法，可以加牡蛎。在胃肠道消化比较正常的情况下，龟甲也可用。龟甲属滋腻之品，用时要特别当心。

讲到肝阳，一般是眩晕、头昏的症状，这可用镇肝解决。但是旭高先生没有提到，他把肝阳包括在肝风里面了。眩晕就是头晕、目眩。在这种情况下我们知道，对于肝火，前面的方法全用不到，要用到泻肝。肝火的现象是眼睛红、大便秘结，即目赤、便秘，这时候用龙胆泻肝汤。

再重一点可以用当归、芦荟，为什么用芦荟？因为芦荟可以通大便。龙胆草、当归也可以。同志们不要认为当归这味药只能养血，它也能通大便。油当归本身能通大便。油当归为当归在洗净闷润过程中，挑炼渗出红色油脂者，然后切片入药。现在药材不怎么讲炮制，照规矩当归头和当归身是补血养血的，而油当归是滑肠的。

在龙胆泻肝汤当中既然龙胆草、当归都是用来泻下通便的，那么这个当归应该用油当归。现在没那么讲究，当归头、尾、身，都一起给你，其实应该分开的。

这样子看来，旭高先生提到的肝本身这几种情况不过是说明了一些问题，这些方法我们在临床上的运用范围非常广，以疏肝为例。疏肝不仅可以治疗胁痛，而且可以治疗月经不调。因为肝郁会形成月经不调，当然也有胁痛。有时候不太爱说话的女同志，月经不调的时候可用逍遥散，让她开通点。疏就是往外疏通，所以可以治疗月经不调，也可以治乳房胀痛。这类女同志挺多的，一面乳房胀痛，一面就是月经不来，治疗只要疏疏肝，月经就来了。所以，在妇科，疏肝法和逍遥散是非常重要的。

但是，不要忘记还有柴胡，它本身对寒热往来是好的。假使说患者下午有虚热，而这种热没有其他症状，我们可以用疏肝的方法，用柴胡。这时候可用柴胡了，万一时间长，可以把柴胡换成银柴胡。柴胡和银柴胡是来自不同科属、不同植物、功效各有异同的两味中药，柴胡和银柴胡皆能退热。柴胡和银柴胡的区别在于：柴胡善解半表半里之邪，为治伤寒邪入少阳之要药，以感冒发热，有寒热往来症状者为佳；银柴胡为清疳热之要药，治阴虚骨蒸潮热，以虚热者为佳。

那么是不是还要加点别的药呢？逍遥散当中可以加山栀子。丹栀逍遥丸对于低热，有时候莫名其妙的低热，疗效好。当然，低热总归有几种。一种是端午节开始低热，到重阳节之前低热退了。同志们，这种低热问题不大。凡是一年四季总是有低热，要注意的。尤其突然来的低热，是特别要注意的，这要查查清楚。但是长久而有规律的低热，如端午节开始低热，到重阳节之前低热退了，不要在意，这一般是由于疰夏的人本身带的低热。但是患者总是觉得不舒服，一到下午就有两三分、三四分，甚至五六分的热度，人难过。我们可以用逍遥散、银柴胡，再加牡丹皮、栀子，当然也可以在旭高先生的方法之外加其他药物，比如黄芩，也很好。也就是说，疏肝法可以应用于发热，不要把它限定在只能治胁痛，不能这么理解。

还有一种情况，临床上碰到的患者突然间手脚很冷，这是我们中医学所谓的假的厥证，应该用四逆散。四逆散当中有柴胡、白芍、甘草、枳实。这种厥不是真的厥证，不是四逆汤的阳虚厥冷。这种现象我们只要给他疏肝就可以了。逍遥散也可以用，有人认为四逆散比逍遥散好。今天我们领会旭高先生的意思，在这种情况下四逆散、逍遥散是一样的。正像我们讲到拉肚子、肚子痛，要疏肝的话可以用痛泻要方。痛泻要方蛮不错的。那么在旭高先生那儿，没有方法治疗痛吗？他也有的。他用疏肝的方法，再加点泻肝的方法，加黄连、吴茱萸，再加些温肝的方法，如白术、附子。这就等于痛泻要方的作用。白术我们有，白芍我们也有，陈皮不是主要的。我们可以一面疏肝，一面止泻。这就是说我们用的方法当中，不要局限于某方。

中医学的这些方法在临床上应用范围较广。从西医学角度考虑，也是广的。我们不要将疏肝法局限于肝脏的病变。我认为对慢性胆囊炎，也可用疏肝的方法治疗，比起肝火、肝痛效果好得多，可以根据病情加减。中医学的疏肝法主要用于肝病，西医学看起来它更适用于胆囊。

像我前面提到的柔肝问题。柔肝有很多方法。同志们知道一般碰到头昏该怎么治吗？我十几年前碰到过这个问题。大约在 1961 年，有患者来看病，说头很昏，那时候都是看普通门诊。那时曙光医院的门诊忙得很厉害，工作节奏很快，我没来得及仔细辨证，用了平肝法，患者吃药后不来了，我也糊里糊涂地过日子。平肝法，石决明、磁石、龙齿压下去，加上钩藤、蒺藜等药，这样开了张普通的方子。

但是过了一段时间，他因别的病又来了，因为病卡是一贯制的。我问他眩晕好啦？他倒蛮客气地说："没什么了，没什么了。"我问："到底怎么样？"他说："你的药越吃越晕了。"同志们，这病例使我提高警惕。眩晕要区别虚和实。我再把他的脉搏，沉细脉；再仔细看他的面色，有点萎黄。萎黄面色加沉细脉搏，这种体质，除非有特殊变化，否则一两年里眩晕仍旧会反复。因为他没有恢复正常，面色仍然萎黄。如果他身体内部有特别的恢复，或者外来因素使情况有特别的改变，那么他可以从瘦变成胖，可以从面色萎黄变成面色非常好。

我想他会不会贫血？再给他量一量血压，属于低血压。患者属于贫血的眩晕，应该用柔肝的方法。用平肝压下去，越压越难过。他全是虚的表现。这反映了眩晕有虚和实的区别，但西医里没啥两样。中医与西医有时候可以连起来看一看。

但是我们在门诊忙时疏忽了辨证，一般头昏总归用平肝的，眩晕用平肝不太会错，但是虚的头昏要用柔肝养肝。养肝用枸杞子、当归这一类东西，甚至可以加点党参。后来碰到类似的患者，我就先把脉，如果沉细，或者再验一个血常规，若贫血，给他用补血、养阴的药，患者用了感觉舒服。

所以旭高先生的柔肝方法，我们可以用在其他病中，不要局限于柔肝只能用于阴虚肝痛一种毛病，若被局限了，就相当于这张方子烂掉了，不能只晓得用于阴虚肝痛，还要懂得用于因为阴虚而产生的其他病。

中医的药方里拿掉或者加入一些药可以吗？也可以，这样就把方子用活了。

下面我们谈谈通络法，它一般用于胸胁痛，有刺痛感，可止痛。真正的通络法，我们在干血痨也可用。干血痨是什么意思？就是瘀血。对瘀血，桃仁、当归不能用吗？破瘀生新，当然可以用。闭经我们也可用通络法。闭经本身就是气血不流畅，这种情况我们可以用。有的跌打损伤，一撞就出一个肿块并疼痛，有的人觉得不能用通络法，我觉得可以用。

旭高先生讲的疏肝通络法，难道我们一定只能用在肝病中通络吗？不一定。这通络法运用范围很广，现在的冠心病，我们也可以用通络法。失笑散好像用得比较多，但是桃仁难道不可用吗？当归须难道不可用吗？也可以用的，意思是一样的。

这类瘀阻而形成的毛病，通络的方法都可以用。

又比如缓肝的方法。王旭高认为：如果肝气盛而中气虚者，当缓肝，用炙甘草、白芍、大枣、橘饼、小麦等。我就把这个方法，像白芍、甘草这类药，用在治肝、胃病中。肝、胃的病很多，假使你能够用一点新法，懂一些西医学的话，牵涉到肝的用芍药、甘草，更加好。

一般用芍药甘草汤治疗胃痛效果较好。同志们知道的还有小建中汤。小建中汤是桂枝汤倍芍药，加饴糖。小建中汤主要能使胃病好转，但是胃病的痛还是要芍药、甘草来解决，不过要带点温的药。这说明我们不单单治肝痛，肝、胃区域的病，如胃痛，用芍药甘草汤很好。

再有临床上碰到脚拘挛，我们也可用芍药甘草汤治疗。一般以为脚拘挛是缺钙，但是在肝病中碰到的脚拘挛不一定是缺钙，这可能与甲状旁腺有关系，可能与免疫有关系。我们在临床中碰到的话，应该用缓解的、止痉的药，芍药甘草汤可以在这个时候用。

《伤寒论》中讲："伤寒脉浮，自汗出，小便数，心烦，微恶寒，脚挛急，反与桂枝，欲攻其表，此误也。得之便厥，咽中干，烦躁吐逆者，作甘草干姜汤与之，以复其阳。若厥愈足温者，更作芍药甘草汤与之，其脚即伸。"肝病里脚拘挛也比较常见，现在认为与免疫有关系。

接下去我们要提一下泻肝。同志们知道泻肝是偏寒的，用黄连、吴茱萸。不要认为黄连、吴茱萸泻肝只治肝病的呕吐，胃病的呕吐也可以，反酸也可以，还有嘈杂也可以。我们要知道这是寒热平衡的两味药，最简单的两味药调节寒与热平衡——黄连、吴茱萸。当中可以再加一个白芍，请记住黄连、吴茱萸加白芍可以治呕，可以治酸，可以止痛，是治胃病的良药。胃病药当中非常好的搭配就是黄连、吴茱萸、白芍。特别要注意，它们的比例不是固定不变的，并非一定要吴茱萸占几成、黄连占几成。若是若寒湿重，吴茱萸多点；湿热重，黄连多点；寒热俱有者，白芍多点。旭高先生的泻肝法，假使肝气犯到心了，热厥心痛，要泻肝，用黄连、吴茱萸。假使带寒湿，去黄连，加肉桂温肝；假使寒热俱有者，加白芍。

但是不要忘记他还有一个泻肝和胃的方法，主要治疗一般性的胃炎，用二陈汤合左金丸，或豆蔻、川楝子。其中，黄连应该重用，吴茱萸要少用，适用于肝气乘胃，脘痛呕酸的胃炎。又比如慢性结肠炎，左下腹疼痛，当然要用消炎药，但是论止痛，芍药甘草汤疗效很好，临床上可以用。芍药甘草汤是解痉挛的，用在肝气证的胁痛中有止痛作用，也很好用。所以，中医强调要辨证施治。

治肝法的应用范围非常广，尤其是将这种方法用在胃病中，较常见。中医学讲的肝包括了很多的内容，等一会儿要提到的，在西医学中如何运用也会提到。

王旭高的抑肝法，他用桑白皮、苏梗、杏仁、橘红这一类。这方法，一般的咳嗽、气急也可用，不一定只用于抑肝。他的抑肝法我上次就提到过，可以用于支气管扩张、慢性支气管咯血，或因肝旺而吐血。可以这样想：先胁痛而后咳者肝伤肺，治法不在肺而在肝。抑肝法的应用范围可扩大，这方法用得蛮多。

接下来谈到搜肝法，适用于肝风门中外风引动内风所致的口眼歪斜、肢体麻木、肌肤不仁等症。搜肝之药应用天麻、羌活、独活、薄荷、蔓荆子、防风、荆芥、僵蚕、蚕蜕、白附子等。

患者如果有牙齿痛、鼻子出血、头痛这种现象，可以用山栀子、牡丹皮。山栀子有泻火除烦、清热利湿、凉血解毒的作用，焦山栀子有凉血止血的功效。这种情况下，柴胡要换成银柴胡，因为柴胡本身是升的，因此换成银柴胡。银柴胡本身能治阴虚的日晡潮热。潮热的情况有很多，有的日晡潮热，有的上午潮热，有的午后潮热。日晡潮热是面孔发红，有两朵红晕；上午潮热一般是气虚；午后潮热一般是阴虚。对阴虚潮热，中医学是要养阴的。我们讲的搜肝法不是治疗日晡潮热的，搜肝法的药用上去效果不佳。

泻肝法，眼睛红一点、肝气上冲心、鼻子出血等，用泻肝法，这是个常法，用川楝子、延胡索、吴茱萸、川黄连等药。如果患者兼寒的话，可以去川黄连，加川椒、肉桂等热性的药，方法就变了。

所以旭高先生的方法在临床上用得挺多，可以治疗这类病。又如由湿热引起的阴肿、阴痒、阴汗，小便淋浊，尿血，或妇女带下黄臭，舌红苔黄腻，脉弦数有力等，我们可以龙胆泻肝汤加利湿药一起用。因为阴囊为足厥阴肝经循行之处，中医学认为外感湿热之邪或湿热内生，湿热之邪循肝经下注，蕴蓄阴囊。所以阴囊肿、阴痒、阴汗、小便淋浊、尿血、早泄、疝气，这些病常与肝胆湿热下注有关，可给予龙胆泻肝汤。

又如耳聋，因为肝火旺而影响肾，肾气虚而耳聋，这种病因为肝火太旺伤到肾，也可用龙胆泻肝汤泻肝之旺火。所以，不能将龙胆泻肝汤局限于头痛目赤、胁痛、口苦，这样子太局限了。牙周炎、牙龈炎也可用龙胆泻肝汤泻火。因为牙龈属于阳明经，用龙胆泻肝汤泻了肝，肝火就不会来侵犯，胃火也就平了。中医学里面有这样的逻辑关系。

又比如温肝，一般只知道旭高先生的治法，肝本身偏寒，故用温肝，甚至于补肝阳中也可用温肝。但是冷到发抖怎么办？手脚冰凉，身体刺骨寒冷、发抖的，可以用肉桂吗？可以用蜀椒吗？可以的！这也是温肝的方法。又比如受寒后腹泻，这种情况蛮多的。着凉受寒的腹痛、腹泻，用白术、肉桂、人参、炙甘草、干姜都可以。所以十种方法，在临床上中医学应用的范围非常广，甚至于阳虚也可用温肝法。什么叫阳虚温肝？吐白涎，吐出来一大堆，面孔煞白，手脚冰冷，舌苔白腻，这种情况就要用温肝的方法。温肝使得阳起来了，呕吐白涎自然而然止住了。

接下来，我想谈谈镇肝法。镇肝法用的药物有石决明、牡蛎、龙骨、龙齿、金箔、青铅、代赭石、磁石之类。镇肝治疗高血压效果好。万一用镇肝方法不灵，就加柔肝的方法。我们医院里有张方子，基本上就是把柔肝、镇肝的方法合在一起治疗高血压。当然高血压还分阴阳，这要用变法治疗。一般常法，一个是用镇肝的方法，另一个是用柔肝的方法。如果有神经衰弱的，可以用酸枣仁汤，黄连、肉桂，交泰丸等，或者归脾汤，这些都可用。但是不要忘记，镇肝法也是治疗失眠的一种方法。有种失眠，人到床上睡着了，睡觉中醒过来，或睡觉时惊醒过来，睡意全无，这类情况用镇肝的方法非常好。当然，我们可以加些酸枣仁、柏子仁，这是我们临床上常用的，就是安眠药中加点镇肝的药，可用石决明、牡蛎、磁石、龙齿等，让他镇定下来。

肝寒、肝虚在肝病中较多，有时候比较难掌握，各种方法好像都可以用，对肝寒、肝虚用镇肝法以及温肝法、补肝法、敛肝法、补肝阴法、补肝阳法、补肝血法、补肝气法都比较合适。肝寒一指阳气不足所致肝滞凝涩，失其刚强之性，属内寒证。证见惊慌善恐，忧郁胆怯，倦怠乏力，四肢不温，脉沉细而迟等。二指寒血凝滞于肝经。肝虚指素体阳虚，肝亏损呈现的证候。《备急千金要方》中描述肝虚寒证："病苦胁下坚，寒热，腹满，不欲饮食，腹胀，悒悒不乐，妇人月经不利，腰腹痛，名曰肝虚寒也。"《三因极一病证方论》中描述为："肝虚寒，两胁满，筋急，不得太息，寒热，腹满，不欲食饮，悒悒不乐，四肢冷，发抢，心腹痛，目视䀮䀮，或左胁偏痛，筋痿，脚弱。"

在肝病中，碰到一般的肝大，伴有肝痛，这些方法反而蛮难见效，应该用健脾的方法，当然可以用点疏肝，可以用点搜肝和温肝的方法，但是一定要加上健脾的药。

假使说碰到患肝炎的女同志肝痛，我们要用温肝的方法，再要加上疏肝的方法。一般的人只用疏肝法，这是解决不了问题的。

肝硬化早期阶段，一般的肝硬化不痛，但有些人早期也痛，慢性肝病这类患者的后面阶段会出现肝硬化，发生刺痛。要通络，一定要带活血药。

中医学肝病的治法，不仅仅是用来治疗肝病的，其与西医学的肝病不能画等号。中医学的肝病包括了许多病，比如头晕，中医认为阳亢化风为主的头晕要用镇肝的方法，还不行的加上潜阳。这是辨证当中镇肝、潜阳方法的分段而已。

遵照王旭高先生的十种方法，对于血虚、血崩、眩晕、呕吐、胁痛、腹痛、头痛、痉挛等，我们都可以用，而这些症状当中也包括了肝病和西医学的病因、病理。

再举个例子，神经麻痹，手脚麻木，反应迟钝。这种情况可以用搜肝的方法和温肝的方法，再加点黄连、吴茱萸，即泻肝的方法，假使再加点化痰药更好，或者再加点疏肝药更好。原因有两点：一点为痰浊郁阻，另一点为肝气自郁。为什么要用温呢？同志们，温法可以使痰饮化解。

所以我们的治疗方法不是局限于一张方子或者几味药，可以运用在很广泛的一个领域里。这是学习旭高先生治肝法后，我个人的一点体会。我们不能认为，治肝方法只能用于治疗中医学和西医学的肝病。我在行医中究竟能够用到几张旭高先生的方子呢？也不多的，没有几张方子。像我经常用的鳖甲煎丸，旭高先生没有，疏散之法，他常用的是左金丸、逍遥散，还有川楝子这类药，山栀子、山药用得很少，说明他用药是很有自己的特点的。

七、对王旭高的评价

下面我想谈一谈，旭高先生这本书读下来，感觉他有多少优点？有多少弱点？

优点方面，我想与同志们提的是，他能够取各家之长。他不是汲取一家的经验，而是广泛地学习借鉴。他的优点还包括有重点、有突出。什么意思呢？前面我们提到一张方子，一会儿可用于肝病，一会儿可用于胃病，一会儿用于什么什么的，掌握不了，这是一个弱点。但是他治疗黄疸病用皂矾，用茵陈五苓散等，他还突出了张三丰的伐木丸。

伐木丸组成：苍术1000g，黄酒曲120g，皂矾500g。上药为末，醋糊丸，如梧桐子大。

功用：燥湿运脾，泄肝消积。

从这里可以看出，他治病是有重点，有突出的。

他有时候会出错，但是他会纠正，有错有纠正。同志们，我提一下，现在有许多的医生，包括我在内，都可能会犯这样的错误。第一张方子开好以后吃了7剂药，没有效果，于是就想再延续7剂看看情况。7剂又7剂，开得非常厉害。过去在1940—1941年时我就看病了，那时候我们开方子只不过开3剂，3剂之后患者来不来也不知道，但是我们都留底的。

现在开起来7剂，第二次、第三次来又是7剂，这样吃下去。但是我们过去的时候，患者吃3剂药之后变化很大。同志们，不是一次看病就一定能看准的，西医学诊断往往也要三次才能诊断明确，这已经很好了。中医学的医生一次看病就能够一点不错？一张方子要连续吃应该是一点不错的。慢性病的话还不要紧，因为变化不大，急性病就不一样了。这一点大家要明白的。

我们要指出旭高先生一个特别的优点，就是有错必纠。有许多医生，比如当时慈禧太后的御医，他是有错不纠的。他遇见聿青先生自以为资格老，他的方子开出来就是不能改动的。聿青先生不服气，问他：川朴有没有花？开在哪儿的？御医反问：你没有读过《本草纲目》吗？张聿青先生这样回答：《本草纲目》我从头读到尾，没有读到过川朴花。我看到这样一段故事，特地翻阅《本草纲目》，的确《本草纲目》中是没有川朴花的。这个御医有错不纠，自己错了仍狂妄自大。但是王旭高先生是有错必纠的。我们作为医生应该有错必纠，包括我自己在内。

同志们，我读一则医案，内容如下："风痰入络，脑后胀痛，舌根牵强，言语不利，饮食减进，久防痱中（风瘫）。"脑后胀痛，舌根有些硬，言语讲不清楚，吃饭喝水减少，要预防偏瘫。他第一次用的是祛风化痰熄火的方法，羚羊角、防风、僵蚕、生甘草、羌活、远志肉、川芎、桔梗、桑叶、薄荷等。一看，祛风、息风、化痰，蛮清爽的治疗风痰方。

但是他还在复诊时如此记录："颈项胀是风，舌根强属痰，风与痰合，久防类中。熟地黄、白芍、续断、枸杞子、杜仲、秦艽、当归、牛膝。"这些药祛什么风？祛什么痰？只有秦艽是祛风的，其他哪有祛风祛痰的作用？完全是滋腻之品。但是他的药是换过了，他在脉案里想办法解释，开头讲风痰，无法自圆其说了。比如：某医生看病写下甲肝，二诊一看，啊呀，这不是甲肝，这事情怎么自圆其说？其实是别的病。已经记录下来的东西如何解释回来呢？所以他转换说辞了。他学生的注解也稀奇古怪，同志们看一看，"渊按：实多虚少，前方恰合。后方大补，与痰阻舌本者不宜。"方仁渊认为，不太相宜。那么你看看你的先生到底用些什么药？他也说不出。

实际上旭高先生一诊是误诊了，但他对患者是负责的，这个错是纠过来了，但是他自己在找台阶下。他在文字中兜圈子，要想办法解释。初诊他点明风痰，患者第二次再去看，他一看不对，这病是虚的，初诊他却用治疗实病的方法了，用了祛风、息风、化痰的方法，羚羊角、防风、制僵蚕、生甘草、羌活、远志六味药治疗外面有风引动内风，再加上化痰药。第二张方子不同了，他用熟地黄、枸杞子、芍药养肝阴肝血；杜仲、当归、续断、牛膝补肾；仅秦艽一味药祛点风。这张方子与初诊的方子前后是不相符的，调转过来了。旭高先生这种情况蛮多的，第一次误诊，第二次调转过来。所以，我们看医案不能被书本蒙蔽。有许多医案存在蒙蔽性，实在是他第一次没有找到正确答案。所以不要迷信名医看病一次能看准，我看也不一定，现在有的出名的专家第一诊也时有不确定，有时候也会误诊，要二诊看一看服药后到底病情怎么样了。

旭高先生医案中，他还是蛮实事求是的，为什么我要提出来？我们有时看到病没有治好，觉得药还没有吃到位，要继续用药。这样，缺点就来了，对患者有影响，自己也没有进步。这地方旭高先生的优点——有错必纠——就体现出来了。

他的第一个缺点是没有闯劲。为什么说他没有闯劲呢？我们治疗温病，为什么卫后面一定要气？营后面一定要血呢？是不是可以在卫的阶段一下子就把病邪轧断，不让病邪进入气、进入营、进入血？这方面叶天士本身存在缺点，旭高先生是跟进。我也是这样，也是跟进，今后不能跟进，这样跟进下去就没有闯劲。为什么这样讲呢？黄疸"腹满者难治"，这话张仲景讲了一两千年了，到了王旭高时代也是说"疸而腹满难治"，责任全卸光。老先生都认为"疸而腹满难治"，罢了。这样就没有闯劲了，我在思想上也有这样的问题，推卸掉责任。如果疳而腹满能治，我们要看好多少人的病啊！我们可以救许许多多人了。但是我们在一两千年中没有闯劲。所以旭高先生犯了没有闯劲这个毛病，我本人也犯了这个毛病，跟进，一步步都是跟进。这是一个弱点。

第二个弱点，旭高先生让仲景先生和叶天士先生的框制约住了，全部框住，我们现在许多临床医生有许多问题也被框住了。不管西医还是中医，我看都被框住了。某专家讲的，只能这样的，没办法治了；某名人讲的，还是只能这样了，没办法治了。那么我也没错，到此为止了。框住，这个问题旭高先生避免不了，非常严重。《柳选四家医案》当中第四位医生张仲华闯劲足，他有许多方法是前人没有的。比如治疗黄疸，他用的一种方法就是前人没有的。我翻看很多很多的书，没有看到过这种治疗黄疸的方法，张仲华医生就有这样的闯劲。

第三个弱点，当时的医书和医案对旭高先生的影响非常深。比如他不敢用柴胡，就能说明问题。换句话说，他有点胆小怕事，虽然是受时代的局限，但这也反映出他胆小怕事。就像我们用起激素来犹豫再三，到底用还是不用？我们同样有顾虑。我为什么这样提出来呢？因为我认为连我本人在内，我们做医生要有胆有识。近代中医医家中，我认为张聿青先生有胆有识。同志们可以把《张聿青医案》与《王旭高医案》对照看一看，聿青先生的胆识胜出很多。

今天我谈的是王旭高学说，拉拉扯扯，第一不够集中，第二讲来讲去这些内容，说明旭高先生留下来的东西比较少。我本人与他相差一百多年，也没有看见过他，我只能从书本上看，所以体会不深，也不能够前后对照，因此讲的缺点很多，希望同志们向各家学说教研室提出对我的宝贵意见，今后我来改进。

第三讲　血证的临床心得

内容提要

　　本讲从血证的定义入手，分别介绍了出血、血虚和血瘀的病因病机，并结合个人临床实践提出了相应的治疗方法。针对出血，重在清热、降气、化瘀、益气四方面。针对血虚，要脾肾双调，重在后天；血少络涩，因虚脉滞要注重化瘀；滋阴遏阳，阳中求阴。针对血瘀，要注重补益活血、清营活血。

　　今天参加上海中医学院专家委员会办的这个专题讲座，我很有感触。上海中医学院在教学改革和开拓的道路上，在全国高等院校中遥遥领先，让我感受最深的是在业务上"请进来，打出去"。上海中医学院把上海老中医团结在专家委员会的做法有利于教育。另外，通过今天讲座的形式，把上海中医界的经验和在座的全国中医界的中坚力量进行交流，我觉得这对我们中医界是一个很有意义的、切实的工作。

　　我的体会，这个班的意义不仅仅在业务交流上，因此，我希望这次的学员在讲座上要不仅仅对上海中医界的学术观点有所了解，更希望把上海中医学院开拓的精神、改革的精神带到各自的工作岗位上去，这股力量是不可限量的。当然，我也对在座同志的到来表示衷心的欢迎。这么热的天，大家为了振兴中医的工作，冒着这么大的暑热到上海来，我也对在座的同志表示衷心的欢迎。

　　裘老是我们中医界的老前辈，他让我来汇报一个题目，叫血证。我还是第一次讲血证的学术观点。过去，我搞了一些血液病、瘀血学说，应裘老取的这个题目，我短时间写了一篇不像样的文章，今天有机会和在座的各位交流。其中错误很多，希望大家提出批评，我发言的题目是《血证的临床心得》。

首先，我想说一下血证的定义。什么叫血证？血证是出血类病证的总称，中医学认为是血液溢出脉外。由于溢出的部位不同，在上部可以咯血、衄血，在下部可以尿血、便血，由于部位不同，因此名称也不同。血证是中医学中牵涉面比较广泛的病证，在大小方脉，每一个科都有血证。

唐容川有一本《血证论》。我想怎样在 2 个小时里面组织起来，向大家交流一下心得体会呢。我想给大家讲一下，分为三个部分。哪三个部分呢？我想，不管你是衄血也好，是咯血也好，血尿也好，血证整个病理的表现是三个部分。哪三个病理表现呢？第一个是出血，第二是血虚，第三是血瘀。其症状、病机，整个血证都离不开。下面我就分出血、血虚、血瘀三个方面，向同志们汇报一下我在这方面的体会。

一、对出血的体会

中医对出血的治疗，有这么一个看法：血无止法。这是我们传统的观点，也是中医所遵守的信条。这和西医不一样，西医是见血止血，中医认为见血休止血，血无止法。这是为什么呢？因为出血一定有它的病因，病因不除，血络不安。所以，我们祖先总结出"血无止法"，这句话是很有道理的。我们不能见血止血，因为出血总有病因。下面我把出血的治法分为四个方面，谈谈我的浅陋之见。

第一，清热。一般出血总归是火热动血。急性的出血为火热炽盛，迫血妄行，阳络伤血外溢。现在有两句话："血无火不升，出血必有郁热。"血没有火不会溢出脉外，没有热不会触动血络而造成出血。持这种观点的学者是比较多的，在我们临床上也是比较多见的。所以第一点，我向同志们介绍的是清热止血。热清火降，使血循常道，不致溢出。这个观点和唐容川的观点还不一样，大家都知道唐容川《血证论》里四个治疗的步骤，首先是止血。尽管我文章里引用了唐容川的学术观点，但是在止血这个方面，我和他稍微有些差距。

那么在清热法的应用上面，一般清肝火应该用羚羊角，清心火应该用犀角，清胃火应该用大黄。当然，也有的书上认为羚羊角能清心火，也能清肝火。我们在临床用羚羊角粉和紫雪丹防治颅内出血，有一点效果。本草书上说羚羊角清心肝之火。我这里呢，就认为羚羊角主要是清肝火的，犀角主要清心火。我们临床应用出血引起的神志模糊用犀角比较好，胃火用大黄比较好。我们喜欢用紫雪丹，大家都知道这是治热入营分的药，但我们把它作为止血的药用。这个药里面有犀角、羚羊角、石膏，清热的；同时又有沉香之降，有降气之功。不知道在座的同志们，你们那里紫雪丹成品如何？我们上海搞了两个方子，一号方和二号方。我们应用的过程中，感觉有一个时期效果很好，有一个时期效果又不好，最近又好一些，可能和主要的药材质量变化有关。我们认为这个药用作止血药还是有一定作用的。这个问题我们遵从朱丹溪的观点，朱丹溪认为，清得一分火，保得一分血。火象不除则血络不安，因此要折其火。我们应用的方子清中宜疏，就是清热的时候也不要忘记"疏"，我们反对一味使用甘寒药。

我在这里讲一个故事。40年前，我从学校毕业出来，碰到一个出血的患者。这个患者是我一个学生的父亲，在同济医院住院。那个时候我也搞不清楚是支气管扩张咯血，还是肺结核出血。西医的办法只是止血、输血，他请我去看。那个时候中医没有地位，我皮包也不好拿，于是乔装打扮成家属探望患者。我就是用我们最好的一张方子，犀角地黄汤。犀角地黄汤1剂，当时什么币我也不清楚，要三百多块。1剂药下去，没有解决问题，第二天又来了。那个时候我用的是乌犀角，最好的犀角。第2剂药下去还是不行，那个时候我也有点着急了，因为是我学生的父亲。当时在上海有两个医生号称"医之医"。什么叫"医之医"？就是医生的医生。一个是程门雪，我们中医学院的老院长。第二个是盛心如，我就去找他，他说你这个方子不错啊，但我给你加一个药，加个大黄。结果我加了大黄，灵得很，患者一吃下去，血马上就止住了。40年前的故事，我脑海里印象很深。所以，我现在清热，也不是一味地用甘寒，就是清中宜疏。什么叫疏？"疏"有三个含义，通也，散也，降也。什么叫散呢，叶天士不是说"入血就恐耗血动血，直须凉血散血"？这个经验值得重视。这一个教训，对我后来治疗血证带来一定影响。

当然古时候治吐血的方子，很多用到了大黄。我当时刚从中医学院毕业出来，经验毕竟是少。经我们这个老师一点拨，哎，很有道理！所以在第一个方法里面，就是清热降火的方法里面，我们蛮欣赏用这个药，除了犀角、羚羊角，就是大黄，大黄占的地位比较重要。成药里面我们比较欣赏紫雪丹，急则治其标，我们在血液病方面用紫雪丹再加羚羊粉防治颅内出血，也抢救了一些危重的病号，它的理论就是热下则血络安。

第二，降气。张景岳有这样一句话"血动之由，惟火惟气"，他的意思是血络不安主要是因为火和气。前面我讲过火，现在我们讲一下气。《圣济总录》里有一句话"血之行留，气为之本"，意思是血的动和止以气为根本。"降气即是降火"，这一句名言在座的都知道的。现在我就说这么一个问题，气往往和肝有关，所以唐容川在《血证论》里面用小柴胡汤治疗咯血，他就是抓住疏肝理气。唐容川的原意是，他认为小柴胡汤里面也有降火的药，有黄芩。所以古人很早就应用这个学说了，通过调气来调血。我对小柴胡汤治肝是有体会的。在治血证方面，我欣赏降气的方法。这个方法的机理，就是降气即降火。

有这么一种患者，非用降气不可。哪种患者？一种大咯血的患者，心口灼热，像两个电风扇照着肚子吹，也烦躁得很，冷饮都解决不了。像这种患者，你降火不行。我们看到他烦躁，胸腹部喜欢吹冷风，脉搏弦数，一派热象。清热降火俱不为过，一定要降气，因为气盛上涌，你不降气治不好这个病。很简单，我们就在处方中用一味降香。降香可以用 1.5～2.4g，灵得很！这类患者，你要运用降气即降火的理论来指导用药。

当然，降气的方法，也有人用苏子降气汤，这种我不介绍了。苏子降气汤、小柴胡汤这些我都不介绍，只是给同志们复习一下文献。我介绍的就是我的经验，要用降香。我今天讲的就是降气，我们可以用降香。

我最近看到一个患者，支气管扩张大量咯血，三千多毫升。烦躁，肚子晾在那里，西瓜有两个，电风扇有好几个，还要加冰，烦躁得不得了。什么药都用上去了，什么犀角、羚羊角、新鲜的地黄，都不行，西药大量应用也不行。这个患者，我用了降香之后，马上就能够睡觉，气马上就可以平下去。所以古人的理论不经过实践，印象还不深，经过实践以后，印象就深了。第二个方面，向同志们汇报的经验就是降气，也是在止血方法当中值得我们参考的一个方法。

第三，化瘀。化瘀在治疗血证中比较常见。前人认为出血必有瘀。瘀血内阻，也是出血的病因。唐容川说："经隧之中，既有瘀血踞住，则新血不能安行无恙，终必妄走而吐溢矣。"唐容川又说："既是离经之血，虽清血、鲜血，亦是瘀血。"所以，吐血也好，衄血也好，不管它的颜色清盈鲜褐，总以祛瘀为先。唐容川这句话有漏洞，最后总结的时候以止血为第一位，可他的理论是以祛瘀为先。我们现在觉得，还是要讲究病因。清热也好，降气也好，祛瘀也好，益气也好，我们讲究病因为主。

这方面有许多观点，比如"宜行血不宜止血"。张石顽也说："血既妄行，迷失故道。不去蓄利瘀，则以妄为常，曷以御之。"又说："血溢、血泄，诸蓄妄证，其始也，宜以行血破瘀之剂，折其锐气，而后区别治之。"所以治疗血证宜通不宜涩，行血则血行经络，不用止血药而气血治之。

我的体会，化瘀和止血一定要相辅相成。止血的时候，如果不用化瘀药，止血的效果不会好。这里面有这么一个体会，用化瘀药的时候，一定要有选择性。我不认为化瘀一定要用红花、川芎，我觉得要用活血止血的药，最常用的是生蒲黄。蒲黄，古书上讲生用活血，炒用止血。那么我们用生蒲黄，不用炒蒲黄，还有三七、牡丹皮、赤芍，这些药都是行血活血、活血止血的药物。当然我们反对化瘀药和止血一起用。用川芎和红花，那不是我们的本意。因为毕竟川芎、红花有冲击血管、激发血管的作用。我讲的这个，化瘀还是要有选择性的。

举个例子，比如眼底出血，在眼科治疗起来也比较伤脑筋。大量眼底出血，用药不慎马上就会有沉淀，结痂就会影响视力。但我们用蒲黄，一点后遗症都没有，促进血液吸收，不留瘢痕，不留瘀迹。所以一定要有药物选择。前面我讲的大黄，本身也有化瘀的作用。据我讲的第三个体会，用大黄，既清热降火，又化瘀，这一定要清中宜疏，疏要通、散、降，否则就谈不上使血络安静。

我这里治疗过一个 42 岁的患者，功能性子宫出血，反复三年。医生都是给她补，归脾汤或者甘寒类的药物、膏类的药物。我看这个人不对，脸色发黑，来的血有块，也痛。中医辨证的话，感觉里面有瘀。但是这个功血来的时候就是血崩，你还要化瘀，那是有风险的。我不管三七二十一，就用血府逐瘀汤加生蒲黄，7 剂解决了她 3 年的顽疾。所以久治不愈的患者，为什么说久病入络为瘀呢？瘀的话，你不给及时化掉，病就会愈陷愈深，所以这个化瘀止血不仅是对急性出血，慢性出血我们也要考虑，叫"瘀血不去，血道不安"。这句话有一定的临床意义。

我要讲的治血证的第四个方法是益气。阴血要靠阳气化生、输布和固涩，就是气为血帅，气行则血行。假使阳气不足，血无所依，那一定自溢不止，这就叫"阳虚阴必走"。因此，益气的方法也是我们在治血证时常用的。经常看到血家气血亏损、阴阳两脱，所以我常用独参汤、参附四逆汤之类急救。王清任有一个急救回阳汤，用党参、附子、白术、干姜、甘草、红花、桃仁，益气温阳与活血化瘀同用，这个方法能治愈好多的险证。

气虚则固卫无力，在血证中必须峻补其气。这里举一个例子。抗战期间，我在乡间治疗一个乡村的农民，大咯血。我说，你家里有丝绵吗？没有！有童便吗？也没有。农村嘛，问了好几家，人家不给，说童便给你吃掉，小孩就没有神了。没有办法，他说家里还有一点白术，大概三四两。我就让他用大锅烧饭里的那个米汁蒸一下吃。吃了以后这个患者感觉很舒服，后来血就止了。这个法子妙在什么地方呢？妙在他再没有复发过。所以我记得古人有这么一句话"血家每以胃药收功"。这句话不错的！出血的患者往往以胃药收功。白术一方面补气，可以代替人参；另一方面，符合"以胃药收功"。白术过去有冬术、贡术、于术。现在没有了，只有一个白术。本草书上讲，白术是芳浆玉液，把白术描述得非常好。这个案例说明补气的方法在血证治疗中是必不可少的，符合"血家每以胃药收功"。

我向大家汇报的就是这四个方面，还不全面，也有"有阴无阳"的出血。我记得王孟英用一味干姜治疗出血，我们也经常用炮姜、肉桂来止血。《景岳全书》里为倪孝廉止血用附子、炮姜。这里我就不赘述了，我仅仅是谈谈这四个方面的体会，还不是很全面，仅供同志们参考。

二、对血虚的体会

下面，我想向大家说一下血虚的问题。出血之后一定会出现血虚。血虚的治则有许多，在座的各位都是临床经验比较丰富的，都是老医生了。我在这里稍微讲一下，向大家汇报我的三个小小的临床体会。

第一点，脾肾旺盛，气血充沛。饮食入胃，变化而赤，是为血。这是我们中医的基础理论。假使脾脏运化功能好了，饮食入胃，可以化生精气，生成血。肾呢？肾主骨生髓，促进骨髓的旺盛，有利于血液的生成。这个道理每个中医都能深切地理解。那么我在这里汇报的体会是什么呢？肾是先天之本，脾是后天之本。那么我们在临床工作中是重先天，还是重后天呢？这个问题，历来都是有争论的。我现在局限在血虚的问题上，谈谈我的看法。

我们的态度是脾肾双调，重在后天。因为我们知道，首先脾胃受物，但是肾气的盈亏，直接影响到骨髓的功能。血液的生成虽然根源于肾，但是制生于脾。饮食也好，药物也好，一定要靠脾胃的运输，转化为精微，而后产生血液。我在血虚的问题上，喜用升麻、苍术、白术，经常以这三个药和党参、黄芪、当归配伍，经常用苍术配伍在补益的药物中，以免滋腻碍胃。我还有这么一个倾向，即使这个患者没有脾胃症状，我们也喜欢在双补气血的药物中加一味苍术。我非常欣赏《本草崇原》里这么一句话，"凡欲运脾，则用苍术"，你要运脾胃就用苍术。所以，我的两个徒弟讲我很喜欢用苍术。我往往在苦寒药、滋腻药里加一味苍术。

最近治疗一个奉贤的再生障碍性贫血（简称再障）的孩子，红参、紫河车、龟鹿二仙膏，都用上去了，可是血象就是上不来，每个礼拜都要输2次血。后来找到我，我就是在这个方子里面加上苍术，加上苍术以后，血象慢慢上去。当然不只是一个例子，我们碰到这类的患者还是比较多的。你要发挥补药的作用，要用苍术，不是单单运脾，运脾的目的是要给红参、龟鹿二仙膏这些药创造一些条件。所以，我在补血虚的药当中，非常欣赏苍术、白术。我的临床体会是，患者用了苍术、白术以后，胃部的反应就减少了，就没有饱胀、恶心、呕吐，这是非常明显的。

升麻，我也交代一下，为什么用升麻？当然，补中益气汤里面也有升麻。我们在升麻的应用上，摸索出了一个经验。内脏下垂，大家都知道用补中益气汤。有一次有一个五官科的患者，他是食管闭合不全，西医就是用抗生素，没什么办法。我想，你胃张力低下，用升麻有效，那你食管闭合不全，是不是也可以用升麻？运用升麻以后，有了意想不到的效果。五官科医生来找我，问用了什么药，为什么他的闭合功能一下子就好了？这件事给我这么一个印象，升麻对恢复闭合功能有作用。后来我们对血小板减少、血小板功能不好的，就运用升麻、当归、阿胶、黄芪，血小板也上去了。所以这样就给我们一个经验，升麻有促进功能。事实上，补中益气汤补气，第一位就是升麻。我们就从这个方面理解升麻的作用，因此，对功能低下的虚证，就可以用升麻。当然，升麻，大家都知道，李时珍认为可以代犀角。升麻葛根汤大家都知道，升麻是解毒的，升麻可以代犀角，所以功能低下的可以用炒升麻。

脾肾旺盛，气血充沛，归纳一下就是要注意脾的运化。在具体药味的运用方面，一个是苍术，一个是白术。有利于功能恢复的是升麻的应用，用炒升麻。当然我们用在血证，叶天士讲的"入血就恐耗血动血，直须凉血散血"，这种类型的急性的高凝血症，就是用生升麻。这里特别强调一下，我们在补血虚的时候，希望大家能注意到脾的运化，否则的话，于事无补，这是一个小小的体会。

第二个体会，血少络涩，因虚脉滞。这是瘀血的问题。我们治疗贫血也要考虑瘀血的问题。由于气为血帅，血为气母，气行则血行，血虚则气弱，故血虚之体，脉道不充，血气不旺，血行迟缓，易于凝聚成瘀。《内经》讲"血气虚，脉不通""脉泣则血虚"。唐容川有了发展，说："凡系离经之血，与荣养周身之血，已睽绝而不合……此血在身，不能加于好血，而反阻新血之化机。故凡血证，总以祛瘀为要。""治失血者，不祛瘀而求补血，何异治疮者不化腐而求生肌哉。"因为死血不祛，新血无以营周，故祛瘀生新在血虚治疗中是有意义的。这个观点我们古人老早在用，但是现在临床用得比较少。

近两年，使用活血化瘀药治疗血液病，特别是再障，取得了一定进展。事实上，这个观点，中医学上早就有了，张仲景的大黄䗪虫丸为我们活血补血开了先河。用活血化瘀药治疗虚损，张仲景早就有这样的示范。大黄䗪虫丸就是一个很好的证明。《读医随笔》里面讲到滑伯仁有个经验，每加行血药于补血药中，可以收到事半功倍的效果。

我们在这方面也很有体会。我们祖先在四物汤里用川芎，归脾汤里加木香，为什么呢？很少有人理解这一点。实际上就是补中寓通，用行气活血药促进补药功效的发挥。我们觉得不仅血液病要活血化瘀，治疗一般性贫血在补药当中加入活血行气药，也可以事半功倍。另外还有一个先通后补的办法，先化瘀，宣通一下，然后再补，这也是一个办法。我们治再障、缺铁性贫血，在补药里面加活血药有效果，采用先通后补，治疗再障、缺铁性贫血，有许多病例也获得了很好的效果。这两种方法都可以用。希望同志们考虑一下，在治疗血虚证的时候尝试一下补通参用，补中寓通的方法，也就是滑伯仁提示我们的，补血当中加活血药的方法，我看是大有玩味的地方。

再障的病因涉及三点，一个是骨髓，一个是病毒，还有更重要的是微循环的问题。我们认为活血化瘀对这三个方面都有作用，你讲免疫，我们知道活血化瘀可以增强免疫功能；你讲骨髓受到抑制，活血化瘀可以使部分受损的骨髓恢复功能；你讲再障是由于微循环障碍，活血化瘀是针对微循环障碍的。我们有个国际上知名的微循环专家——修瑞娟，她认为微循环障碍导致好多疾病的产生。请大家来看一下我们对瘀血学说的研究，其实她是根据我们祖先的瘀血学说发展的。我们早就认识到活血化瘀是多方向、多方面的作用。所以我介绍的这一段（血少络涩，因虚脉滞）也仅仅是一个方面，结合祛瘀生新来治血虚，结合活血止血来治失血，也仅仅是瘀血学说的一个方面。我今天是以血证为纲，讲血虚方面用到活血化瘀，出血方面也用到活血化瘀，给大家多一个思路。

第三个方面，滋阴遏阳，阳中求阴。我们临床上有这么一个现象，就是血虚的患者，阳虚则容易治，阴虚则难治。在临床上效果如此，预后也是如此。血家阴虚的患者，容易转变，转归也是阴虚的比较讨厌。阳虚就要好一点，叫阳虚易治，阴虚难疗。

有这么一个体会，阳虚的患者往往都是比较稳定的，你大胆地用附子、肉桂、干姜、龟鹿二仙膏、补骨脂、菟丝子，这样用上去，结合前面提到的，注意脾胃的运化，血象比较容易上升。阴虚就不是这样了，阴虚的血虚就比较困难，很吃力，很被动。阴虚有热，就是朱丹溪讲的"清得一分火，保得一分血"。一天到晚清火、清火、清火，养阴、养阴、养阴，血象还是不上去。所以我们有的时候治疗血虚证，有这么一个倾向，叫"滋阴遏阳，阳中求阴"。什么意思呢？就是有意识地用大量养阴的药，希望造成它阳虚，为我们用补阳的药，创造条件。一方面，阴虚的症状受到了控制，转归比较稳定。因为阴虚的患者，一下子一个急性发作，出血、高热也比较严重；阳虚的患者就比较稳定，慢慢地来，效果也比较好。所以我们治血证，脉搏往往给我们暗示。脉搏是阳虚的，沉脉、细脉、涩脉、微脉。假使相反，有阳脉出现，滑脉、洪脉、数脉、弦脉，这样一来，病还没有发作，但是先有脉搏出现，往往导致后来马上出现一个急性转变。所以疾病的转归也好，治愈的标准也好，都是阳虚容易治，阴虚不易治。怎么办呢？一天到晚以养阴为主，被动得很。所以有时候，我们也出一点下策，叫滋阴遏阳，超量用滋阴的药，希望遏制阳，为我们用阳药创造一些条件。

大家注意一下，血证，往往阳虚容易收功，阴虚一天不消失，血证一天不安宁。所以这一段的经验是：阴虚的重用滋阴养血，希望转化为阴盛阳虚，为我们可以用温补脾肾创造条件。我们经常在血虚方面应用鹿角、肉桂、补骨脂，大补肾阳。但是我也没有忘记阴阳互根的道理。这里我们就采取两个方法，我们欣赏用血肉有情之品，希望阴阳互根，可以阴生阳长，生化无穷。我的经验是：也不能一味地温补，温补的话，燥血伤津，也应该注意养阴的方法，用血肉有情之品，如牛骨髓、胎盘、龟胶、鹿胶。

总的来讲，血虚，第一个小段，也是一种正治的方法，不过我强调健脾。第二个小段，就是已经有人注意，但是关注不足的，就是用活血补血的方法，我觉得是大有前途的。第三个就是滋阴遏阳，阳中求阴的话，针对一些慢性的血虚，如何使其转化的问题，我们的体会是可以用滋阴养血的办法，造成它阴盛阳虚，为用阳药创造条件。这就是我向大家汇报的三个小段，也就是第二个内容，血虚的内容。

三、对血瘀的体会

血证的第三个内容是血瘀。有失血就有血虚，有失血就有血瘀，有血虚就有血瘀，这是血证的三大病理变化，三大病理过程，现在给同志们汇报第三个内容。

我们说瘀血，既是出血的主要病因，又是血虚的致病因素。所以，血瘀也可以算是血证的一个重要的病机。前面我们讲，祛瘀生新治血虚，化瘀止血治出血。我们还注意到这么一个问题，血证往往表现为紫癜。临床症状是有紫癜，有肝脾肿大，有中医虚损的症状。这些症状和我们文献上的发斑、癥瘕积聚、虚劳往往都有关。那么这些病症的形成，都和瘀血有关。"逐瘀于补血之中，消块于生血之内"，所以祛瘀生新是中医治疗血虚兼瘀的原则。出血与血瘀，中医认为行血则血行经络，不用止血而血自止。这些观点我就不再重复了，前面都讲过了。

现在我想拿出一张《内经》上的方子，和大家一起学习。《内经》中有一张最古的方子，也是我们方剂学上最古的方子，叫四乌鲗骨一藘茹丸。这张方子就是治疗大失血以后血瘀的方子，可以说开了活血化瘀法治疗出血的先河。张仲景《伤寒论》里面桃核承气汤治蓄血证，赤小豆当归散治近血，泻心汤治吐血衄血，大黄䗪虫丸治疗血瘀虚劳等，这些方剂发展了活血化瘀法治疗出血性疾病及以虚证为主的血证，此后《诸病源候论》《备急千金要方》《外台秘要》《圣济总录》《普济方》都记载大量活血化瘀的方剂治疗血证的经验。清代就更趋成熟，如叶天士提出"入血就恐耗血动血，直须凉血散血"的主张，为我们后人治疗出血性疾病提供了总则。

我们再学习一下活血化瘀的专家王清任。王清任不仅用活血化瘀的方法治疗紫癜风这一类出血性的疾病，比如血府逐瘀汤可以治疗紫癜风，他还用活血化瘀的方法治疗男女的痨病、小儿的疳积。这里面我在想很可能包括血液病在内的虚劳病。现在有好多的血液病，比如白血病，难道我们中医学里面没有？不可能的。包括在哪些方面呢？包括在血证、虚损、癥瘕积聚，都包括在这些病名里面。

近年来运用活血化瘀的方法治疗血液病的报道屡见不鲜，所以从古代的经验以及从近代的经验启示来看，活血化瘀治则的应用范围以及血证的定义，应该赋予它新的内容，不知道大家同不同意？我们今天对血证的定义，不应该仅仅停留在鼻衄、齿衄、便血、咯血的范围里面，这个血证就应该包括现代的血液病。今天我们针对活血化瘀的治则，也不应该停留在妇科、伤科这些传统的治疗范围里，应该赋予它新的内容，这个观点希望同志们进行讨论。

下面就汇报一下我们在这方面的探索，我们用活血化瘀的治法治疗包括西医学血液病在内的血证。我们是分两个部分进行的，一个部分就是辨证，一个是辨病。

辨证是以化瘀为主，辨证加减。针对不同的性质，遵照理法方药的特点，慎重用药。临床我们常用的配伍方法有两个，一个叫补益活血法。补益活血法的方义是扶正祛邪，祛瘀生新，治疗血虚或气虚为主的血证。我们这个方法用在哪些病呢？用在各种白血病。白血病大家知道，有急性的、慢性的、骨髓性的、粒细胞性的，等等，各型的我们都用。还有真性红细胞增多症、粒细胞缺乏症、各种贫血、异型输血等，我们都用这种方法。因为时间的关系，我不能每个病种都给大家汇报。总的来说，化瘀为主，辨证加减，用于这些不同的血液病当中，都能收到一定的效果。

比如我提到异型输血的问题。3年前，我们收了一个农民，到我们这里生小孩。剖宫产失血很多，给她输200毫升的血，后来发现血型搞错了，等到发现的时候，200毫升的血已经下去了。全市通报啊！我们铁道医院出了这么大一个洋相，后来怎么办呢？这个西医也没有什么办法，一个就是抗感染，一个就是扶正，维持免疫力，也没有什么办法。我觉得这个患者用活血化瘀比较合适。这个患者小便点滴全无，肝肾功能一塌糊涂，我们就是用活血化瘀为主，加点生脉散和利小便的药物。这个患者很快就转危为安。我不是说这个全是中医的效果，西医就是用辅酶A、ATP、抗生素之类的。在这个患者的治疗上，我们的分量还是比它重的。我们用西洋参、生脉散益气养阴；活血化瘀用赤芍、牡丹皮、红花、桃仁、莪术、水蛭。当然热度也很高，热度高用紫雪丹，结果很理想。

还有粒细胞缺乏症的问题。我们五官科有一个患者，角膜移植，要用一点免疫抑制剂，小剂量的，结果白细胞直线下降，一直跌到 0.105×10^9/L，急得要死！安排了一个小房间给他住，直接真空。也没有办法了，找到我们中医。我们觉得西洋参提高粒细胞，提高白细胞是很有作用的。我们就用补益活血法，我们认为活血化瘀法可以促进白细胞的增殖。用西洋参来补，提高他的白细胞，用生脉散来提高它的抵抗力，在这个基础上用活血化瘀。这个患者很理想，0.105、1.5、1.7、2.7、3.5、4.5……7.5［正常值（4～10）×10^9/L］，很理想，出院了。这里我举这两个例子来说明，补益活血法针对这类血证有效果。我们过去搞血液病，基本是以活血化瘀为主，根据辨证加补益药物。

临床配伍的第二个叫方法清营活血法。主要是清营凉血，引血归经。适用于以出血、发热为主的血证，多用于血证的急性期，有比较好的效果，比如我讲的犀角地黄汤。我们的理解，犀角是抑制白细胞的。刚才我讲的西洋参呢，是提升白细胞的。我们的体会就是，犀角可以抑制白细胞。我们有这样一个病例，用了犀角地黄汤，没有用环磷酰胺，没有用化疗的药，白细胞下来了，热度也下来了。凉血散血嘛，叶天士的方法。

前两年有一张方子，是贵阳的，贵阳医学院治疗白血病是有名的，他们报道了好多例急性白血病患者用中药治疗。他们那张方子实际上也是犀角地黄汤，这就说明这个犀角的的确确可以抑制白细胞。那么这个清营活血法，不只能治白细胞增生，也能治疗高凝血症，高凝血状态的毒血症。这个报道比较多，流行性出血热什么的，也是血证，还有粒细胞缺乏症的高热，我们就用升麻。前面讲了，升麻代犀角，它有解毒的作用，有提升白细胞的作用，有探索的前景。这是我汇报的以化瘀为主，辨证加减的两个小内容。

下面再讲化瘀的第二个部分，调畅气血，守方不变，就是以辨病为主，专用桃红四物汤，酌加升麻、虎杖、丹参。我们有这么一个思想，桃红四物汤加这几个药，尽管守方不变，但还是要讲方义。我们不像西学中那样搞废医存药，我们不搞废医存药。我们的方义是《内经》上的一句话："疏其血气，令其调达，而致和平。"它的功效是八个字：调整阴阳，平衡气血。我们想突出王清任的学术思想。王清任说"气通血活，何患疾病不除"，他认为所有的疾病都是因为气血障碍。所以我们这张方子就突出王清任的思想，用在再障、血小板减少症、白血病、缺铁性贫血、嗜酸性粒细胞增多症、粒细胞缺乏症，病有虚实表里、阴阳寒热，但是我们守方不变，就用这个方法，都收到一定的效果。

有个原发性血小板减少症的病例，患者是个飞行大队长，411 医院请我去会诊，已经用了激素，患者魁梧得很，血小板最低到 $8 \times 10^9/L$［正常值（$100 \sim 300$）$\times 10^9/L$］，用了激素到五十多，但一停就下来了。医院要给他切脾，据说飞行员是不好手术的，手术了就不好上天了，有这么一个说法。那就找我们中医会诊，我看他身体很魁梧啊，就用这个方法给他治疗。试了两次，到了八十多，后来去云南参加抗越战争去了。

还有个嗜酸性粒细胞增多症的患儿，经过儿科各种检查，排除血吸虫、寄生虫，各种药都用了，都不行。我们觉得要用活血化瘀来调整细胞，用了虎杖，结果也恢复正常了。还有一个肾病综合征的患儿，儿科给他用一点点免疫抑制剂和激素，用了之后骨髓象明显左移，我们就用这张方子解决了问题。

同志们，我另外想说一点，就是我这张方子守方不变，也可以治疗一些神经科的疾病、精神科的疾病如精神分裂、神经官能症等。因为不属于今天血证的范围，就不举例了。我们认为从学术探讨角度看，活血化瘀不属于八法，它针对性比较强，重复性比较强，应用面也比较广泛，所以我们认为这一种方法不属于八法，我称之为衡法，既有平衡的含义，也有权衡的含义。这仅仅是学术上的探讨，很不成熟。我们认为活血化瘀疗法在血证方面大有可为，不仅治疗血虚、失血，好多血液病也可以使用。

今天我很感谢中医学院专家委员会给我这么一个机会，把我一些不成熟的学术观点和在座来自全国的当今中医界的中坚进行探讨，我感到非常荣幸。毕竟我本身在这方面比较孤陋寡闻，有一些心得体会，还是很不成熟的。希望得到同志们的帮助，谢谢大家，我的发言完了。